すべての不調をなくしたければ除菌はやめなさい

Eat Dirt

ジョシュ・アックス
Dr. Josh Axe

東京医科歯科大学名誉教授
藤田紘一郎
監訳

文響社

本書をアックス・ネーションに捧げる。
アックス・ネーションの戦士たちは、
私とともに立ち上がり、
食物は薬であるというメッセージを伝えてくれている。

Eat Dirt
Why Leaky Gut May Be the Root
Cause of Your Health Problems and
5 Surprising Steps to Cure it
by Dr.Josh Axe

Published by arrangement with Harper Wave, an imprint of HarperCollins Publishers
through Japan UNI Agency, Inc., Tokyo

監訳者まえがき――「キレイ好き」が腸内細菌を苦しめている

先進国で増えるアレルギー

日本の花粉症の第一例は一九六三年、日光市に住む患者さんでした。同様に一九六〇年代のアメリカでも、ヘイ・フィーバー（ブタクサ花粉症）の患者数が増えていて、この頃から先進国ではアレルギー疾患が大問題になってきたのです。

厚生労働省によると、現在、日本国民の三人に一人が何らかのアレルギー症状を持っているという報告があります。わが国は、便利で衛生的な環境が整備されていて、いつでも栄養のある食べ物が手に入るにもかかわらず、なぜこのようにアレルギー疾患が爆発的に増えてきているのでしょうか。

本書にも書かれているとおり、アレルギー疾患が先進国で急激に増加している原因は、乳幼児期の感染機会の減少だとする説があります。昔は家畜を飼い、外で農作業をするなどの生活様式が主でしたが、現代ではそのような機会は激減しました。**加えて、抗生物質の頻繁な使用や抗菌剤の濫用により、乳幼児期に多様な細菌と接する機会が減っています。それと反比例するように、アレル**

ギー疾患が急増したというものです。

腸内細菌のバランスが崩れている

　また、アレルギー疾患増加の原因として、腸内細菌の数や種類が減ってきていることもあります。**特に、日本人の腸内細菌の数は、戦前と比べると三分の一くらいに減少しています。**その理由は、野菜などからの食物繊維の摂取量が減っているからです。食物繊維をエサにしている腸内細菌が減少し、それにともない免疫力も低下し、さらに免疫のバランスも崩れてしまうため、アレルギー疾患が増えていると考えられるのです。

　このように原因はいろいろ考えられますが、私たちの体を守ってくれている皮膚常在菌や腸内細菌などの微生物を「キタナイもの」として排除し、効率と安全を求めて快適な環境を追求しすぎたことが、アレルギー疾患の増大を招いた最大の原因だと私は思っています。その結果、日本人は世界一清潔だけれども、世界一アレルギーで苦しむ民族になってしまいました。自然との共生を断ち切った強迫的ともいえる「キレイ社会」こそが、アレルギー病を多発させているのです。

　腸は、体内で最も密接に、外の世界と接する臓器です。食べ物や飲み物はもちろん、それと一緒に病原菌やウイルスなどが常に入り込んでくる危険性のある場所である腸は、全身の免疫力を司る重要な臓器でもあります。消化・吸収やビタミンの合成、病原菌を排除するという重要な役目を担う私たちの腸内には、二〇〇種類、一〇〇兆個、重さにして一キログラム以上の腸内細菌が存在しているといわれています。

その腸内細菌の比率は「善玉菌2：悪玉菌1：日和見菌7」と言われているように、日和見菌は腸内細菌の最大勢力です。善玉菌を増やすことが大事と語られることが多いですが、実際は最大勢力である日和見菌が健康の鍵を握っているのです。

清潔な現代社会への警鐘を鳴らす

人や動物は、生まれた瞬間から自分の周りにあるたくさんの菌を体の中に取り入れ、その細菌たちの力を借りて生きています。なかでも生物多様性に富んだ土は、日和見菌である土壌菌（SBO）の最大生息地です。**本書では、それらの土由来の多様性ある細菌類を体に摂り入れることで体全体の健康をつくるさまざまな方法に触れながら、日本をはじめとした、先進国の「キレイ社会」に対する警鐘と、腸内細菌の素晴らしい働きに対する示唆や洞察を与えてくれます。**

『キレイはキタナイ、キタナイはキレイ』

この言葉は、シェイクスピアの四代悲劇のひとつ、『マクベス』の冒頭で、三人の魔女が語るセリフの一節です。現代に生きる私たちは、このパラドックスの落とし穴にはまってしまっています。

著者が自らの経験を持って語る本書の内容は、現代の「キレイ社会」に生きるすべての人の参考となり、百年人生がスタンダードとなる日本の未来にも、明るい見通しを得られることでしょう。

二〇一八年　五月

藤田　紘一郎

Introduction

すべての不調の原因は腸にある

がん再発の母を救ったプログラム

二四歳のとき、私は医師になろうと大学で学びながら、フロリダ州オーランド近郊で臨床栄養士としても働いていた。そんな時、実家から一本の電話がかかってきた。母のウィノーナからだった。

「どうした、母さん?」

「がんが再発したのよ」母は涙声で取り乱していた。

私も落ち込んだ。

そして、私がまだ七年生だった過去に一気にタイムスリップしてしまった。母がステージ四の乳がんであると告知された時だ。がんはリンパ節にも広がっていた。その告知は息子の私にとってだけでなく、母の知り合いの誰にとってもまた衝撃的だった。当時母は四一歳。私の通う学校の体育教師で、水泳のインストラクターでもあった。誰もが母のことを絵に描いたような健康体だと思っていたのである。

診断後すぐ、母は左胸の全摘手術を受け、四サイクルの化学療法の第一回目を受け始めた。その結果、母はみるみる体力を落とし、ほとんどの日々をベッドから出られずに過ごした。化学療法でひどく衰弱した母を見るのはつらかった。ある日バスルームに入ると、床に母の褐色《かっしょく》がかったブロンドの髪の毛の塊が落ちているのを見たのを憶えている。母は、まるで二週間で二〇年も年を取ったように見えた。

数か月後、幸いにもがんは消えたと言われたのだが、母の健康状態は相変わらず下降線をたどっていた。化学療法を終え仕事に復帰してからも、母の気持ちは落ち込んだままだった。母は毎日午後三時半に帰宅し、夕食時までうたた寝をした。食事は一緒に食べたが、母はなんとか眠らずにいようと努めている様子で、その後はすぐに寝室に引っ込むのが常だった。母が担当の医師に、自分は妻として、母として、学校の教師として普通に暮らせないと訴えると、医師は抗うつ剤を処方した。

うつ状態で疲労困憊《こんぱい》、それこそ十代の私が知っていた母の姿だった。そのころの母は、いつかがんが再発するのではないかという恐怖の中に生きていたのだ。

そしてそれから十年後、がんは戻ってきた。

母の打ちひしがれた声が、私を過去から引き戻した。

「主治医から肺に腫瘍《しゅよう》が見つかったって言われたわ。二・五センチだって」母は言った。「手術をして放射線と化学療法をすぐに始めたいって」

私はできるだけ母を元気づけたかった。「母さん、心配しないで。母さんの体は治るだけの力を持っているから。がん細胞に餌《えさ》を与えるのをやめればいいだけなんだ。そしてがんの根本の原因に対峙するんだ」。私は母の健康が回復することを信じていた。だがそのためには、彼女の体全体に目を配る必要があった。

翌日、母のための健康プログラムを組み立てるために、私は飛行機で実家に戻った。まず私は、母に、診断が出るまでの期間に体験した症状をどんなものでもいいから教えてくれ、と聞いてみた。

母はため息をつき、「そうね、今もまだうつ状態と戦っているのよ」と話し出した。「よく寝られた夜でも、次の日にはいつも疲れているのよ」。母の説明する症状は、様々な食物に対する過敏性を示していた。また、甲状腺機能低下症とも診断されていたことを白状した。母の説明するすべての症状はいずれも心配なものだったが、最後に口にした症状が私にはショックだった。**母にお通じについて聞いてみると、ここ十年ほど、平均して一週間に一、二回のお通じしかないと答えたのだ。**

「なんだって、母さん」私は愕然とした。「どうしてそれをもっと早く主治医に伝えなかったんだよ?」

「普通だと思ったから」母はそういうと顔をゆがめた。

私は母の手を握り、がっかりすることはないさ、と慰めた。「母さん、これは実は良いニュースだよ。母さんの消化に関しては確実に何とかできるよ。それだけでも気分がずっと良くなるはずだよ」そして心の中では、「うまくいけばがんを消すこともできるかもしれない」と思った。

私は母にリーキーガット（腸漏《も》れ）症候群（腸管浸漏症候群）について説明した。

それは、腸壁が破壊して腸内細菌や食物の粒子が腸管から漏れ出てしまう状態で、炎症性免疫反応を引き起こしてしまう、とても危険な症状だ。そしてこの症状こそが、母の便秘やその他の健康問題のうちのいくつかの根本原因だと思われること、またすぐにこの問題をどうにかする必要があることも伝えた。「母さん、大丈夫、うまくいくさ」私は言った。「さあ、行こう」。そう言って立ち上がり、キッチンについてくるよう母を促した。

私は黒いごみ袋をつかむと、食器棚を開けた。「さあ、徹底的にやりなおそう」。私は宣言した。「今後一切箱に入っているものは食べないことだよ」。**私たちは目についた加工食品はすべて捨てた。**

・ハニーナッツチェリオスやハニーバンチオブオーツのような箱入りシリアル（母はこれらのシリアルを健康にいいと考えていた）。
・「九〇パーセント果汁」と書かれてはいるが実はリンゴ濃縮果汁が原料で、全く天然ではない「天然」の味をつけたプラスティックボトル入りジューシージュース。
・MSG（グルタミン酸ナトリウム）と遺伝子組み換えコーンでできたチップスとクラッカー。
・異性化糖、人工色素、大豆たんぱく含有のシリアルバー。
・人工増粘剤、乳化剤、硬化油含有のサラダドレッシング。
・精製白糖、漂白小麦粉の袋。

次に冷蔵庫に取り掛かり、香辛料、ソース、マーガリン、コーヒークリーム、マヨネーズ、そして脱脂粉乳やプロセスチーズなどの従来の乳製品を取り出した。結局、全部合わせて大型のごみ袋三個分の加工食品を処分した。

その後、地元の健康食品店まで車を走らせ、母と一緒に通路を歩きながら、がん細胞を消滅させて体の健康を維持するために食べるべき食品のタイプについて説明していった。有機野菜やベリー類、天然サーモン、牧草地で育った鶏、そして「クリーンな」常備食料品を選んだ。どれも成分の数はできるだけ少なく、なるべく加工されていない有機食品である。その後、また別の健康食品店に行き、そこではターメリック、免疫力を高めるキノコ類、ビタミンD3などの栄養サプリメントとエッセンシャルオイルのフランキンセンス（乳香）を選んだ。

その当時は除菌ブームのピークで、従来の食料雑貨店にあるほとんどすべての製品、例えばフロアクリーナーから歯ブラシまで、果てはHB鉛筆などにさえ抗菌処理が施されているようだった。科学者たちは、病状に対する抵抗性を生む可能性もある抗生物質の過剰投与に対して、また過剰に清潔な環境の及ぼす私たちの免疫系への危険に対して警鐘を鳴らし始めていた。ところがそういった研究はまだ一般の人々にまで行き渡ってきてはなかった。

ただ、私の自然療法の臨床では、そういった徴候が日々見え始めてきつつあった。**数年間にわたって、私はこの抗菌薬とその他の「衛生的」だと考えられる化学物質を原因とする二次的被害を目**

の当たりにしてきたのだ。

清潔すぎるということが問題の一部としてあるのであれば、その解決方法は対極にあるに違いないと私は確信した。**つまり、汚くなるということだ。**天然の免疫システムとして機能する、すでに私たちが失ってしまった細菌、ウイルスその他の微生物を棲《す》まわせていた汚い土へのたまの接触を意識して繰り返す。私たちの環境にある抗菌製品による攻撃によって失われた体内の有効なバクテリアを強化し、栄養補給する。そして私たちの免疫システムを教育し直す。そうすれば、過剰に反応することなく自分自身を守ることが再びできるようになるはずだ。

あちこちにある少しの汚れなど恐れてはいけない。その代わり、より意識的に自然のリズムに身を任せ、日々私たちの周りにある癒しのパワーを利用しよう。

そんなわけで、母の治癒プログラムを始めるにあたり、私はまずはこの土に真っ先に向かった。医学の研究に携わってきた中で、私はプロバイオティクス、つまり健康によい微生物、バクテリア、菌類や酵母菌を豊富に含むサプリメントや食品に特に関心を持つようになっていた。それらは私たちの腸内微生物のバランスを健康に保ってくれる。そうした調査研究の中でもっとも斬新で興味深いものの一つは、土壌中の微生物に関するものだった。土壌の微生物は多くの重要な細菌を含んでいて、それらは人体内にしばしば欠けているものだ。私はすぐに、土由来の微生物、土壌菌（ＳＢＯ）を含むプロバイオティクスのサプリメントの摂取を始めるよう母を促した。それは、栄養素の吸収を改善し、酵母菌の異常増殖を防ぎ、腸の機能を改善すると考えられるサプリメントだ。
それから、私は、母を「汚くする」ための別の方法もいろいろ考えてみた。母は馬に乗るのが子どもの頃から好きだったので、再び馬小屋に行くようにすすめ、定期的に乗馬を始め、埃を吸い込み馬の手入れもするようになった。そして私たちはファーマーズマーケットにも出かけ、有機栽培の地元産農産物を選んだ。それらは生産農家から一六キロにも満たない距離を運ばれてきたものだ。野菜は抗酸化物質を含み、新鮮で生き生きしていて、しかもその根っこにはまだ土がこびりついている。

そしてキッチンでは、ホウレンソウ、セロリ、キュウリ、コリアンダー、ライム、グリーンアップル、ステビア入りの緑色のドリンクの作り方を母に教えた。母は、毎日のサプリメントとして薬草が持つ高品質な成分を摂るようになった。鶏、牛、羊または魚の骨や骨髄から作った治癒力のある骨スープを何杯も飲むようにもなった。これらの材料となっている動物の部位は、かつては汚い廃棄物と考えられていたが、現在では腸の内壁の「治癒と密着」を助けるコラーゲンや、その他の栄養素のすぐれた供給源として知られている。また、毎日庭で過ごす時間を作り、花壇の土を掘ったり、ただじっと静かにしていたり感謝の気持ちで時を過ごすようになった。

母には恐れ入った。彼女はダイエットや生活習慣に関する私のアドバイスを本当にきっちり守ってくれたのだ。さらに彼女は自然療法であるリンパ系のマッサージや指圧なども行なった。そして続く数か月の間に、母の健康状態は大きく改善した。例えば、便秘の問題は解消し、毎日一度はお通じがあるようになった。そして活気が出てきたことにも気づいた。甲状腺の問題も解消した。さらに体重は一〇キロ近く減り、うつ状態からも脱した。そして、これまでにないほど楽しい気持ちを感じると報告してくれた。

四か月後CTスキャンを受けた時、担当の外科医はその結果に戸惑った。血液の状態が正常になっているだけでなく、腫瘍マーカーが劇的に減少したのだ。

「これは極めてまれなことです」がんの専門医は驚きを隠せない様子だった。「がんの縮小はめったに起きないことです」母の一番大きい腫瘍が、なんと五二パーセントも縮小したのだ。

この医師は母に今やっていることを続けるよう勧めた。「それが何であれ、効き目があるということですから」。そして治療チームは手術の延期を決めた。母はまたメスを入れられなくて済むと一息ついたものだ。

さて、ここではっきりさせたい。がんは、私たちが直面するかもしれない最も深刻な健康問題の一つだ。そして母のがんを「治した」のは私のプログラムであると主張するつもりはない。多くの要因が絡《から》み合ってこういった結果をもたらしたのである。母はほかの医師たちの指導や指示にもとても真面目に従った。**しかし担当の医師たちの指示が外れた部分で実は、母の食習慣と生活習慣の変化が始まったのだ。**こうしたすべての要因が一緒になった結果、初めて乳がんになってから二〇年以上たって、そして二度目のがん診断から十年がたって、母はこうして変化した生活習慣を満喫していた。

母が二度目の診断を受けてからおよそ七年後、両親はリタイヤし、フロリダの湖畔の家に引っ越した。そして今二人は、新しい友人たちと水上スキーやハイキングを楽しんでいる。母は私と一緒に五キロレースを走る（なんと母は自分の年齢グループで二位と三位になった！）。母はキラキラ輝いて、エネルギーにあふれている。そして母に会うたび、健康状態がどれだけ変化したかということに驚かされる。母は、「自分が三十代のころよりも六十代の今の方がいい気分よ」と言っている。

母の健康に対して私がどんなにうれしく思っているか、うまく言葉にはできない。母はいつも、そしてこれからもずっと、私の元気の源であり続けるに違いない。乳がんと最初に診断された時に母が耐えてきた痛みと苦しみの月日こそが、私の医師になるという決断を導いたのだ。**そして、母のリーキーガット症候群の治癒を助け、その結果甲状腺機能低下、慢性疲労、うつ、さらにはがんを克服したことが、医療専門家としての私の使命を明確にした。**私にとって、母の健康回復は体全体の癒しの力の実例を示すもので、体の癒しは、まず自分の腸を癒して初めて達成できるものなのだ。

母が実行したことは、これまでに私が何千人もの患者でも使ってきた方法で、イート・ダート・プログラムの根幹をなすものである。この方法が国全体の健康を改善するための、それもぎりぎりのタイミングでの大いなる可能性を与えてくれるものと私は考えている。私たちは現在、リーキーガットという隠れた疫病に瀕しているのだ。

腸への過剰な刺激

「リーキーガット」という用語は、メディアや医学界の中からはいまだにうさん臭《くさ》く思われ嘲笑《ちょうしょう》されていることもあるが、より正確な医学用語である「過剰腸管透過性」という言葉は、百年以上にわたって医学文献にきちんと記載されてきており、最近では自己免疫疾患の危険要因として認識されている。この破壊的病状の罹患率は明らかに上昇中で、過去一〇年で自己免疫疾患が並行して増加してきていることからも認められる。リーキーガットとの繋がりが証明されている病状である1型糖尿病の世界的な罹患率は、一九九八年から二〇〇八年の間だけでほぼ四〇パーセント上昇している。今日、推定五千万人のアメリカ人が、つまりほぼ六人に一人が、自己免疫疾患の症状で苦しんでいる。自己免疫疾患の症状は、現在百種類近くにのぼっていて、自己免疫由来であると疑いのある症状がさらに四〇ある。それにかかわる正確なメカニズムについては研究者がいまなお研究中だが、機能性医学の専門家により、多くの病状――アレルギー、喘息《ぜんそく》、食物過敏、消化管疾患、関節炎、甲状腺疾患、さらに慢性疲労や自閉症といった難治療性の病状までもが、リーキーガットに対する療法を適用することで大きく改善するか、または完全に治癒することがわかっている。

　アメリカは隠れた流行の危機に瀕している。**私たちは長いこと自分たちの消化系の健康を当たり前のこととしてきた。そして自分たちの腸に対して有毒レベルの加工食品や砂糖を与えすぎ、環境**

に影響を及ぼす化学物質、ストレス、過剰な抗菌剤でさらなる負担を与えてきた一方で、本当の栄養を与えずにきてしまった。長い間、消化系器官を、単に食物をエネルギーに変える役割を果たすだけのものとして、あるいは代謝の調整を助け廃棄物を処理するだけのものとして見なしてきた。こういった見方は明らかに不十分であり、それが根本的な真実を隠してきたのだ。つまり腸は単なる食物加工センターではなく、健康そのものをつかさどるセンターなのである。

「イート・ダート（土を食べる）」という解決法

リーキーガットの兆候は驚くほど多岐にわたる。

・疲労感とだるさを感じる場合もある。
・しばしば消化不良や胸やけ、お腹の張りを感じたりガスがたまったりするかもしれない。
・ある種の食物や、何年も（何十年も）何事もなく食べてきた食物に対し過敏になることもある。
・あいまいな記憶や集中力の欠如が特徴の、持続的な「ぼんやり感」を経験する場合もある。
・目の下のクマのような肌の変化や、湿疹、乾癬、にきびなどの肌の炎症に気づく場合もある。

そういった状態が続くのであれば、より深刻な症状になっていく可能性もある。例えば慢性疲労、副腎疲労や無気力、ひどい痛みや関節炎、炎症性腸疾患を含む危険な消化器官の病状、橋本病などの自己免疫疾患、およびその他の命の危機を招くような恐ろしい病状を生じる場合があるのだ。

もしもリーキーガットについて聞いたこともなく、関連性がわからなければ、それぞれの症状の原因を何年も追い求め、アレルギー専門医、心臓専門医、リウマチ専門医、内分泌専門医、神経科医、あるいは心理学者からすら意見を求めようとするかもしれない。このような全く異なる症状がすべて、たった一つの原因から起こるものなのか？　答えはそれほど単純なことなのか？　それにもしこういった症状の罹患率がそれほど急激にかつ大幅に上昇しているとすると、一体私たちはどうやってわが身を守ることができるのだろうか？

ありがたいことに、その答えは私たちの手の中に、私たちのキッチンに、そして農場に、裏庭に、そして地下鉄や学校の中にある。

私たちは「土を食べる」必要があるのだ。

リーキーガットの影響は驚くべきものだが、それに対する解決方法はいたって単純。お金もかからず、どこでも入手可能で、本書の読者ならだれでも簡単に理解できるものだ。

本書では、これまでに私がリーキーガットについて学んだすべてのこと、そしてそれをどのように治すのかについてあらゆる情報を伝えるつもりだ。本書でおおまかに説明する戦略を実行すれば、罹患リスクを大幅に下げられるだけでなく、次のような自分自身の変化にも気づくだろう。

・活力が高まる。
・消化機能の回復。
・輝くような健康的な肌。
・鼻詰まりの解消やアレルギー症状の抑制。
・関節の痛みの解消。
・明瞭な思考や集中力。
・自分の体や自身に対する自信が出てくる。
・代謝の増加（および体重減少）。
・ホルモンバランスの安定。
・感情の起伏の減少。

パート1では、隠れた疫病であるリーキーガットの解説から始める。リーキーガットの兆候と症状について、どのように始まりどのように進行するのか、そしてごく一般的だが恐ろしい健康状態の原因であると考えられている理由も説明する。（リーキーガットのリスクを調べるため、第一章の最後にある質問に答えよう）。また、私たちの体内にある広大で神秘的な宇宙、つまり私たちの微生物叢（マイクロバイオーム）を作っている無数の細菌細胞についても話そう。このマイクロバイオームが私たちの肉体的精神的健康に与える役割は分かり始めたばかりだ。さらに、生活習慣の多くの行き過ぎや有害な環境を通して、有益な細菌をいかに危険にさらしてきたのか、そしてリーキーガットと自己免疫疾患罹患の拡大の間の関連も見ていこう。パート1は、最も期待の持てる解決策で締めくくる。それは、衛生的で、抗菌で、過剰に「清潔な」現代の習慣の多くについて、時間を逆戻りさせるというものだ。**少しも衛生的には思えない昔からの習慣の多くが、実は何千年にもわたって私たちを強くしてくれていたのだ。**一方、冷蔵設備、冷暖房、毎日のシャワーといった現代の便利な機能の出現や、またばい菌に対する誤った戦いの中で威力を発揮してきた抗生物質やその他の手段の横行で、私たちは以前よりも傷つきやすくなっている。そういったことも説明しよう。そして最後に、比ゆ的な意味でも文字通りの意味でも「土」について説明しよう。土は腸のバリアを再建する力を持っている。腸の内壁は、免疫システムの最前線だ。十分に気遣って大事にすれば、腸の内壁は病原菌という敵をやっつけるような強さを維持しつつ、微量栄養素の正しいバランスを取ってくれ、それによって私たちの体への栄養補給を助けてくれるのだ。

パート2では、現代社会における五つの主要な「改善点」を一通り説明する。それらはもともと人類を害から守るためのものだったが、逆にそれが裏目に出てしまい、防御したかったその同じ疾患や病状の多くに、逆にかかりやすくしてしまった。現代の食糧供給、環境毒素、過剰なストレス、過剰消毒そして医薬品のすべてが合わさって、その結果、体内に蓄積する有毒物資が増加し、私たちの体はそれらに圧倒されてしまい、真の脅威に対して無防備な状態になってしまったのである。こういった状況も説明しよう。真の脅威とは、抗生物質の効かない細菌、致命的ウイルス、真正アレルゲン、および体内にもともと存在する遺伝的リスクなどだ。そして、こういった重大な過失に対処し、方向転換を図るために、日常生活で実行できる簡単で楽しいちょっとした変化についても話そう。そうした変化の実行によって、リーキーガットが治るだけでなく、私たちの健康状態も改善し、一方で自然界との繋がりが豊かになって関係が深まり、私たちの生活に直感的に健康なリズムを取り戻し、子どもたちのためにより持続可能な環境を作り出すことができるのだ。そういったすべての情報をまとめたものが、五つのステップからなる「イート・ダート生活習慣プログラム」だ。腸内の毒素を取り除き、腸内微生物（マイクロバイオータ）の有効バランスを改善、強化し、健康な腸の内壁を修復し、その結果、体全体を元気にする。

一旦この基本のプログラムを実施した後、パート3で、自分自身の特徴に合わせて、プログラムをさらに改善させることができる。それぞれに応じた特定の健康リスクや生活習慣リスクの要因に基づいて、核となるプログラムをより効果的にするため、それぞれの腸タイプ別のターゲットを絞った戦略を提案したい。本書では、腸タイプは次の五つに分類している。

- カンジダ影響型腸：酵母菌の過剰繁殖および過剰体重に直接関連し、アメリカの成人の六八パーセント以上に影響している。
- ストレス影響型腸：慢性的なストレスで副腎、腎臓、甲状腺が弱まり、ホルモンバランスのくずれ、疲労および甲状腺疾患の原因となる。

・免疫影響型腸：食物アレルギーのある一五〇〇万人、炎症性腸疾患を持つ一六〇万人、および自己免疫疾患を持つ五千万人の成人を苦しめている。
・胃影響型腸：小腸内バクテリアの異常増殖（SIBO）および胃酸逆流が原因で、成人の六〇パーセントは苦しんでいる、そのうち半数はおよそ週一度の症状に見舞われているのだ。
・毒素影響型腸：胆のう疾患、皮膚疾患、および慢性肝炎を引き起こすことがあり、毎年三千万人に苦痛をもたらしている。

なるべく簡単にこのイート・ダート・プログラムを実施できるよう、私の患者の多くが好む数十種類の食事のレシピや、有毒な化学物質の代わりに癒し効果のあるエッセンシャルオイルを使ったパーソナルケア製品やクリーニング製品の作り方も紹介している。同時に、私の多くの患者の物語も紹介しよう。そういった物語を通して、かつて人間の免疫システムを助けて強化してきた「汚い」習慣に戻るという単純な方法が、長期にわたる様々な健康問題を治癒する力を持っていることを説明し、本来の輝くような健康の状態を取り戻す一助としたい。

汚くなる時が来た

イート・ダート・プログラムは、私の実際の診療の場で長い年月をかけて進化してきた。私は何千人もの患者にこういった治療を試してきて、その結果、患者の腸の状態が修復すると、どのような変化が起こるのかを目の前で見てきた。そして、一〇年以上にわたり、私は種々の医療専門誌に目を通し、科学的検証が蓄積されていくのを注視し、臨床および日常生活で目にした現象を記録してきた。その結果わかったことは、私たちの腸は傷ついていて、助けを求めているという事実だ。

本書に述べた指針に従えば、体全体の健康に驚くほどの改善がみられるに違いない。それは単に消化機能が向上するというだけではなく、より活気がみなぎり、体重も減り、気分も良くなり、そのほか様々な点で改善が見られるはずだ。

そういう状態になったときには、ぜひリーキーガットについての情報を広めていただきたい。そして家族や隣人にも、土の力を使って自分の免疫システムの問題を修復できるということを伝えてほしい。

私たちはみな、治癒を必要としている巨大な生態系の一部であり、そしてそれぞれが問題解決の一端を担うことができる。さあ、穴を掘って汚い土を手に入れよう。地球全体の健康は、私たちの手に、そして私たちの腸にかかっている！

目次

PART ② 腸の健康のための五つの要素 …… 119

PART 3

腸のタイプに合わせた処方せん

PART ④

〈巻末付録〉

家庭と体のためのレシピ

イート・ダート・ホームケア製品

Drアックスがおすすめするイート・ダート・レシピ

腸タイプ別レシピ

― 本書の概要 ―

PART1

リーキーガットがどのように始まりどのように進行するのか解説する。私たちの体内にある微生物叢（マイクロバイオーム）を作っている無数の細菌細胞についても説明し、生活習慣の変化や有害な環境を通して、有益な細菌をいかに危険にさらしてきたのか、そしてリーキーガットと自己免疫疾患罹患の関連も見ていく。

解決策として、過剰に「清潔な」現代の習慣の多くをやめ、昔からの習慣の多くに立ち戻ることを提案する。実はこうした衛生的とは思えないような習慣が、何千年にもわたって私たちを強くしてくれていた。最後に腸のバリアを再建する力を持っている「土」について説明する。

PART2

現代社会における5つの主要な「改善点」を一通り説明する。現代の食糧供給、環境毒素、過剰なストレス、過剰消毒そして医薬品のすべてが合わさって、その結果、体内に蓄積する有毒物資が増加している。抗生物質の効かない細菌、致命的ウイルス、真正アレルゲン、および体内にもともと存在する遺伝的リスクなどの脅威にさらされているのだ。

これに対処するための、日常生活で実行できる簡単なアドバイスについても話す。リーキーガットが治るだけでなく、健康状態も改善し、自然界との繋がりが豊かになって、健康な体の力を取り戻すことができる。実現するための五つのステップからなる「イート・ダート生活習慣プログラム」も紹介する。腸内の毒素を取り除き、腸内微生物（マイクロバイオータ）の有効バランスを改善、強化し、健康な腸の内壁を修復し、その結果、体全体を元気にする。

PART3

自分自身の特徴に合わせて、プログラムをさらに改善させることができる。カンジダ影響型腸、ストレス影響型腸、免疫影響型腸、胃影響型腸、毒素影響型腸、5つの腸タイプに分け、それぞれに応じた健康リスクや生活習慣リスクの要因に基づいて、ターゲットを絞った戦略を提案する。

PART4

家庭で作ることができる化学物質を含まないクレンザーやパーソナルケア製品の作り方、腸タイプ別に合ったレシピを提案する。レシピは日本の家庭で作りやすい材量を使ったものを、日本語版書籍用に監訳者が提案した。

PART 1

なぜ私たちは苦しんでいるのか

Chapter 1

隠れた疫病

すべての病は腸で始まる——ヒポクラテス、医学の父

ミリアムはほとんど望みを失って私の診察室に入ってきた。彼女はすでに、診療施設の家庭医から総合病院の専門医まで、あらゆる医者を巡っていた。そして、たくさんの医者からの様々なアドバイスに従ってきたのだが、症状の改善はほとんど見られなかった。健康回復を目指す長い道のりの中で、十人目の医師が私だった。

二人の幼い子どもの母親である三三歳のミリアムは、体重は九キロ以上オーバーで、ストレスによる疲労は限界状態にあった。さらに、橋本病と診断されてもいた。橋本病とは、免疫系が甲状腺を攻撃する病で、ミリアムは内分泌専門医から甲状腺治療薬のシンスロイド（訳注・日本ではレボチロキシン）を処方されていた。また、抗不安薬と抗うつ剤も服用していたが、それでも効果は見られなかった。精神的な感情ストレスがあり、神経科の医師は副腎疲労と診断した。そして血液検査の結果ビタミンB12の欠乏が分かった。ミリアムは自分の食生活を見直そうとしたし、ここ二年間は一

週間に一度B12の注射も受けていた。しかし症状は変わらなかった。運動をしたいという気持ちもあったが、朝になって起き出すのがやっと。そして、多くの若い母親と同様に、一旦子どもたちが起きてきたら、ジムのクラスに参加したりトレーニングしたりする時間はほとんどなかった。

ミリアムは、いつも疲労困憊な状態でいる自分にうんざりし、何かを変えなければならないと思っていた。

彼女から受け取った三日分の食事記録に目を通した。決していい加減な食事内容ではない。サラダをたくさん食べているし、発芽小麦のパン、果物と野菜も多く摂っている。ただ残念ながら、食事の栄養内容がほとんど役立っていないように思える。

そこで、以前の検査結果と合わせたダブルチェックをするため、血液検査を受けるよう指示した。検査結果が戻ってくると、確かに何も変わっていない。彼女の説明する甲状腺の不調、副腎疲労、免疫疾患、そして食物過敏がすべて数値に反映されている。

翌週やってきたミリアムと一緒に結果報告を見直した。一つ一つ数値を確認するたびに落ち込んでいく彼女を元気づけたかった。検査結果を脇に置き、診察室に常備している小道具二つを手に取った。小さなネットと一掴みの鮮やかな色のプラスチックボールだ。

「いいかい?」と私。ミリアムがうなずく。「よく見て」。私はプラスチックボールを魚釣りネットの中に落とした。ボールはネットに引っかからずに、底を通り抜けて下に落ち、木製のフロアで跳ね返った。ボールが網の底で引っかかると思っていたミリアムは、はっと息をのみ驚きの表情を浮かべた。

「こうなるとは思ってなかったよね？」と聞くと、彼女は首を横に振った。

「ミリアム、残念ながら君の腸は、このネットのような状態だと思う」。

私はネットの底の紐が切れている様子を見せ、リーキーガット症候群になるとどうなるかを説明した。腸が健康であれば、消化した内容物はほとんど腸の内壁を透過しない。無傷のネットの薄い網のように、薄い腸のバリアを通るのはわずかな量の水分と栄養素だけで、それが血流に入る。これが正常な消化プロセスの重要な部分であり、体に栄養を与えるための不可欠なステップだ。

「だけど腸壁の穴が大きくなりすぎると、グルテンやカゼインのような大きな分子やその他の外来菌がその穴を通り抜けられるようになり、それらが体全体を流れ始めるんだ」。床の周りでまだ転がり続けているボールの方を指しながらミリアムに説明した。そうした大型の粒子は、本来なら血流に当たってはいけないものだ。したがって、体はそれを異物とみなして反応し、全身性炎症を引き起こしてしまう。

そしてその影響は、体内のすべての臓器に及ぶ。「君の場合、影響を受けているのは甲状腺と脳と副腎なんだよ」

どんなにビタミンBの注射をしても、どんなに多くのサプリメントを摂取しても、この根元にある原因、つまりリーキーガットの問題を解決しない限り、結局は同じ症状に直面し続けることになる、と説明した。けれど、根本の原因が明らかになったからには、短い期間でかなりの改善が図れるという確信があった。彼女がすべきことは、私の指示に従い、食生活と生活習慣にちょっとした変化を与えることだけだった。

私はミリアムに治療計画書を渡した。それは、プロバイオティクスとプレバイオティクスを多く含む食品を食べることから始まる計画だった。**プロバイオティクスとは、消化器系の症状を抑えられるかもしれない善玉菌で、プレバイオティクスとは、そういった善玉菌に栄養を与える栄養素と適合性のある食物のことだ。**一日の始めにはケフィアとアマニ（亜麻仁）を主成分とするスムージーを飲む。一日を通して骨スープを何杯も飲み、腸の内壁を密着させる。また、ストレスホルモンを減らすため、一日に二、三回、一五分程度の散歩をする。さらに、毎晩エプソム・バスソルトとラベンダーオイルを入れた入浴も強く勧めた。

二週間後、経過を見るためにミリアムがやってきた。この短い期間で体重は二キロ以上減り、本人もかなり元気が出てきていることに気づいていた。それで自信がついた彼女は、九〇日間の健康計画を続けると約束し、その時点で再び血液検査を行なうことにした。

そして三か月後、目に見える効果が表れた。

ミリアムのビタミンB12欠乏が、わずか三か月で正常レベルまで戻ったのだ。コルチゾール・レベルは下がり、同じようにトリグリセリドの値や、空腹時血糖、インシュリン・レベルも下がり、全身性炎症のマーカーであるCRPの値も下がっていた。さらに、何より彼女を喜ばせたのは、担当の内分泌専門医がその実験結果をみて電話でお祝いを言い、シンスロイドの投与量を七五パーセント減らそうと言ってくれたことだった。

検査結果を確認するため私の診察室に入ってきたときのミリアムは、顔色もよくなり目も輝いていた。「こんなに元気がでるなんて信じられない」、ミリアムは勢いよくしゃべりながら靴を脱ぎ、体重計の上に飛び乗る。「やっと前みたいに子どもたちと走り回れるわ！」そして体重計の数字をみて目を見開いた。なんと最初の診察時から一二キロも体重が減っていたのだ。

彼女のケースは、典型的なリーキーガットの症状だ。それは他の病気のふりをしてこっそりとやってきて、いつの間にか症状が進行してしまう。その一方で、ほんの少しの簡単な生活の変化で、信じられないほどの効果を見せて、問題を解決することができる。

私は長年にわたる臨床の場で、まさにこれと同じようなシナリオを何千回も繰り返し見てきた。だから、初めて私の診察室に入ってきたときのミリアムのように、この症状で苦しんでいる人々がもっとたくさんいることを知っている。**治癒は可能だ。必要なのは、体にダメージを及ぼす極めて危険な習慣をいくつか変えるという強い意志を呼び起こすこと。特に、清潔であろうとする私たちの盲信的習慣を変えることなのだ。**

ふざけた名前の深刻な病状

初めて「リーキーガット（腸漏れ）」という名前を聞いたあなたは、それをジョークだと思うのではないだろうか。「腸が漏れを起こしているなんてことを本当に信じろっていうの?」。確かに、ふざけたこの名前に戸惑いを感じる人がいるのは理解できる。だが、一時的な当惑を乗り越えると、この隠れた疫病がいかに悪性で、広範囲に広がり、恐ろしいものかということが見えてくるだろう。

人間の消化管の表面積は、約二百平方メートルと言われている。これはテニスコートの広さとほぼ同様である。この消化器官は、私たちを病気や汚染から守ってくれる重要な免疫バリアだ。毎日、数千個の微生物と消化の副産物が腸内壁バリアと接触する。この利口な腸内壁に課せられた仕事はなかなかややこしい。人体組織から腸の内容物を区別し、栄養素の吸収を巧みにさばき、腸内微生物集団と粘膜免疫系の間の相互作用を調節しなければならないのだ。こうした相互調節作用と外来からの侵入者を除外したりやっつけたりする作用の中で、腸の内壁の担当する仕事は、事実上、ヒト免疫系全体の七〇パーセントを占めている。

身体を健康な状態に保つため、腸は何兆個もの微生物との共生関係を維持している。その微生物の細胞の数は、人間の遺伝子細胞の十倍といわれる。こうした微生物は、善玉菌(共栄できる菌)、悪玉菌(病原体となる菌)、および基本的に流れに任せる中立的な日和見菌(片利共生菌)の混合である。

健康的なヒトの場合、八五パーセントが善玉菌と日和見菌で、一五パーセントが悪玉菌というのが平均的菌の混合率と考えられる。この比率が腸によいバランスを生み出し、免疫システムがよく鍛えられる。そして、健康に良くないウイルスやその他の抗原に対する防御システムを働かせる準備態勢をとれるのだ。

何かを口に入れるたびに、私たちの腸の免疫システムは、それが体に役立つ栄養素、微生物、バクテリア、細菌なのか、それとも除去すべきものなのか、善玉と悪玉を区別しなければならない。健康的な免疫システムは、頑強な用心棒のように警戒を怠らない。善玉の通過を許し、悪玉を即座に排除する。しかし環境毒素、栄養不足の食生活、ストレス、投薬といった抑制が効かない状況にいつも直面していると、用心棒は敵に圧倒され、防御能力を弱めてしまう。そしてまさにそんなときに悪玉菌が動き出す。トラブルメーカーである悪玉菌が、弱まった免疫力に乗じて中に入り込んでくるのだ。

いったん悪玉菌が足場を固めると、腸内環境を変えてしまうことがある。腸内に棲んでいる善玉菌を追い出し、ビタミンの生産にかかわるプロバイオティクスの場所を奪い、腸壁の粘膜内に入り込み、腸内壁に穴をあけるか、または腸のpHバランスを変えてしまう。そして酵母菌の過剰増殖を引き起こすのだ。その結果、腸のバリアの最も外側の層である上皮細胞が弱体化してくる。通常は、きちんと制御された細胞間の結合がゲートとして機能し、望ましくない分子が血流に入り込むのを防いでいる。ところが腸壁が弱ってくると、このバリア・ゲートが開き、長いあいだ開いたままになってしまう。そのため毒素や雑菌、そして未消化の食物粒子が直接血流に流れ込み、体中をめぐってしまうのだ。

今日では、私たちのほとんどは多かれ少なかれリーキーガットの症状を経験している。ただ、そ

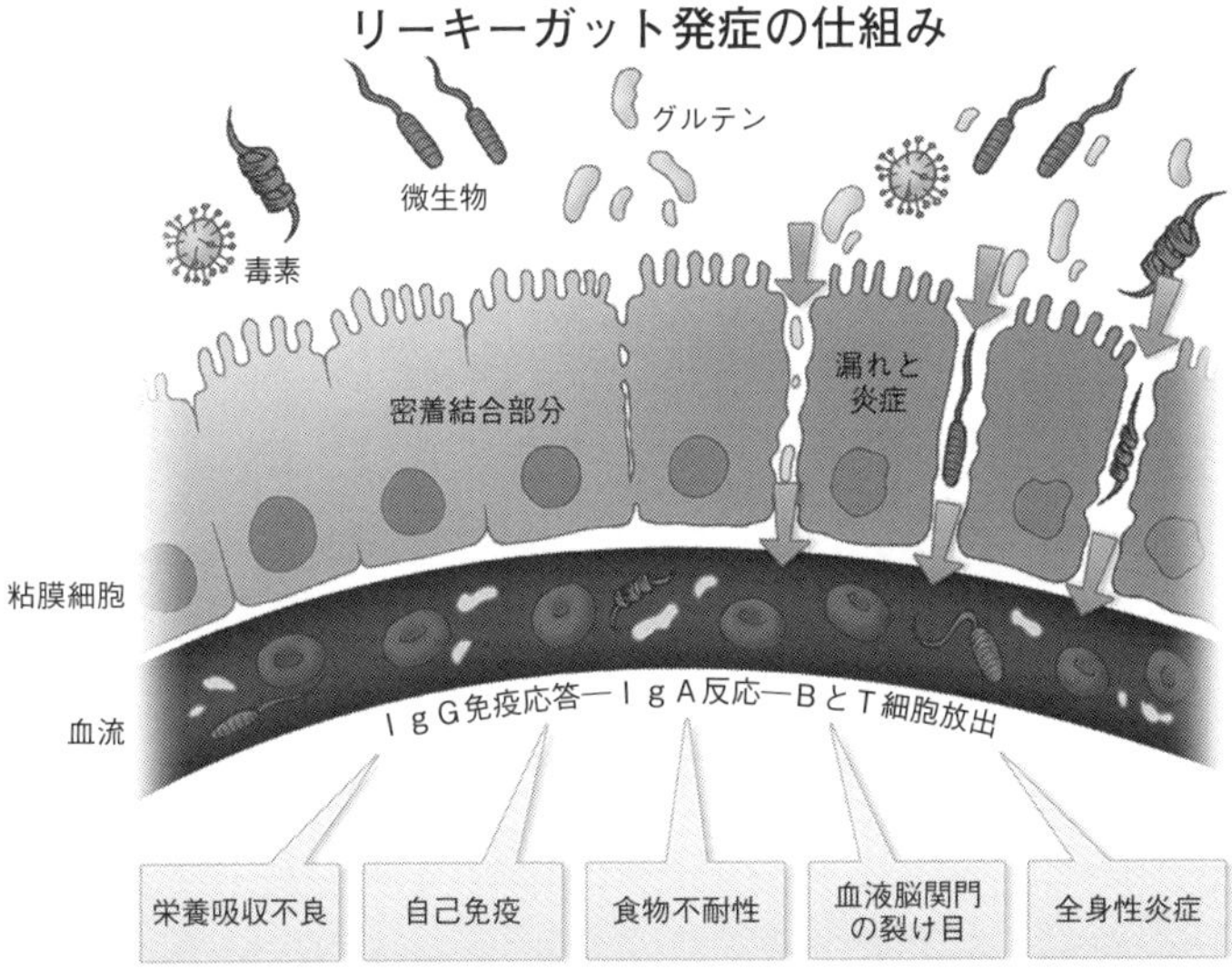

うとは気づかないだけだ。このように様々な菌が漏れ出すと、免疫システムはそれを外敵とみなして抗原を排出し、侵入者の効力を弱めようとする。それはそれでいいのだが、リーキーガット症状が慢性化すると、そういった漏れ出した菌が有害になってくる可能性がある。つまりリーキーガット症状が、局所的で一時的な消化機能の悪化ではなく全身の症候群となり、重大で広範囲、しかも恐ろしい健康問題につながる可能性があるのだ。全身の炎症反応とは、免疫システムが自身を守ろうとして「オン」状態に固定され、入ってくるすべてのものに対して攻撃をしかける状態だ。そうなると、生涯にわたる自己免疫症状を発症させてしまうリスクを負うことになる。

リーキーガットとはふざけた名称かもしれない。しかし、少しずつお分かりいただけたように、それは間違いなく、あなたの健康に大きな被害を及ぼし得る重大な症状なのだ。

アルツハイマー、うつ、ADHD……、幅広い病気との関連

私の患者の約八〇パーセントには、最初の受診時に何らかのリーキーガット症状がある。クリニックに来る患者たちが抱えている問題は様々だ。胆のうの不調から甲状腺疾患、乾癬や湿疹、偏頭痛、インスリン抵抗性、さらには繰り返される体重の増加といったものまで広範囲に及ぶ。彼らはそうした症状が、大腸炎、IBSやクローン病と共通の原因を持っているかもしれないと知ってびっくりする。さらに、リーキーガットの症状が、狼瘡、多発性硬化症（MS）、1型糖尿病、そしてパーキンソン病やALSまでも含むあらゆる自己免疫疾患に一定程度存在することを説明すると、茫然としてしまう。私が言いたいのは、私のクリニックに来なかったので、患者たちがより深刻な症状に進んでしまったかもしれない、ということではない。

主流の医療団体の多くは、「リーキーガット症候群」という用語を避け、より専門的で具体的な「腸管壁浸漏症候群」という言い方を好んでいる。とはいえ、私たちの健康と行動における腸（そしてマイクロバイオーム）の影響についての新たな情報が爆発的に増えるにつれ、こういった用語の違いは意味をなさなくなってきている。あらゆる分野の医療専門家や研究者が協力して情報を共有しながら、この分野の研究は日々拡大している。事実、昨年一年間だけで腸管壁の透過性に関し

- ALS（ルー・ゲーリック病）
  （訳注・アメリカのプロ野球選手ルー・ゲーリックが発症したことからこの名称がある。日本語では筋萎縮性側索硬化症）
- アルツハイマー病
- 不安とうつ
- ADHD（注意欠陥多動性障害）
- 自閉症
- カンジダ、酵母菌過剰増殖
- セリアック病、非セリアック型グルテン過敏
- 慢性疲労症候群
- クローン病
- 線維筋痛症
- ガス、膨満感、消化器痛
- 橋本病
- 過敏性腸症候群
- 狼瘡
- メタボリックシンドローム
- 偏頭痛
- 多発性硬化症
- NAFLD（非アルコール性脂肪肝）その他の肝臓障害
- パーキンソン病
- PCOS（多嚢胞性卵巣症候群）
- むずむず脚症候群
- 関節リウマチ
- 皮膚の炎症（湿疹、乾癬、酒さ、皮膚炎、にきび）
- 1型、2型糖尿病
- 潰瘍性大腸炎
- 様々なアレルギーや食物過敏

て一二〇〇件以上の研究論文が出されている。

こうした研究は点と点をつなぐ役割を果たし、自然療法の医師、総合診療科の専門医、その他の機能性医学の専門家が何年にもわたって警鐘を鳴らしてきたことを再認識させた。**つまり、現代の生活環境はあまりにも多くの有害物に満ちており、私たちの食べているものは栄養学的に破たんしており、健康な身体を維持するには日々の生活にストレスが多すぎるということを裏付けたのだ。**腸内細菌バランスと非常に繊細な腸の内壁は、一定以上の酷使には耐えきれなくなり、その結果バリアの崩壊が起こる。そして悪い奴らが通過し始めてしまうのだ。一旦そういった事態になれば、すべての状況が悪化する。

『クリニカル・ガストロエンテロロジー＆ヘパトロジー』（Clinical Gastroenterology and

Hepathology）や『ガット』（Gut）のような雑誌に公表された、動物と人間を検体にした研究によれば、リーキーガット症候群（または腸管壁浸漏症候群）は39ページのリストにあるような症状や病と関連付けられている。

ただし、このリストがすべてを網羅しているわけではない。リーキーガットに関する研究は急速に進んでおり、次の十年でどんな発見があるか誰にも予測できない。

リーキーガットとこれらの病との関連性はとても強く、エビデンスにも抗しがたい説得力がある。もはやこれがふざけた名前を持つ一次的な流行であるというふりをすることはできない。リーキーガットは、アメリカで最も懸念される健康危機のグラウンドゼロ地点なのである。

なぜ「今」こんな状況が起きているのか

ではなぜ今なのか？　今この時代に一体何が起きていて、この隠れた疫病を作り出しているのだろうか？　すでに説明してきた原因の一つだけでも腸への影響は大きい。だから、そのいくつかが一度に集中すれば、腸内で嵐のような状況が巻き起こる。

食糧供給の質の荒廃

糖類や発芽しないハイブリッドの穀物やその他の栄養的に破たんした加工食品を絶えず大量に摂

り続けていくと、腸は紛れもなく荒れ果てた状態になってくる。**特に懸念されるのはグルテンの摂取だ。**グルテンがリーキーガットの主要な原因であるとことは証明されてはいたが、それが頻繁により鮮明に指摘されるようになってきた。グルテンは、ゾヌリンという一種のタンパク質を放出し、それが上皮の密着結合を緩め、腸のゲートを長く開けたままにする。その結果、ゾヌリンなどのタンパク質が血中に入って体中を巡ることになるのだ。

環境毒素の増加

私たち一人ひとりが、わずか一年の間に接触するかもしれない未検査の環境化学物質や毒素は、八万種類にものぼる。世界人口の二パーセントにも満たないアメリカ人が、全世界の殺菌剤の二四パーセントを消費している。このように幅広く使われている殺菌剤は日常生活にも存在している。**遺伝子組み換え穀物、食品添加物、保存料を含む食生活が、家庭用クリーナーや化粧品の使用とも相まって、人体内に危険な毒素を堆積し、腸の健康を悪化させているのだ。**

現代生活における圧倒的なストレス

感情的なストレスは、腸の健康に現実的なダメージを与える。日常生活にストレスが多いとプロバイオティクスが減少し、腸内の酵母菌の異常増殖が起こることが研究により明らかになったのだ。ストレスはまた、少しずつ免疫システムの働きを低下させ、外部からの悪玉菌やウイルスなどの侵入に対する抵抗力を弱め、すでに発症している炎症を悪化させ、リーキーガットの症状を永続させてしまう。

絶えざる細菌との戦い

私たちの文明は今や、「清潔衛生」という中毒に陥っている。行き過ぎた消毒による手洗いや家の掃除、簡単な病気にさえ使用されるありとあらゆる広範な抗生物質、そして食物の過剰な加工。こういった日常生活のパターンが腸内細菌のバランスを崩し、自然界における広大な微生物の宇宙である植物バイオーム（訳注・微生物や虫を含めた植物生態系）と腸との健康的な共生を壊してしまい、恐ろしい結果をもたらすのだ。今年現在、少なくとも二百万人が抗生物質耐性バクテリアに感染し、その結果二万三千人が亡くなると予測されている。

薬の過剰使用

アメリカ人の十人に七人は、少なくとも一種類の処方薬物を飲んでいる。NSAID（訳注・非ステロイド系抗炎症剤）やその他の鎮痛剤は記録的レベルで消費され、抗生物質は実に簡単に処方される。それにより粘膜のバリアが弱まり、腸繊毛が損傷され、計り知れないスケールで有効バクテリアが殺されて、腸は傷ついている。スタンフォード大学のある研究では、シプロフロキサシン系抗生物質を一回投与しただけで、赤ちゃんのマイクロバイオームの五〇パーセントが、わずか四日間で壊滅してしまうことが明らかになっている。ほとんどのバクテリアは回復するものの、ある種の菌株は回復せず、失われたままになってしまった子どもたちもいた。

こうした要因のどれか一つでも当てはまれば、リーキーガットを発症するリスクは高まるわけが、現代の生活のなかでは、私たちの多くが複数以上の状況に直面する。私の母の話を憶えておられるだろうか。母はこれまで、ずっと一般的なアメリカ人の食べ物を食べ、ちょっとでも病気にかかったと感じたらいつでも抗生物質を処方してもらっており、子どものころから異常な感情の高ぶりに苦労してきた。幼いころに潰瘍や食物アレルギーを発症し、わずか一一歳ですでに胃内膜の炎症と刺激性の痛みを伴う胃炎と診断された。**母はこうした胃の痛みや便秘を普通のことと思って成長してきた。**

このように一見互いに関係なさそうな健康上の問題をいくつもかかえていたこと、また人生のほとんどを気分が優れずに過ごしていたことは、恐らくすべて、子ども時代に発症したリーキーガットが原因だったのだ。それは彼女ががんを発症するずっと以前から存在していたのだ。

ほとんどの人が、頭痛にはイブプロフェン（訳注・消炎鎮痛作用のある薬剤）**を飲み、加工食品を食べ、殺菌用石鹸で手を洗い、抗生物質を飲み、あるいは慢性的なストレスを経験している。そのどれか一つでも腸はダメージを受ける。**けれど、そのいくつかが組み合わされば、ほとんど避けがたい確率でリーキーガットを発症するだろう。それはちょうど水が漏れ出したボートのようだ。最初に漏れを止めない限り、どんなにたくさん応急処置を施しても、全身の健康状態を良い状態に保つことはできない。

シンプルな解決法、「土を食べる」

農耕社会から、産業社会へ、そして都市生活あるいは郊外の生活へと移行するにつれて、私たちは自分たちの基となる事柄から徐々に離れてきてしまった。**細胞というベースで言うと、結局のところ私たちの体内の九〇パーセントは微生物だ。**私たちが単に地球上に住んでいるというよりも、地球が私たちの中にあるともいえる。私たちの内と外の生態系が互いに平和的に共存しサポートし合うためには、現代生活のもっとも良い部分と、長年自分たちの健康状態を維持し病気から守ってくれたこれまでのシンプルな習慣とを組み合わせる必要がある。

私たちは、細菌やウイルス、ファージ、パラサイトやその他の微生物などの無数の菌を古くからの友人として見直す必要があり、私たちの腸内に喜んで受け入れていかなければならない。そうすることにより、細菌たちは、かつてのように再び私たちを守ることができる。このような「古い友人」理論が主張しているのは、私たちが微量の細菌や土壌、埃や植物油のような「土」と繰り返し接することによってマイクロバイオームの多様性を取り戻せれば、かつてのような自然との共生関係を再び作り上げることができる、ということだ。ちょうど自然界の免疫システムのように、このような微生物との接触を通して私たちの体内に良い細菌が常に流れ込み、それらが体内の遺伝子と相互に関わり合う。**そうして流れ込んだ善玉菌は、もともと腸にあるコロニーを強化し、それらの先住菌に周りの環境とよりよい相互関係の築き方を教えることで、私たちの体内の免疫システムを強化してくれるのだ。**

このような考え方は最先端の科学に基づくものであるが、解決策はこれ以上ないほどシンプルなものだ。こういった古くからの友人を増やし、微生物との微量の接触を増やすために必要なことはとても簡単だ。**かつてのように、旬のもの、地元産のものを食べること。もっと多くの時間を戸外で過ごすこと。落ち葉の中を転げまわった犬を抱きしめること。子どもたちに泥のケーキを作らせて、公園で手を泥だらけにさせてやることだ。**

そして、古くからの友人たちが安心して周りにいてくれるように、私たちがすべきでないこともある。例えば、雑菌を怖がること、何にでも殺菌剤を吹きかけること、ほんの少しの痛みがあるたびに薬を飲むこと、などだ。

簡単に言うと、私たちは「土を食べる（イート・ダート）」必要がある。シンプルな生活環境の中で、自然が与えてくれる豊かな微生物に日々触れるだけで、私たちは最終的にこういった古い友人たちを腸の中で増やすことができ、腸内バランスを整え、私たち自身の輝かしい健康を取り戻すことができる。

リーキーガット症状のセルフチェック

ここまで説明してきた時点で、あなたは自分にはリーキーガットの症状があるのではないかと思っているかもしれない。

私の患者のうち一〇人に八人は、何らかのリーキーガット症状を持っていると推測している。お腹が張ったり疲労感があったりする程度で炎症のレベルはとても低いかもしれない。あるいは、慢性的な炎症を患っていて、日々の生活に支障があるほどの深刻な症状がいくつか出ているかもしれない。ほかの病気と同じように、リーキーガットに関してもその深刻さには一定の範囲がある。次ページの質問に答えて、自分のリスクがどの程度か、自分の症状の炎症レベルはどの程度なのかをつかんでほしい。

質問票の項目のうち「はい」と答えた項目が二つ未満の場合、あなたのリーキーガットのレベルは非常に低い。適切なケアで腸を丈夫な状態に保てるはずだ。

「はい」と答えた項目が二つか三つの場合、低レベルの炎症応答がある可能性がある。食生活を正して生活習慣を変えることで、本格的なリーキーガット症状や自己免疫症状の発症を防ぐことができるだろう。

「はい」と答えた項目が四つを超える場合、長引くリーキーガット症状がすでにより深刻な健康問

リーキーガット質問票

1. 現在、処方箋医薬品またはアスピリンやイブプロフェンなどの市販薬を飲んでいるか？
□はい　□いいえ
2. 甲状腺の症状または低代謝の症状があるか？　□はい　□いいえ
3. 活力の低下や、しばしば疲労感を感じるか？　□はい　□いいえ
4. しばしば下痢や軟便があるか？　□はい　□いいえ
5. 一週間に一度以上、ガスがたまったり、お腹が張ったり、その他の消化器系の症状がでるか？　□はい　□いいえ
6. 自己免疫疾患と診断されたことがあるか？　□はい　□いいえ
7. 季節性のアレルギーに悩まされているか？　□はい　□いいえ
8. 頻繁に軟便になるか？　□はい　□いいえ
9. 一年に二回以上具合が悪くなることがあるか、そして免疫システムを活性化させる必要があると感じているか？　□はい　□いいえ
10. 一日以上便通のない日を経験したことがあるか？　□はい　□いいえ
11. ストレス・レベルは中程度から高程度か？　□はい　□いいえ
12. 酒さ、湿疹、ニキビ、発疹などの皮膚疾患があるか？　□はい　□いいえ
13. 甘いものやパンを無性に欲しくなるか？　□はい　□いいえ
14. うつ、不安、集中力不足などの症状に苦しんでいるか？　□はい　□いいえ
15. カンジダ菌、酵母菌、または真菌のいずれかに悩まされたことがあるか、あるいは舌に白い被膜があるか？　□はい　□いいえ
16. 潰瘍性大腸炎、クローン病またはIBSと診断されたことがあるか？
□はい　□いいえ
17. 関節痛や頭痛などの痛みがあるか？　□はい　□いいえ
18. グルテンまたは乳製品に敏感か？　□はい　□いいえ
19. 橋本病、乾癬または多発性硬化症のような自己免疫疾患を抱えているか？
□はい　□いいえ
20. 複数の食物過敏または食物アレルギー（例えばグルテンや乳製品）があるか？
□はい　□いいえ

題として現れ始めている可能性が高い。ほかの症状の治療を求めると同時に、できるだけ早く目標を定めた救済策を得るため、腸タイプの質問票プレビュー（二八一ページ参照）も参考してほしい。

リーキーガットの症状の範囲のどこに当てはまるにしろ、心配することはない。**あなたの腸を治すことはできるし、炎症を抑えることもできる。必要なのはただ、このイート・ダート・プログラムに従うこと、そして、日々の生活の中に、有益な微生物との微量の接触の機会を増やすことなのだ。**

Chapter 2

リーキーガットのグラウンドゼロ地点

免疫システムの番人、腸に棲む微生物

今日、私たちが「腸」について話すとき、たいていの場合、体内の消化器系の臓器の内部に棲んでいる何兆もの住人、マイクロバイオームのことを指している。

マイクロバイオームは、人体内外に棲むすべての微生物（バクテリア、ウイルス、真菌、酵母、パラサイト等々）を含んでいる。私たちはこういった菌類の「宿主」と考えられているが、バクテリアの数は実際のところ人間の細胞の十倍もあり、腸だけで百兆個ものバクテリアが存在する（一兆という数を考えてみよう。紀元一世紀から毎日毎日百万ドルずつ使うとしても、二〇一六年現在に至るまで、まだ一兆ドルを使い切れていないことになる）。

専門家の推測によると、体内に棲む微生物をすべて集めるとすると（マイクロバイオータ＝微生物叢）、その重さは一～二・七キログラム、いってみれば平均的な人間の脳の重さのおよそ二倍になる。

マイクロバイオームのほとんどは腸内に棲んでいる。つまりそこがリーキーガット発生のグラウンドゼロ地点になる。腸内マイクロバイオータは体の機能をつかさどる上で重要な役割を果たしている。**なかでも最も大切なのは、私たちの免疫システムを作り上げて育て、腸の内膜を完全な状態のまま維持するということだろう。**

私たち人間はこうした微細な生物と共生関係を持っている。細菌は宿主である人間に依存しているが、同時に、ほとんどの微生物は宿主を危険なバクテリアから守り、代謝を調整し、消化を助けてくれている。バクテリアは一生懸命働いて食物を消化しビタミンを作り出し、私たちのホルモン・レベルを管理し、有害物質を処分し、天然化合物を作り出して腸の内膜に栄養を与えて保護する。腸の分泌（ホルモン、ビタミン、酵素となる）、食物の消化管の通過、細菌どうしの相互作用など、たくさんの交わっているメカニズムを通して、安定した互いに有益な体のバランスを保っているのである。**こうしたプロセスの中で細菌どうしがうまく相互に作用し合えれば、腸の内膜、そしてその中の免疫システムも完全な状態で守られることになる。**しかしそのバランスが崩れると、結果は深刻なものになるだろう。

腸内の細菌たちは、私たちにとって旧知の友ということができる。誕生前の赤ちゃんの腸は完全に無菌状態だが、お母さんの産道を通ってくる間に何兆個もの細菌にさらされていく。そういった細菌がマイクロバイオームの土台となり、免疫システムの基礎ともなり、赤ちゃんは年月をかけてそれら細菌を成長させていくことになるのだ。

先駆的な医師たちは、帝王切開で誕生した赤ちゃんにお母さんの膣の分泌物を塗り付けるという試みを始めている。そうすれば帝王切開で生まれた赤ちゃんたちにとっても、土台となるバクテリアに接する機会が失われずにすむからだ。赤ちゃんの初めての食事もまた、細菌が流れこむ機会となる。母乳にも細菌が含まれている。母乳自体の消化を助けるバクテリアが、母乳そのものの中に含まれているのだ。実に驚くべきことに、生まれて数時間のうちに触れるこういった細菌が体内のマイクロバイオームの最初の種となり、赤ちゃんのその後の生涯を通しての腸の健康状態の推移が決まっていくのだ。

さて、もし赤ちゃんがそのまま自然に、母乳で栄養を摂って、犬のいる家で育ち、手当たり次第に物を口にいれるといった、かつての子どもたちがやったような遊びのある「汚い」環境での生活を続けるとしたら、赤ちゃんの中のマイクロバイオームは大きく育ち、その後に出会う様々な微生物に対応していくだろう。あちこちから細菌を取り込んで、腸内細菌の多様性はさらに増していくことになる。

だが逆に、極端に清潔な環境で育ち、こういった「汚さ」の良い部分に接する機会がなかったら、善い細菌にも悪い細菌にも触れる機会が少なくなり、腸内細菌の多様性は低いままになってしまう。また、成長の過程で病気になって、幼いうちに一つあるいは複数の抗生物質で治療する必要がでてきたら、それまでに形成されてきた腸内細菌の多様性はほぼ一掃され、腸は毒性のある細菌株の影響をより受けやすい状態になってしまう。細菌の毒性株というのは、生き延びるために信じがたいほど狡猾にふるまうこともあるのだ。

細菌の多様性こそが救世主

マイクロバイオームの中で善玉菌の数が最も多いとは限らない。時には危険な病原体がマイクロバイオームの支配者になることもある。こうした悪玉菌の過剰増殖は度重なる抗生物質の使用に共通する副作用だ。米国疾病管理センター（ＣＤＣ）は、年間二百万人以上が感染する新たな抗生物質耐性菌株に関する警告を出している。また四種類の新たな抗生物質耐性菌株のサルモネラ菌が原因で、食物に起因する疾患が全米で増加している。これまでのところ、抗生物質耐性のＣ．Ｄｉｆｆ感染症がもっとも恐ろしく、苦痛を伴う下痢や発熱、そして腎不全をも引き起こす。

ＣＤＣによると、年間にほぼ五十万人の患者がこの病気と診断され、そのうち二万九千人が診断後三〇日以内に死亡している。それはほとんど自動車事故または銃創による死亡者数に匹敵する数字だ。

何と恐ろしいことだろう。では、私たちはそれにどう対抗できるだろうか？

多様性。それが答えだ。多様な細菌の存在が、体内システム全体のバランスをとってくれるのだ。健康な腸にはたくさんの種類の細菌が存在しており、一つの菌株が他を圧することはない。ヨーロッパの科学者グループによる研究論文が『ネイチャー』誌に発表され、高い評価を受けている。

その研究では、二二九人の被験者のマイクロバイオームを分析し、その結果被験者を二つのグループに分けた。一つのグループは細菌遺伝子が四八万個未満の人々からなる「低遺伝子数」（LGC）グループ、もう一つは「高遺伝子数」（HGC）グループと名付けられた。被験者たちは平均で三八万から六四万個の遺伝子を持ち、各人のマイクロバイオータの豊かさには四〇パーセント前後の相違がある。

研究者たちによると、一般的にいって、人口の二三パーセントはLGCグループに属している。LGCグループの人々は、細菌の数が豊富なグループに比べ、体重が重く体脂肪率が高く、インスリン抵抗性があり、高コレステロール、高グリセリド（高中性脂肪）、そして炎症マーカーがより顕著であることが明らかになった。さらに、LGCグループの人々は、体内の酸化ストレスが高く、そして、さして驚くべきことではないが、リーキーガットであるということも証明された。

最初のテストの後、研究者たちは九年間にわたって被験者たちを追跡調査した。その結果、LGCグループの人々には継続的な体重の増加が見られた。しかし良い報告もあった。果物や野菜などの食物繊維を多く摂ることに焦点を置いた食生活の指導を行なった結果、細菌の数が増え、LGCグループの人々の抱える健康問題のいくつかに改善が見られたのだ。**ということは、食生活の改善だけでも、腸内細菌の多様性が向上する可能性が示されたのだ。**

西洋化された文明生活における腸内細菌の多様性の欠如を分かり易く説明するには、まだ近代的生活習慣に染まっていない人々の平均的腸内細菌数と、西洋的近代人の平均的腸内細菌数とを比較してみればいいだろう。

　ベネズエラとブラジルの国境、熱帯雨林の山間部の奥地に居住するヤノマミ族という種族は、比較的近代文明に触れていない最後の土着民族の一つだ。彼らはまだ現代生活の罠にはまっていない。加工食品を食べたこともなく、抗生物質も摂らず、手洗い用の消毒液のボトルさえ見たことがない。この部族の人々は、一日にきちんと栄養満点の三度の食事を摂ることはない。その代わり日中に少量の食物、生存に必要な食べ物を口にする。魚、シカなどの野生の獲物の肉、様々な昆虫、そして土壌にある微生物に覆われた多くの根菜などという食生活を送っている。おやつとしてはバナナを食べ、ナッツ風味の根菜の発酵キャッサバから作った微生物豊富な液体を飲む。科学者の調査によると、ヤノマミ族のマイクロバイオームの多様性は平均的アメリカ人よりも四〇パーセント以上高いことがわかった。この多様性の数値は、これまでにヒトグループで報告されたものの中でも最高レベルといえるだろう！

　対照的に、アメリカ人の消化管はまるで不毛の砂漠のようで、基本的な細菌種のうちの主要ないくつかが失われている。そうした種の中には炭水化物の代謝を助けるもの、活発に免疫システムと連携するもの、そして腎臓結石の形成を防ぐ働きをするものもある。データを調査したスタンフォード大学の研究者は、これらの失われた細菌こそが、西洋人のかかる病の根本にあると主張している。

大地に戻らなければならない

どうしてこんな状況に陥ってしまったのだろうか？　**大きな原因の一つは抗生物質の常用だ。それと同時に、あらゆるものに含まれる抗菌剤にさらされていることもある。**食物や水から始まり、化粧品、シャンプー、コンディショナー、石鹸、日焼け止め、メークアップ製品、化粧水や薬、はてはペットフードまで、あらゆるものに抗菌剤が含まれている。だが危険は抗生物質だけではない。世の中のすべてを衛生的にしようとしたことで、私たちがようやく気づき始めていた健康に良いバクテリアまでも除去してしまった。ハンドソープに抗生物質を入れても、手がそれほどきれいになったわけではなかった。単にバクテリアに抗生物質への耐性を持たせてしまっただけだったのだ。

とはいえ、微生物についての研究が精力的に行なわれたおかげで、自分たちの持っているマイクロバイオームをかなり急速に変えられることがわかってきた。二〇一〇年に『ネイチャー』誌に発表された日本人が参加した研究により、私たちが食べ、接触している細菌が、私たちつまり宿主との共生関係を発展させることが分かった。この研究では、日本人の被験者グループは、海洋から得た食物、魚と海藻を多く含む食事を摂った。その結果、北米在住の被験者と比べ、日本人は消化器官内に特定の細菌を持っているため、寿司や海藻を消化しやすくなっていることが明らかになった。主任研究者は、独自の細菌によって食物を消化することは、あたかも体に「新たな道具」を与えるようなものだ、と語っている。

それでは私たちはアジアの食品を扱っている店に駆け込み、これから何トンもの海藻を食べていかなければならないということだろうか？　必ずしもそういうことではない。**理想的には、私たちは自分の住んでいる土地で育てられた食物を食べることに集中すべきだ。**例えばニンジンやレタスについている地元の土にある微生物は、私たちの地域の食物の消化をより効果的に助けてくれる。そしてその一方で、私たちが絶えずさらされているかもしれない病原菌と戦うために、それぞれに合った免疫防御機構を提供してくれるのだ。

菌の多様性の増加に真剣に取り組むこと、つまり食べ物やサプリメントの選択、ストレスや薬の減少、プロバイオティクスとプレバイオティクスでの菌の多様性の増加を通して、わずか二四時間という短い時間で、マイクロバイオームを変え始められる（そしてそれによってリーキーガットを修復できる）ことがわかってきた。そうすることで、肥満や糖尿病の患者を減少させ、自己免疫疾患の病状や、アルツハイマーや自閉症患者を減らし、そしてがん患者も減少できる世界へ行くためのゴールデンチケットを手に入れられるかもしれないのだ。

ありふれた日常に潜むリーキーガット

リーキーガットの診断が難しいのは、体をより衰弱させているほかの症状の陰に隠れていることが多いからだ。ミシェルという患者がそのいい例だった。

私が医師の仕事を初めて二年目のこと、ミシェルが夫のジョンと一緒にクリニックにやってきた。ジョンは妻の乗った車いすを押している。ミシェルはまだ三五歳だったが、線維筋痛症と慢性疲労症候群と診断されていた。ごく最近かかった医師からは、MS（訳注・多発性硬化症）の疑いもある、と告げられていた。

ミシェルはひどい慢性関節炎を患っていて四肢の関節がしびれ、そのため車いすに乗っていたのだ。そのほかにも神経系の症状も感じ始めており、将来について悲観的になっていた。私が検査室に入るやいなや、ミシェルはすすり泣き始めた。「先生、ものすごく気分が悪いんです」とミシェル。「これ以上頑張っていけそうもない」。

私の心は痛んだ。彼女がただ座っているだけで、どんなにつらいのかがわかったからだ。ミシェルの治療履歴と症状についてノートを取っているあいだに、彼女がかつて大学でバレーボールの選手だったことを知った。学生時代に胃の膨満感を感じるようになったが、その時は軽い消化不良だと考えた。大学卒業後数年して、今度は腸の異常を感じるようになった。下痢と便秘を繰り返すようになったのだ。そしておよそ五年前、ミシェルはIBS（過敏性腸症候群）と診断された。発症から二年たって完全な便秘状態になってしまっていた。私のところに来る二年前には、疲労感が強まり、全身の慢性的な痛みを感じるようになっていた。その後、この六か月の間に神経症状も出始め、最近になってMSと診断されたことを説明しながら静かに泣いた。

話を聞いている間、私はミシェルが持ち込んだ食事日誌にも目を通した。**そしてすぐに、あまりにも食物繊維の摂取量が少ないことに衝撃を受けた。**彼女の食事のほとんどが、シリアル、パン、パスタ、クラッカー、グラノーラなどを含む高精製穀物中心だったのだ。また、学生時代に数回にわたって抗生物質の処方を受けていたことにも気づいた。ミシェルの消化器系の問題はちょうどその時期に始まったのだ。私は彼女に食事をよく噛んで食べているかどうか聞いてみた。すると彼女が答えるより先に夫が割り込んできた。「まったく噛まないんです！　噛んだりしないでほとんど食べ物を飲み込んでいるんですよ」。

私はこのことが、ミシェルの消化に関する大きな問題点だと感じた。そして食べ物をよく噛むことがいかに大切かを彼女に強く訴えた。「理想的には一口食べるたびに三〇回噛むべきです」と私が言うと、彼女は信じられないというように口をあんぐり開けたので思わず苦笑いした。問診の最後に、ミシェルに受けてもらう検査の処方箋を書いた。細菌のバランス不足を調べる検便と、欠乏栄養素を見つけるための有機酸検査を受けてもらうことにした。

ミシェルのテスト結果が戻ってくると、やはり思った通りだった。葉酸やビタミンB12を含むいくつかのビタミンBの値が非常に低く、またビタミンDと亜鉛の値も極めて低い。検便の結果、乳酸菌を含むある種の菌株が大幅に減少していて、病原性酵母の異常増殖も見られた。彼女のMS的な神経症状の原因がこの有効なバクテリアとビタミンBの欠乏だとわかったのだ。

「ミシェル、いいことを教えよう」私はそう告げた。「治す方法がある」。ミシェルは食事療法に従うことにした。体に良い脂肪、野菜、そしてプロバイオティクス酵母を豊富に含んだ食物による食事を摂るというものだ。私はまた、ビタミンB12とビタミンD3のサプリメント、プロバイオティクスのサプリメント、亜鉛、乳香油（フランキンセンス）の摂取も促した。

ミシェルはその後わずか二一日で車いすから立ち上がることができ、九〇日後にはほとんど誇らしげな様子で診察室に入ってきた。そして両手を広げ、私を抱きしめた。「信じられないわ。どの症状も、神経的な症状も、痛みや疲れ、消化器の症状もすべて消え去ってしまったんです」。

私は、他の患者と同様、まずはミシェルの消化の状況、つまり「お通じ」を調べた。多くの人は詳しいお通じの状況をさして重要なこととは見なしていない。だが私のクリニックでは、消化に関わるすべての記録が、その人の健康の秘密を解くカギとなる。

「お通じ」を知り、腸を知ることが鍵となる

事実、リーキーガットについてあまり知られていない理由の一つは実に単純で、たいていの人が自分の「お通じ」について話したがらないからだ。

かつて母と話していたときに、母は自分がこれまで生まれてからずっと便秘だったと初めて告白した。こうした事実こそ、多くの人が自身の消化器の健康について担当医と話をしないことの証明だろう。私たちは、そんなことを話すのは恥ずかしいし失礼だ、と考えてしまう。だから秘密にし

ておこうと。やがて時がたち、実際には我慢もできないし普通でもない腸の症状を我慢して普通のものだと考えるようになってしまうのだ。だが実は、腸というのは臓器の中でも決して原始的な部分ではなく、反対に最も複雑な臓器の一つで、私たちの健康全体に及ぼすその影響は計り知れないのだ。

ほとんどの人はおそらく、生きていくうえで果たす消化器系の役割というのは、単純な一つのものでしかないと思っている。つまり、食べたものを処理すること、食べたものから生命保持に必要な栄養とエネルギーを引き出し、有害な廃棄物を除去するという役割だ。しかし実際のところ、消化のプロセスというのは、目立たないが非常に入り組んだ複雑なたくさんの段階を伴う。その多くの段階のうちの一つでも妨げられると、このプロセスが全く違ったものになってしまう。栄養を作り出し強化するプロセスとなるべきものが、不快で、気分のむら、痛み、そして極端な場合、全身にとって有害な症状をもたらすものに変えてしまうこともあるのだ。

腸を癒す（あるいは、さらにいいのは、リーキーガットを完全に防ぐ）ためには、まず消化器系がどのように機能するのがベストなのかをよく理解することだ。そうすれば、消化器の不調を防ぎ機能を回復させる備えが、一層効果的にできることになる。

消化器系の主人公は胃腸管だ。複数の組織の中空管で、長さ約九メートル、つまり三階建て住宅の高さ程の長さを持っている。胃腸管とともに消化に関わるのは、肝臓、すい臓、胆のう、神経系と循環器系、そして腸のマイクロバイオームだ。これらの臓器、ホルモン、神経、体液そして細菌

臓器	動作	消化液	食物粒子分解後の栄養素
口	噛む	唾液	デンプン
食道	飲み込む	なし	なし
胃	胃の上部筋肉は食物を入れるために弛緩し、下部筋肉は食物と消化液を混ぜる。	胃酸	タンパク質
小腸	ぜん動運動	小腸消化液	デンプン、タンパク質、炭水化物
すい臓	なし	すい液	デンプン、脂肪、タンパク質
肝臓	なし	胆汁酸	脂肪

が組み合わさって、私たちが摂取した食べ物や飲み物から栄養を引き出し、最終的には私たちの健康のほぼすべての側面に大きな影響を及ぼしていく。リーキーガットについてわかりやすく説明するため、消化器系について一つ一つ簡単に見てみよう。

上の表は、消化にかかわる各臓器とそれぞれの独自の主な機能を示したもので、アメリカ国立衛生研究所が作成した。

食物の最初の一口、あるいは最初に匂いを嗅いだり一目見ただけでも、唾液が口の中にあふれたりする。この唾液には、食物が最初に出会う消化酵素が含まれていて、噛むことで食物は炭水化物に分解される。ほとんどの人は噛むことにそれほど時間をかけない。**しかし実は、食物をよく噛むことがリーキーガットの防止にとても有効なのだ。**噛むことによって、胃に（胃酸を準備するように）そしてすい臓に（小腸に別の消化酵素を出すように）前もってメッセージが送り出される。十分に噛めば、食物全体が確実に咀嚼されることになり、その結果消化酵素が食物のすみずみまでいき渡る。十分に噛まなければ、食物粒子内に閉じ込められたままの栄養素を得られないだけでなく、食物が消化されないまま結腸まで行ってしまう可能性が高まり、消化不良やガス発生の原因になり、結腸にいる有害な菌株に気前よく栄養を与えてしまうことになるのだ。

飲み込まれた食物は、すぐに食道の中へと向かう。咀嚼も飲み込みも自分で意識して行なう動作だが、ここから先はすべて不随意動作、つまり制御できないものである。食道の壁の筋肉の波状の動き（ぜん動運動と呼ばれる）によって食物は下部食道括約筋に向かう。この括約筋は筋肉の輪で、そこで食道と胃がぶつかり、弛緩して食物を胃の内部に送る。

一旦唾液で柔らかくなった食物は、食道内を進んでいき胃の内部に到着する。胃の内壁の細胞がホルモンを放出し、それにより消化器系全体の活動が持続され、消化酵素が生産されて食欲を調整する。このアルファベットのJの形をした臓器は、ミキサーと粉砕機のような働きをして、その筋肉でできた壁は食物をキームス（「ジュース」の意味のギリシャ語）と言われる半流体液に分解する。

私たちは胃酸を悪いものと考えがちだが、胃の持つ天然の塩酸は有益だ。この透明で刺激性のある液体は非常に強力で、金属を腐食させることもできる。しかし体内では、有害なバクテリアを破壊し、胃の酵素がタンパク質を分解するのを助ける働きもする。胃の中で十分な酸が産生されない場合、胃酸が逆流し、リーキーガットの主要な原因の一つである小腸細菌過増殖（ＳＩＢＯ）のリスクが高くなる。

胃の中でキームスが液体またはペースト状にすりつぶされると、その後胃から出て小腸内に移動する。小腸の「小」という字に関しては、やや誤った名称ではある。というのも、そのねじれや折り畳まれた部分を延ばすと、この素晴らしい臓器の長さは実に六メートルにも及ぶからだ。すい臓、肝臓そして胆のうはいずれも、小腸に消化液を送り、小腸が食物を、一日を元気に過ごすために必要なビタミンとミネラル、タンパク質、炭水化物そして脂肪に分解するのを助ける働きをする。その後すべてが順調にいけば、キームスが小腸を出て大腸に向かう頃には、栄養素の九〇パーセントは抽出され消化されている。

しかし、時としてうまくいかない場合もある。食べ物が入ると、胆のうは胆汁管を通して胆汁を小腸まで押し出す働きをし、小腸での脂肪の分解を助け、すい臓の酵素がそれを消化することになっている。しかし、もしも胆のうが切除されていたら、小腸は二倍の働きをして脂肪を分解しなければならない（リーキーガットのもう一つのリスク要因）。すい臓はスポンジのような管状臓器で、長さはおよそ一五センチ、共通の胆汁管によって肝臓と胆のうにつながっている。すい臓と聞くと、たいていの人はインスリン（そしておそらく糖尿病も）を思い浮かべるだろう。だが、すい臓は小腸に向けて分泌液を分泌し、脂肪、タンパク質、炭水化物を消化する働きもする。もし胃で十分な酸が産出されない場合、あるいは十分な消化酵素がない場合、食物粒子は適切に分解されないまま小腸に入る。

この未消化の食物は腸内細菌に過剰な糧を与えてしまい、腸内のマイクロバイオームのバランスを崩す原因となる。そして栄養の適切な吸収を妨げ、多数のビタミンやミネラルの欠乏に結びつく。

キームスが小腸を出て大腸（しばしば結腸とも呼ばれる）に向かうころまでには、理想としては栄養素のほとんどが抽出され吸収されている。

食物の未消化部分（ほとんどが繊維質）はかなり長い間結腸に留まり、そこに棲む大量の腸内細菌に栄養を与える。実際、消化プロセスが進むにつれ、微生物の数は大幅に増えていく。最初はわずか数百個の細菌が、胃の中では千個に、やがて小腸で数千個、数百万個、そして数十億個に増え、やがて最終的に大腸の中では数兆個にまで増加する。

これら数兆個の細菌にはビフィズス菌や乳酸菌が含まれ、それらが食物に残っていた繊維質を発酵させ大腸の細胞に栄養を与える栄養素を作り出して、消化プロセスを進行させる。この発酵作用はまた短鎖脂肪酸を作り出し、それによって健康的な大腸細胞の成長が促され、様々な面で私たちの健康を支えてくれる。腸内細菌はまた、大腸が病原菌や有害な細菌にのっとられてしまうのを防ぐ役割も持っている。このようなプロセス全体でかかる時間は、健康な人間の場合には、だいたい二四時間から七二時間の間である。（ただし、私の母の例からもわかるように、消化のプロセスがこんな風にはうまくいかない場合もある）。

善玉と悪玉を選り分ける腸のバリア

さて、消化器系の働きについて理解が深まったところで、腸のバリア、つまり腸の内壁についてより詳しく見てみよう。そうすればリーキーガットがどのように起こるのかが理解できるだろう。

腸の壁は私たちの体の全エネルギーのおよそ四〇パーセントを消費する。**多くの機能を持っているが、その中でも最も重要な二つの機能は、体に不可欠な液体と栄養素を血流に吸収させるため常に解放状態でいること、そして感染や有毒物質にさらされないよう体を保護するためのバリアとして働くということだ。**腸内の免疫システムがこの役割を部分的に果たし、腸壁自体も同様な役割を持っている。

腸壁には、漿液層、筋肉層、粘膜下層、そして粘膜層という四つの層がある。最も外側の漿液層は結合組織で、筋肉層は食物が大腸管を通過し続けるための動きを担っている。粘膜層と粘膜下層は最終層で、両者を合わせて「粘膜バリア」と呼ばれ、この部分が漏れやすくなる場所だ。

食事をとるとき、まず食物を口に入れ、その食物は咀嚼され、それから食道と胃を通って下方に移動する。その時点ではまだ食物は実質的には体内に入っているわけではない。体内を貫通するいわばトンネルを通り抜けているにすぎない。食物が最終的に体内の組織や血流に入るのは、腸の最も内側の層である粘膜バリアを通ってからだ。

粘膜バリアは、どの栄養素を吸収するのかをコントロールしながら、一方ではアレルゲンや細菌またはその他の毒素が体内に入ってくるのを防いでいる。このバリアは胃腸管全体にわたって折り畳まれるようになっていて、組織内への消化と吸収のためにその面積が大きくなっている。しかし一方では、リーキーガットを発症させる可能性のある表面積も大きく増やしているということだ。

腸全体に有益なバクテリアやその他の菌の集団が存在していて、そのうちの八五パーセントが善玉、一五パーセントが悪玉というバランスを保てるようになっている。このような微生物叢は基本的には腸壁上にあり、有害な細菌が入り込んでこないように隙間を埋める役割を果たしている。そして常に、粘膜バリアが善玉と悪玉を選り分け、いかなる悪玉にも反応する免疫を適正なレベルに調整している。

ごく薄い細胞の膜が一度にこれほど多くの働きをしているとは、一種驚きに値することだ。腸内に棲む細菌と腸を守る免疫システムの間の理想的なバランスを調整し、体全体に栄養を与えつつ体内に病原菌が入らないように守っている。こうした機能がうまく働いているときには、腸壁の結合はすべて正しい判定を下し、体に友好的な細菌の侵入は許し、障害となるものを中にいれないようにしている。

だが、このようなふるい分けのプロセスが常に行われていることに、私たちは気づきもしない。ときに間違ったウイルスや病原菌がゲートから迷い込んでくると、免疫システムのスイッチが入り、即座に脅威を無力化しようとする。しかしこの密着した接合部分が続けて壊れ始めると、それがリーキーガットの始まりとなる。

リーキーガットの原因は遺伝よりも「環境」

長い間、リーキーガットの原因は大きな謎のままだった。しかしこの二、三十年の間に研究が進んでいくつかの答えが見つかってきた。

二〇〇〇年、メリーランド大学のアレッシオ・ファサーノはある発見をした。その発見は自己免疫治療の方向性を変えてしまうかもしれず、将来ノーベル賞受賞につながる可能性すらあるものだ。ファサーノは腸壁の密着結合部分を直接コントロールするものとして唯一知られている生理的物質を分離させたのだ。その物質を彼は「ゾヌリン」と名付けた。これは、リーキーガット症候群の原因を決定する証拠の発見とも目されている。

ゾヌリンは腸壁の密着結合を開閉する信号を送るタンパク質の一種で、体内でその役割を担っている物質として唯一知られたものだ。ゾヌリンをコントロールすることで、ほとんど随意に密着結合部分を開閉できる。これまでの時点で、小腸内でのゾヌリン放出の引き金となり得る二つのことが判明している。それは細菌との接触、そしてグルテンとの接触だ。

腸内での感染が、アレルギー疾患、自己免疫疾患、炎症性疾患の根本原因であると長いこと疑われてきた。これはリーキーガットとも関連するものだ。ファサーノのチームは、小腸が何かに感染すると、それに反応してゾヌリンが分泌されることを発見した。ゾヌリンは基本的には、密着結合部分を開放する役割をはたす。つまり、腸の透過性を直接引き起こすのが細菌自体ではなく、おそらくゾヌリンだということが明確になってきたのだ。

何千年にもわたり、このゾヌリン反応は人体の防御システムの不可欠な要素だった。つまり、悪玉菌を洗い流す方法の一つだったのだ。だが、現代の生活はゾヌリン放出の引き金となるものの数を大幅に増やした。そして腸のゲートを開けっぱなしにしたのだ。かつてはとても健康的であった（そして素早い）免疫反応が、終わりのない連続反応へと変わり、体内に慢性的な炎症を起こす原因となった。

リーキーガットに関連した自己免疫症状の多くは遺伝的要素を持っているが、研究によると、自己免疫疾患の遺伝子を持つものの中で、リーキーガットを発症させるものは十パーセントに満たないとされている。

それではなぜほかの人は何ともないのに一部の人は病気になるのだろうか？　その答えは、簡単に言えば、環境のせいだ。**私たちの日々の選択が、例えば、何を食べるか、どんな製品を使うのか、また生活の中のストレス・レベル、飲む薬などが、病気と健康を区別している。そしてそれがゾヌリン放出の引き金となる要因なのだ。**それらはすべて、遺伝子とは違い、私たち自身で大部分をコントロールできるものである。

ゾヌリンの放出にかかわる最も顕著な環境要因は次の二つだ。

食物供給におけるグルテンの増加

小麦のハイブリッド（雑種形成）化、そして小麦がほとんどすべての加工食品に含まれているため、グルテンの消費量は大幅に増加した。そのため、体内では絶え間なくゾヌリンが放出されるような状況ができてしまっている。

抗生物質の使用の増加

抗生物質系薬品、手の消毒液、化学洗浄剤、薬品やその他の殺菌剤の増加により、菌の多様性が減少してしまった。マイクロバイオームのバランスが崩れたことで、小腸に迷い込んだ細菌が急激に増加し、それが引き金となってゾヌリンのゲート開放機能が連続して作動することになった。

本書を通して、リーキーガットのリスクを下げることができる簡単な方法を説明しよう。生活習慣の五つの中心分野、つまり食事、環境毒素、ストレス、過剰除菌、過剰投薬の問題に対処すれば、リーキーガットのリスクを下げることができる。

簡単なことではない。というのもリーキーガットは多くの重大な症状に直接かかわっているからだ。中でも自己免疫疾患がおそらく最も複雑で悩ましい症状だろう。しかしゾヌリンの発見は私たちに一筋の光明をもたらした。もしゾヌリンが腸壁に対する重要なカギであるなら、そして何がゾヌリン放出の引き金となるかを知っていれば、そういった引き金への接触を減らすことで炎症を減少させ、リーキーガットを癒す道筋が見えてくるだろう。

Chapter 3 免疫のつながり

リーキーガットが食物過敏症を引き起こす

一人の若い母親が診察室に入ってきた。五歳の息子ブレークの手をひいている。母親の名前はジェニファー。心配そうで同時に疲れ切っているのが一目瞭然だった。ブレークの腕と顔を覆った湿疹の治療を求めて、ほかの複数の医師も訪ね歩き、そのあげくにここにたどり着いたのだった。

「見せてごらん」、私はそう言ってブレークのシャツを脱がせた。気の毒に、ブレークの上半身も腕と同じぐらい炎症を起こしていた。皮膚が赤く腫れている。

ブレークの症状は、皮膚が炎症を起こす皮膚炎の中でも重症に見えた。炎症がかなりひどいため、水膨れになるか皮膚の表面に痛々しいかさぶたができ剥がれてしまう危険があった。

「いつもかゆがっているんです」ジェニファーは症状を説明する。「ほかのお医者さんにも見てもらいましたが、ステロイドや抗生物質を使いたがるんです。こんな小さい子にはずいぶんきつい薬に思えます」。

このような状態の場合、たいていの医師は処方容量のコルチコステロイド・クリームを出す。このように、病気の根本原因を見過ごして症状だけを治療しようというのは現代医療によくある例だ。一通り検査をしてブレークの健康履歴について話を聞いた後、私は、この子の炎症は口にする食物と日常触れている家庭の毒素に対するアレルギー反応が原因だと結論付けた。

私はブレークの母親に、息子さんは食物過敏症かもしれないと説明した。最も可能性が高いのはグルテンとカゼインへの過敏症で、それに加え、シャンプーや服の洗濯に使う洗剤、またベッド・シーツのリネンに対してのアレルギー反応もありそうだった。

まずブレークにＩｇＧ（免疫グロブリンＧ）食物不耐性検査と、ＩｇＥ（免疫グロブリンＥ）アレルギー検査を受けさせた。その検査結果は思った通りのものだった。ブレークは牛乳、グルテン、イチゴ、卵白、それに木の実に対する過敏症で、いくつかの環境アレルギーも持っていた。**これまでに診察した多くの子供たちのように、多様な食物や環境に対する過敏症は、リーキーガットの兆候が表面化したものだった。**

こういった問題に対処しブレークのかゆみを緩和するため、私はジェニファーに次のような、腸を癒す食事を与えるよう促した。

・朝食に洋梨やブルーベリーのような果物を出す。

・アボカド、ギー（訳注・発酵バターオイル）、ココナッツ油由来の健康的な油を摂る（一方、しばしば加工食品に含まれる部分水素化油、トランス脂肪、大豆油、キャノーラ油、植物油は除去する）。

・有機牧草で育てた牛肉、放し飼いの鶏肉、ベニザケのような天然魚からきれいなタンパク質を摂取し、コラーゲン・プロテインパウダーをスムージーに入れる。

・ニンジン、カリフラワー、スカッシュ（西洋カボチャ）などの温野菜を食べる。

ただ、こういった食物アレルギーはブレークの炎症の原因の氷山の一角にすぎないと考えた。そこで私は、家庭用掃除用品を捨て、床やキッチンカウンター、浴室の掃除はエッセンシャルオイルを使ってやり直すよう、ジェニファーに提案した。そして、今使っている洗濯用洗剤、ボディーシャンプー、歯磨き粉をやめ、その代わり酢、重曹、ココナッツ油、ペパーミント、レモン、乳香のエッセンシャルオイル、オリーブ油の石鹸、そしてベントナイト粘土を使うよう勧めた。

三週間後、ブレークと母親が経過を見るためにやってきた。ブレークの体全体を覆っていた皮膚炎と頬の湿疹は消え去っていたのだ。「こんなに早く治るなんて驚きました」とジェニファー。「本当にほっとしました！」。

私たちはブレークがこれからも健康でいるためには、体に害を及ぼすものに対して警戒を怠らないことこそ最大の防御だということを確認し合った。ブレークが過敏性を示した食物を口にしたり、抗菌トリクロサンなどの家庭用化学物質に触れたりすれば、これまでのような過剰な免疫応答を引き起こすかもしれないからだ。ブレークの腸の内壁は徐々に強くなっていくだろうが、すでにこういった食物や化学物質に対する抗体が体内に作られているため、そうした何かが再び体内に侵入すれば、それが症状の再発の引き金になるかもしれないのだ。

ブレークのリーキーガットは、一生続く過剰炎症反応のリスクと、自己免疫疾患の要因をもたらしてしまった。彼の症例は、アメリカ、そして世界中を脅かしている自己免疫の危機の典型だ。

自己免疫症状は増え続けている

最近、この少年のように環境物質アレルギーや食物過敏性を持つ子どもを以前よりもよく目にするのではないだろうか。もしかしたらセリアック病や狼瘡、線維筋痛症などの症状を持つ知人もいるかもしれない。あなたの父親が長年の便秘の末にパーキンソン病を発症しているかもしれない。もしかすると、あなた自身も、近頃は好きな物を食べていても「おいしく感じない」のはなぜかと医師に相談しに行ったかもしれない。そして医師から、甲状腺の機能が落ちているのですぐに投薬を始める必要がある、と言われてショックを受けているかもしれない。

それはあなただけのことではない。現在、アメリカ全体が自己免疫の苦しみの嵐の中にいるのだ。『アメリカ医師会誌』（The Journal of the American Medical Association）によれば、慢性的健康障害を持つ子どもの比率は一九九四年から二〇〇六年までにほぼ一五パーセント増加し、中でも、肥満、喘息、行動・学習障害など自己免疫と関連すると考えられている症状の増加率が最も高い。『ニューヨーク・タイムズ』紙によると、現代の若者は一九五〇年代の若者と比べセリアック病にかかる比率が五倍になっていることが血液検査によって証明されたという。1型糖尿病にかかる子どもの数は全世界で年間平均三〜四パーセントずつ急増している。つまり、十年で三〇〜四〇パーセントずつ増加しているということだ。その一方で、発病する平均年齢は下がってきている。フィンランドでは今日、1型糖尿病の子どもの罹患率が一九五〇年に比べて五倍になっている。また、CDCによると、子どもの間の食物アレルギーは、一九九七年から二〇一一年の間に五〇パーセント増加している。

個別に考えれば、こういった報告はいずれも統計上の例外だと無視されるかもしれない。しかしこれほど多くの病状の罹患率が同時に増加しているのである。それはつまり、より広範な全身性の問題であることを示している。では一体これらの症状を結び付けているものは何か？

簡単にいえば慢性の炎症だ。これらの病はすべて、自己免疫に基づいていると考えられている。そしてそれらはすべてリーキーガットに（それが原因ではないとしても）関わっている。

『ランセット』（The Lancet）、『ブリティッシュ・メディカル・ジャーナル』（British Medical Journal）そして『インターナショナル・オブ・ガストロエンテロロジー』（International Journal of Gastroenterology）などの評判の高い医学雑誌に掲載されている研究論文で、リーキーガットが狼瘡、関節リウマチ、その他の多様な健康障害を含む自己免疫疾患を引き起こすと指摘されている。そうした健康障害には、食物や環境のアレルギー、自閉症、うつ、湿疹、乾癬、メタボリックシンドローム、さらには、自己免疫症状と初めて見なされるようになったその他の多くの疾患まで含まれる。米国自己免疫関連疾患協会（AARDA）は、現在五千万人のアメリカ人が何らかの自己免疫疾患の症状を持っていると推定している。がん（最高九百万人）や心臓病（最高二千二百万人）に比べてもはるかに多い。アメリカでは今、自己免疫疾患とリーキーガットに関して重大な社会的関心を集める必要のあることがわかるだろう。

免疫システムのバランスが崩れている

自己免疫疾患は長い間医学界のミステリーだった。なぜ発症する人と発症しない人がいるのか、またこれほど継続的で大きな影響をいったいどのように人間の体に及ぼすことができるのか。研究者たちはその理由をつきとめようと長い間苦闘してきた。

そして現在、パズルの断片がゆっくりと組み合わさってくるにつれ、自己免疫疾患の症状のほとんどをリーキーガットによってまとめて説明できるかもしれないと、多くの医師や研究者が考え始めている。

その理論はこうだ。リーキーガット発症前の免疫システムの働きはじつに明白である。つまり自然免疫システムは人間の体を最前線で防御する、いわば番犬の働きをしている。直接脅威になるいかなるものにも素早く対応するが、ただしその精度は必ずしも百パーセントではない。足首の捻挫のような急性損傷や普通の風邪のような急性感染症からの回復を助けるのはこの自然免疫システムだ。

一方獲得免疫システムの働きは猟犬や警察犬により近い。過去の接触から匂い（この場合は病原体）を記憶し、次に接触すると即座にそれを識別する。この免疫システムはある一定の微生物との接触で活性化する。あるウイルスに接触すると、獲得免疫システムがそのウイルスを「思い出し」、次に接触したときにそれを見抜くことができ、効果的に対処できるのだ。

この免疫システムは、免疫性をつけることによって活性化する。現代社会ではしばしば、この「免疫性をつける」という言葉を聞くと、私たちは「インフルエンザの予防接種」や「ワクチン」を即座に思い浮かべる。それが免疫性をつける唯一の方法だと考えているからだ。

しかし、実は私たちはそれより前からすでに自然の免疫性を持っている。というのも、私たちは獲得免疫を発達させているからだ。例えば、地域の花粉由来の有益な微生物に接触している場合、獲得免疫システムは花粉を憶えていて、次に接触したときには即座にそれを判断できる。そのため、地元産のハチミツを食べたり家の近所を散歩したりすることを通して微量の花粉に接触することで、免疫システムが特定の種類の花粉を思い出せるようになり、アレルギーの季節が来ても過剰に反応することがなくなる。同様に、ウイルスや抗原が腸の内壁にある密着結合部分から入り込むと、獲得免疫システムは抗体を作り出し、それらのウイルスを中和し、悪玉菌の「記憶」を形成して、再び侵入してきた場合には素早く確実に反応する。

その間、腸の内壁の部分を形成する組織、つまり腸管関連リンパ組織（ＧＡＬＴ）も保護機能を働かせている。人間のＧＡＬＴは免疫システムの七〇パーセントを占めていて、胃腸管を通して日々体内に侵入してくる外来菌に対峙し、善玉か悪玉かを判断している。こういったシステムはすべて一団となって人間を病から守っているのだ。

しかし腸が透過性の状態になると、こういった腸のシステムはすべて無効になってしまう。抗原に反応して働くゾヌリンという鍵によって腸の密着結合部分が一旦開放されると、有害な抗原が腸内に入り込む。腸壁がゾヌリンに何度も接触すると、この入口は大きく開放されたままになる。

その結果、すぐに、病原菌や扱いにくい分子が腸の内壁を通ってどんどん入り込んでくる。ウイルス、パラサイト、酵母菌、グルテン、そしてその他食べ物に含まれるタンパク質、例えばカゼインなどが、暴れ狂い大混乱をもたらすことになる。

危険な細菌が大量に入り込むと、獲得免疫と自然免疫システムはオーバードライブにギアシフトし、体を安全に保とうとする。しかし腸内壁が一旦劣化すると、ゾヌリンはひっきりなしに放出され続け、腸のゲートは大きく開く。つまり免疫システムが「オン」状態に固定されたままであることを意味する。**そして入ってきたすべてのものに対して見境なく抗体を発射して攻撃し、その標的は自分自身の体内組織さえも含んでしまうのだ。**

甲状腺のような臓器も味方の放った銃弾を受けると、組織と細胞に傷を受ける。そういった細胞は体内から除去する必要があるが、その除去を担当するのは誰だろう？　それが免疫システムであり、傷ついたものを処分するために抗体を作り出すのだ。このプロセスが何度も繰り返されると、「きれいにする」抗体は最終的に「攻撃する」抗体に変身する。そして今度は、罪のない甲状腺を除去すべき侵入者とみなすようになる。甲状腺は、腸のゲートで始まった戦いで副次的な損害を受けてしまう。そして、医師に、あなたは橋本病ですよ、と指摘されるまで、この甲状腺のダメージには気づかないかもしれないのだ。

通常、人間の体には、こういった抗体の過活性化をチェックしすべてを制御させておくようにバランスをとるシステムがある。**そのシステムの中心となる役割を果たすものは何だろうか？　それがマイクロバイオームだ。**カリフォルニア工科大学の研究者グループは、ヒトの七〇～八〇パーセントに存在する古くからの友人の細菌であるバクテロイデス属の細菌が抗炎症機能をサポートすることで体内の免疫システムのバランスを取っていることを発見した。動物実験により、このバクテロイデス属の細菌がある場合には、それが審判の働きをし、炎症誘発免疫細胞と抗炎症免疫細胞間の平和的なバランス回復を促進することが証明されたのだ。ただ残念なことに、このバクテロイデス属の細菌は近年では危機に瀕している細菌株の一種であり、カリフォルニア工科大学の研究者たちは、そのことが自己免疫症状の急速な増加に直接結びついていると考えている。

自己免疫疾患とリーキーガットの関連性

自己免疫疾患は増えているが、完全な自己免疫症状が誰にでも現れるわけではない、ひどい症状になる人もいればそうでない人もいるのはなぜか。その理由がわかれば、自己免疫疾患をその原因から攻撃できるだろう。

リーキーガットと自己免疫疾患の双方に見られるユニークな特徴の一つは、症状の進行の仕方だ。典型的なリーキーガットは、一般的な腸の炎症から始まり、時間の経過とともに栄養の吸収障害と食物や化学物質に対する過敏性が現れてくる。

研究者たちは自己免疫疾患に内在するいくつかの共通項を発見した。

1 遺伝的感受性

あなたの体の弱点はどこだろう？　糖尿病や関節炎などの神経系病状が家系的にみられるだろうか？　もしそうなら、自己免疫は脳やすい臓または関節をターゲットにしているかもしれない。

2 炎症を起こす抗原との接触

あなたは不快な微生物やものにどのくらいの頻度で接触してきただろうか？　食事には、たくさ

リーキーガットの進行

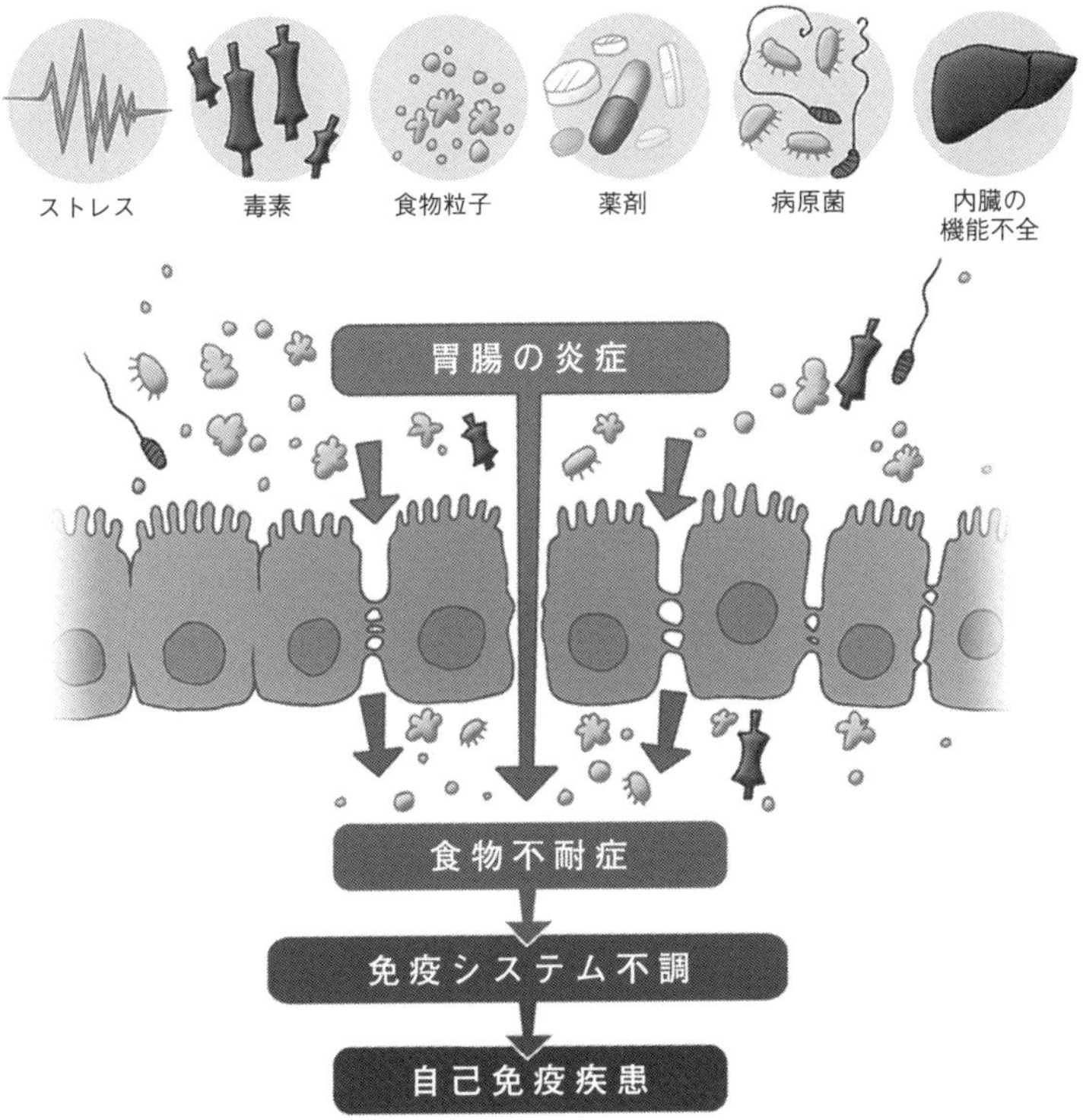

んの小麦、乳製品や過去に炎症反応が出たことのある食物が含まれているだろうか？　腸の炎症反応の現れ方は様々で、例えば鼻水がでたり、ガスがたまったり、お腹が張ったり、消化不良が起きたり、あるいは元気が出なくなったり思考力が落ちたりすることさえある。地下室にカビがはびこっていないだろうか？　刺激の強い化学物質含有の掃除用薬品や化粧品を使っていないか？　乾燥シート、消臭剤などの合成香料をふりまくものを使っていないか？

3　損傷した腸内壁

あなたは健康的で多様性のあるマイクロバイオームを持っているだろうか？　それとも抗生物質、誤った食生活やストレス、あるいは環境毒素により体に有益なバクテリアを弱めてしまっていないだろうか？　抗原が粘膜バリアからの抵抗を受けないまま内壁の密着結合部分を通過して出て行ってしまうほど、腸の内壁が劣化していないだろうか？

不幸な話だが、自己免疫疾患が始まるのは、人生のごく初期の段階のこともある。最近の研究によると、生まれてから数年の間に抗生物質に触れると、体内の免疫システムが永久に再プログラムされることがある。ニューヨーク大学の動物を使った研究によると、幼い時期にペニシリンで治療を受けると、成長するにつれて体重が増え、メタボリックシンドローム（現在では自己免疫症状の一つと考えられている）の典型的なマーカーである空腹時インスリンが増加し、肝機能障害が起こ

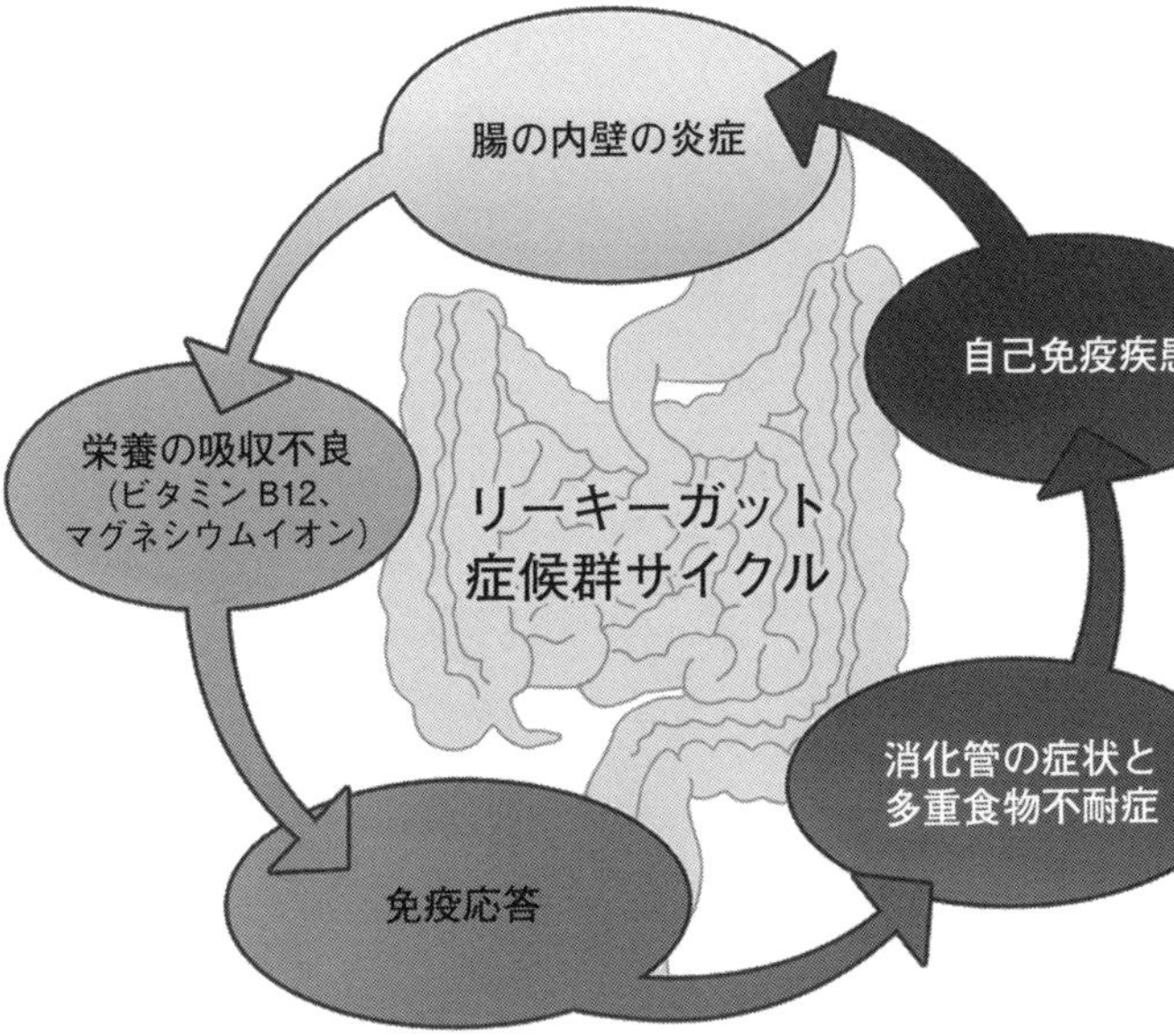

る。

ジョン・ホプキンス大学とハーバード大学による最近の別の研究では、帝王切開で生まれた子ども、または幼い時期に抗生物質で治療された子どもは好酸球性食道炎（ＥｏＥ）を発症するリスクが三〜三・五倍あることが分かった。ＥｏＥは、食物、アレルゲン、または胃酸の逆流に反応して食道内で白血球が集まる胃腸の症状である。さらに恐ろしいことに、ＥｏＥが慢性的な免疫システムの疾患であり、ここ二〇年の間にようやく認識された病でありながら、この病で苦しむ人々は急速に増加し、現在では胃腸障害の主要な原因であると考えられている。

自己免疫障害でもっとも不透明な部分は、どのくらい多くの症状として出てくるかわからないということだろう。ただ、次の一点に関しては、この不透明部分から除いてもらってもいい。つまり、リーキーガットとの関連性は懸念事項でもありチャンスでもあるということだ。これらの関連性がわかってきたため、苦痛を軽減し症状を癒すために、すぐにでも何らかの手段を取ることができるのだ。

自己免疫疾患と関連するいくつかの症状を考えてみよう。そうすればそれらの症状がいかに広範囲に及ぶか理解できるだろう（ここではあまり総合的な説明はできない。もししようとすると、この本の一冊全部、あるいは何冊もが必要になるだろう！）。私の患者を見てわかることがある。それは、患者が自分の自己免疫障害を見定め、リーキーガットによってその発症リスクが増すかもしれないという情報を得ると、患者自身が刺激を受け、効果があるなら変えてみようという気持ちになるということだ。そしてそれによって、患者自身の健康に大変革が起こる場合があるのだ。

科学的な調査について、「相互関係は因果関係を証明するわけではない」という言葉を何度も耳にしたことがあると思う。だからリーキーガットがすべての自己免疫疾患の原因であると百パーセント確実にいえるわけではない。**しかしリーキーガットがそうした症状を悪化させることは明らかだ。**そして多くの場合、これらの疾患の治療または症状の軽減を助けるための薬剤を使えば、腸も回復するようにも見える。

だから、リーキーガットと自己免疫疾患のうち、どちらが鶏でどちらが卵かは、実は大した違いにはならない。リーキーガットの治癒で自己免疫疾患の問題も軽減したり、解決できたり、あるいは防いだりすることができるかもしれないのだ。

●セリアック病　セリアック病は自己免疫障害であり、リーキーガットとの関わりは最も明白だ。グルテンに含まれるゾヌリンが腸の内壁の密着結合部分を開放し、グルテンを血流に放出する。私たちの多くは、グルテンとの多数回の接触があってはじめて炎症反応の攻撃を受ける。その一方、セリアック病になりやすい遺伝子を持つ人々は、獲得免疫反応が即座に喚起され、深刻で、時には生命を脅かすような結果をもたらすことがある。**しかし食事からグルテンを除去すればセリアック病はすぐに解消できる。**ゾヌリンは減少し、密着結合部分は閉じられ、自己免疫抗体のマーカーは減少し始める。すべてのグルテンを避ければ、自己免疫症状の進行は止まり、セリアック病の自己免疫反応の中心的症状であるリーキーガットも完全に治癒し始める。セリアック病の患者は極端な免疫反応を体験するが、グルテン過敏症の患者もまたリーキーガットに苦しめられていると考えられる。ボローニャ大学の研究で、非セリアック型グルテン不耐症の人々は、セリアック病患者とほぼ同じくらい体内のゾヌリン循環量が多いことが分かった。セリアック病にかかっていなくても、絶えずグルテンに接触すれば腸を損傷する可能性がある。

●糖尿病　1型糖尿病は、かつて若年性糖尿病と呼ばれていたが、これもまた自己免疫疾患の一つで、体が自分の細胞であるすい臓のβ細胞を攻撃し、そのインスリン産生能力を破壊する。『糖尿病ジャーナル』(Journal of Diabetes) によれば、リーキーガットが1型糖尿病の原因の一つであることを示す強力な証拠がある。

ある研究では、1型と2型糖尿病双方でリーキーガットが既存の症状であることが示されている。動物実験では、1型糖尿病を発症するより少なくともひと月前に、遺伝子感受性の強いマウスに小腸でリーキーガットが発症していたのである。別の研究では、ゾヌリン放出が原因のリーキーガットは、2型糖尿病の発症より二、三週間前に検知できることがわかった。しかし同時にグルテンを摂取しなければ糖尿病のリスクは急激に下がることも指摘されている。ゾヌリンの放出を阻止した動物実験では、糖尿病の事例が七〇パーセント低下したのだ。

●炎症性腸疾患(IBD) リーキーガットは、クローン病や潰瘍性大腸炎などのIBDの主要な症状の一つだ。研究者によると、多くの人はクローン病と診断されるおよそ一年前にリーキーガットを発症することが明らかになった。とはいえ、IBDがリーキーガットの引き金となるのか、リーキーガットによってIBDが引き起こされるのかはまだよくわかっていない。わかっていることは、一旦自己免疫の進行が始まると、それによって腸への入口が開き、凶悪で絶えず増え続ける腸の漏れと炎症のサイクルができあがるということだ。

●関節リウマチ(RA) RAの場合、免疫システムが体中の関節の内壁を攻撃する。どのように発症するかははっきりわからないが、遺伝子、ホルモンそして環境要因を通して、免疫システムが主要な役割を果たしていることはわかっている。HLA共有エピトープと呼ばれる特定の遺伝子マーカーを持つ人々は、持たない人の五倍も関節リウマチの発症リスクが高い。このエピトープ(訳注・抗体が認識する抗原の一部分)は免疫応答を制御する遺伝的位置にある。このような遺伝的特徴を持つ人々に腸内細菌のバランスの崩れ、特にサルモネラ菌や赤痢菌などの病原菌の感染がある場合、それらが引き金になって関節の自己免疫応答を引き起こし、それによって結合組織が損傷され、反応性関節炎が引き起こされることが示されている。ＲＡを患っている人はまた、特定の腸内細菌に対する抗体のレベルが高く、それはつまり、腸内細菌とＲＡとの強い関連性を強調するものに他ならない。

乾癬《かんせん》

乾癬はアメリカでもっともよくみられる自己免疫疾患の症状で、人口のおよそ二パーセントが罹患している。免疫システムが体内の通常な組織を誤って攻撃すると、それに反応して皮膚の腫れや皮膚細胞の急速な新陳代謝が起こる。通常は肌の深部で成長する新たな皮膚細胞が、急速に表面に上がってきて、それが皮膚表面に積層し、かゆみを伴う赤いシミとなる。

しかし問題は単に肌の深部だけのことではない。患者の三分の一は関節リウマチも同時に発症していて、関節と手や足の指先に症状が出ているのだ。『アメリカ皮膚科学会会報』（Journal of the American Academy of Dermatology）に掲載された、カイザー・パーマネント・ヘルス・ネットワークの二万五千人以上の患者が対象の調査のよると、乾癬を患う人々は、その他の自己免疫疾患、特にリーキーガットに関連する症状も発症するリスクが二倍であることがわかった。特に、乾癬患者はクローン病発症のリスクがほぼ四倍、潰瘍性大腸炎の発症リスクが七倍以上もある。少なくとも三六の遺伝子が、乾癬や多くの自然免疫、獲得免疫に関連していることが分かっている。

●**ニキビ**　ニキビは何十年にもわたって若者の八五パーセントの悩みの種であり、しばしば若い人々にとっての成長儀式にすぎないと見なされてきた。ただし、治癒するのが信じがたいほど困難である理由は、その原因と発症の引き金が多岐にわたっていることだ。皮膚上の微生物コロニーが炎症性ニキビに関わっていることもあり、それらの微生物はニキビを悪化させることもあれば、ブドウ球菌リポテイコ酸（ＬＴＡ）のような細菌の場合には逆に改善させることもある。ＬＴＡは、皮膚細胞から排出される炎症性サイトカインの量を減少させることが明らかになっていて、ニキビのトレードマークである腫れと赤みを鎮める。しかし一旦皮膚のマイクロバイオームが失われるか損傷されると、このような防御機能も同様に失われてしまう。

乾癬と同様、ニキビも単に皮膚深部のことだけではない。自己炎症とアクネ菌との関わりについては、研究者たちによって徐々に明らかにされてきている。この自己炎症とアクネ菌との関わりは体内の免疫システムを機能させ、ニキビをよく知られた自己免疫疾患と結びつける。健康な人に比べ、乾癬患者ではブドウ球菌の数が多く、プロピオニバクテリウム（特にＰアクネ菌）の数が少ないことも報告された。研究者たちは、皮膚のマイクロバイオームと関連する類似した免疫作用がアレルギーや喘息の発症にも結び付いていると考えている。

●**喘息**　喘息患者のおよそ四〇パーセントがリーキーガットを患っている。食物過敏性は喘息を持つ子どもの苦しい呼吸の発作の引き金になると知られている。そのため、環境にあるアレルゲンへの感受性がリーキーガットによって増加するのではないかと考えられている。

●**メタボリックシンドローム**　メタボリックシンドロームは長いこと肥満の結果だと思われてきたが、実は自己免疫疾患であり、その結果肥満になるということが近々明らかになるだろう。肥満の患者のリーキーガットのマーカーはメタボリックシンドロームの危険因子と完全に相関しているのだ。血中のゾヌリンが増えると、次の値が高まる。

- **BMI**
- **ウエスト対ヒップ比**
- **空腹時インスリン値**
- **空腹時トリグリセリド値**
- **炎症マーカー**

アメリカの成人三人に一人がメタボリックシンドロームを発症するリスクがあることを考えると、そろそろこの真相を解明すべき時にきていると思う。

●**多発性硬化症**　橋本病にかかると免疫系の抗体が甲状腺を攻撃するように、多発性硬化症（MS）では抗体がミエリンを攻撃する。ミエリンとは中枢神経系を保護する覆いだ。この攻撃によって血液脳関門の透過性が増す。血液脳関門は、血液とその他の物質を分離して、血液以外が脳と脊柱に直接流入しないようにしている。関門が透過可能になると、グルテンのようなタンパク質や毒素が通過できるようになり、脳や神経組織を損傷し、その結果神経症状が出る。研究によると、MS患者の二五パーセントが腸の過剰透過性を体験しており、クローン病患者に見られるものと同じ炎症マーカーを示すMS患者もいる。

●**自閉症**　自閉症の子どもたちの多くが胃腸の不調を抱えていたにもかかわらず、自閉症と胃腸の間に原因と結果という相互関係があるかどうか、長い間誰も確信を持てずにいた。今では、自閉スペクトラム症を自己免疫疾患の一種に分類すべきではないかと、多くの研究者が考えている。同様に自閉症に見られる行動の多くも、慢性炎症によって血液脳関門が損傷した結果だと考えられている。この血液脳関門が損傷すると、有害物質の通過を許し、それによって脳が影響を受けてしまう。グルテンやカゼインなどのタンパク質が体内を巡って脳に到達すると、神経反応を起こす子どももいて、例えば、集中力が弱まったり、感情的な爆発があったり、認知能力の発達が遅れたりする。『ジャーナル・オブ・ペディアトリック・ガストロエンテロロジー・アンド・ニュートリション』(Journal of Pediatric Gastroenterology and Nutrition)（訳注・小児胃腸科および栄養学の専門誌）で発表された研究により、自閉症の子どもとその親族は、自閉症でない大人と子どもに比べリーキーガットを患っている割合が高いことがわかった。しかしグルテンフリーやカゼインフリーの食事を続けると、そういった患者の腸のバリア機能が通常レベルに回復し、自閉症のいくつかの症状が改善することすらあったのだ。

●**がん**　がんの予防と、がんからの回復を助けるうえで、免疫システムは非常に重要な役割を果たしている。体が健康な時には、体内で常時作られている病原性細胞が変異して体に害を与えるより前に、免疫システムがそういった細胞を除去する。しかし免疫システムが弱くなってくると、損傷した細胞が素早く分裂して蓄積され、塊組織を形成する。それが腫瘍となることを私たちは知っている。たった一つの染色体、第一六染色体が、様々な病、例えばＩＢＤ、狼瘡、1型糖尿病、多発性硬化症、関節リウマチの遺伝子を持っている。それらの病がすべてゾヌリンとリーキーガットに関連していることは証明され、記録されているのだ。しかしこの第一六染色体は、自閉症、ＡＬＳそして多嚢胞性卵巣症候群（ＰＣＯＳ）の遺伝子、さらには乳がんや、白血病、リンパ腫、前立腺がんの遺伝子も持っている。これまでのところ、これらがリーキーガットと関連しているのかどうかについて、明確な答えはまだ得られていない。けれど、ほんの数年のうちにはどう進展しているかはわからない。

症状はいつの間にか進行している

いつ自己免疫疾患にかかったのか、はっきりわかるわけではない。多くの場合、特にどこか変だとは気づかないうちに自己免疫疾患の症状がゆっくりと進行する。正式に自己免疫疾患と診断がでるまでには、五年ほどかかることもある。しかも平均で六人から十人もの医師を訪ね歩いてからようやく、自己免疫疾患が原因だとわかるのだ。**というのも、この病気の症状にはほとんど共通点がなく、漠然としていることが多いからだ。**だから症状に気づくことが重要なのだ。自己免疫疾患にかかりかけているというサインには次のようなものがある。

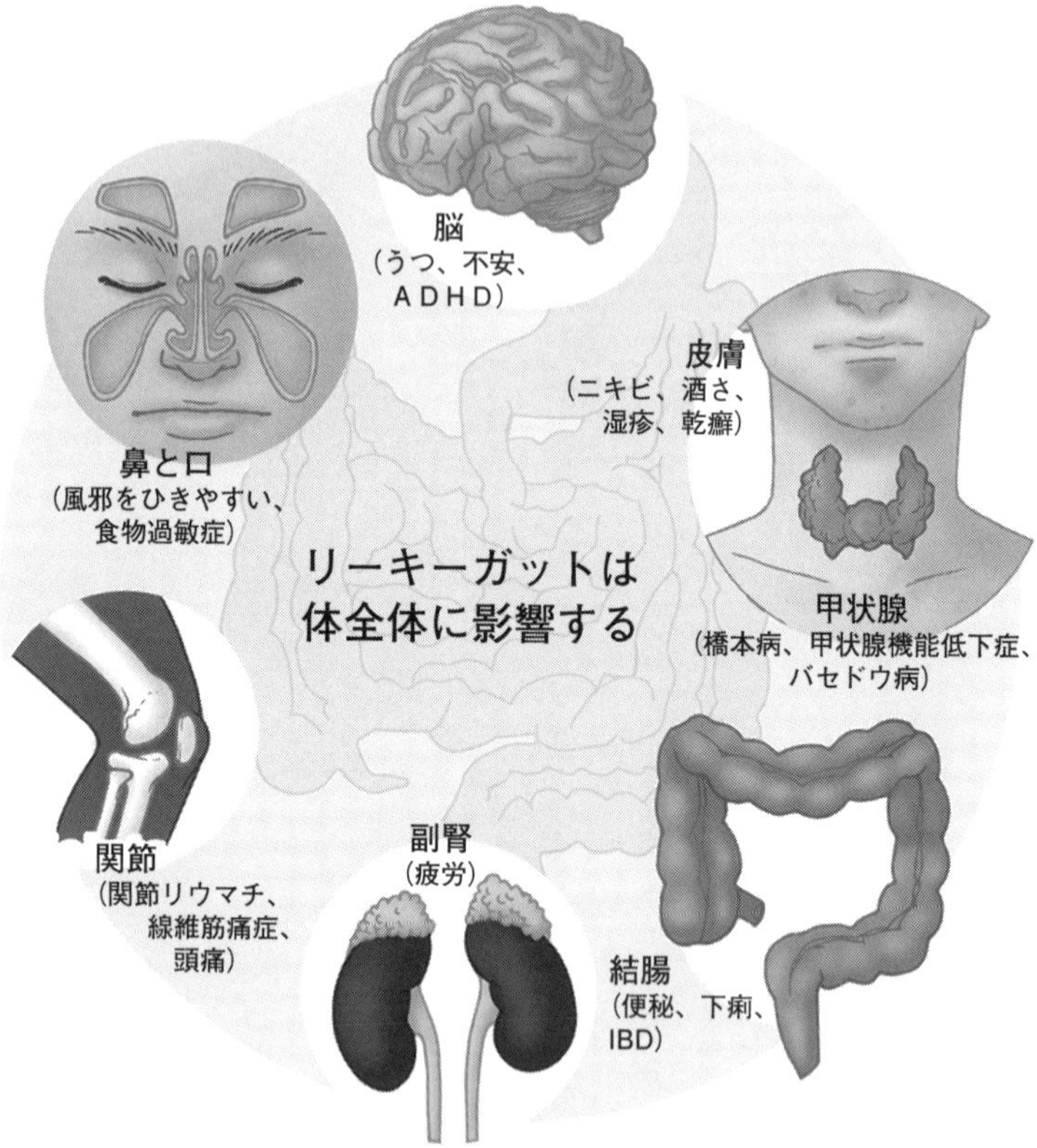
脳
（うつ、不安、
ADHD）
鼻と口
（風邪をひきやすい、
食物過敏症）
皮膚
（ニキビ、酒さ、
湿疹、乾癬）
リーキーガットは
体全体に影響する
甲状腺
（橋本病、甲状腺機能低下症、
バセドウ病）
関節
（関節リウマチ、
線維筋痛症、
頭痛）
副腎
（疲労）
結腸
（便秘、下痢、
IBD）

・脳と脳関連の影響には、頭痛、不安感、「ぼんやり感」、そして注意力欠如がある。
・顔の皮膚にできた赤い腫れは、ニキビ、もしくは酒さかもしれない。湿疹、乾癬、皮膚炎も赤くガサガサの肌の原因になる。
・鼻腔、口、肺の症状、例えばアレルギー性鼻炎、喘息、ドライマウス、風邪の引きやすさ。
・甲状腺の不調は、疲労や活動過多を引き起こし、体重の増減、漠然とした不快感や不安感に結びつき、それらは橋本病（不活性甲状腺）またはグレーブス病（訳注・日本ではバセドウ病。過活性甲状腺）の可能性もある。
・関節の違和感、たとえば硬直や痛みは、関節リウマチまたは線維筋痛症のサインかもしれない。
・筋肉の痛みと虚弱、もしくは貧血またはビタミンB12欠乏の症状があれば、消耗感や痛みを感じる場合がある。
・副腎疲労があれば、「興奮と疲労」状態になったり、あるいは単に疲れ果てた状態になったりする。
・そして最後は胃腸管の不調で、ＩＢＤを指す場合もある。胃もたれ、ガス、膨満感、下痢あるいは便秘はリーキーガットのサインであり、さらに一つ以上の自己免疫疾患の症状もこれと一致するかよく似ている。

このような症状が一つでもあれば無視してはいけない。転ばぬ先の杖、まずは病歴と症状を見てくれる医師を探そう。**できれば機能性医学の専門家など、統合的アプローチの検討を容認するような医師が望ましい。**自分自身と腸のための自己免疫対策システムを一緒に作っていこう。

Chapter 4

土を食べよう

子どもをニューヨークの地下鉄で転がしなさい

数年前のある日のこと、妻のチェルシーと私はニューヨークの地下鉄に乗っていた。グリニッジビレッジにある、お気に入りのオーガニックのイタリアン・レストラン「パルマ」からの帰りだった。地下鉄内でダークチョコレートを楽しんでいたのだが、チェルシーが床に大粒のチョコレートを落としてしまった。がっかりした妻は、身を屈めて落としたチョコレートを拾い、捨てようと包み紙に戻した。

「大丈夫なんじゃないの。五秒間のルールだよ」と妻をからかう。

妻は笑い声をあげた。「まさか！　地下鉄の中よ」。

その時私は二〇一五年に読んだ論文を思い出した。その内容は驚くべきもので、ニューヨーク市立公園、ゴワナス運河、それに地下鉄車両内で見つかった微生物は無害で、それどころか健康に良い可能性すらあるというのだ。

ワイルコーネル大学医学部の遺伝子学者クリス・メイソン率いるDNA研究チームは、ニューヨーク市の地下鉄だけで、ほぼ六百種類の異なる細菌の種を識別した。手すり、背もたれ、床、開閉ドアからサンプルを取って調べたものだ。地下鉄の表面にあるDNAのほぼ半数は、知られている有機物とは一致しなかった。ハリケーン・サンディの襲来で洪水に見舞われたある地下鉄の駅には、いまだに海洋環境に関連する細菌の特徴が残っていたのだ。

研究者は、このような細菌の多様性は、年間一七〇億人という大変な数の乗客がもたらしたものだと指摘している。**この研究結果によって、手の消毒液を使う代わりにもっと地下鉄に乗る時間を多くすることを勧める、と研究者たちは言っている。つまりこの豊かな細菌の汚れに触れろ、ということだ。**メイソンはさらに若い親たちに、「あなた方の子どもをニューヨークの地下鉄の車内で転がしなさい」とアドバイスするつもり、と冗談さえ言う。というのも、特に幼児期の雑菌との接触やある種の感染は、細菌、ウイルス、悪玉菌を将来にわたって打ち負かせるよう免疫システムの強化に役立つからだ。

多くの若い親たちがこんなアドバイスに従うとは想像できないが、その言葉の裏にあるメッセージには全く同感だ。リーキーガットの流行を抑え、自己免疫の危機への道を反転させ、世界のあらゆる慢性疾患の増加傾向に対応しようとすれば、私たちが何をおいてもやるべきことが一つある。それは、もっと土を食べる必要があるということだ。

この百年、多くの生活の局面で私たちは雑菌を壊滅しようとしてきた。その目標は理解できる。

菌は悪で清潔は善だからだ。**けれども自分たちや家族の安全を守るという誤った試みで、私たちは逆に健康の危機を拡大することになった。日々の生活の中で自分たちの体を過度に除菌してきたのだ。**殺菌剤や除菌剤に頼り、ほとんどの時間を室内で過ごし、自分の（または子どもの）具合が悪くなるたびに、あわてて抗生物質を処方してもらってきた。

ところが、清潔すぎる環境での生活は体をより病気に対して強くするのではなく、逆に弱くすることを、私たちはすでに知っている。科学者はこれを「衛生仮説」と呼ぶ。細菌への接触を、特に子ども時代に制限すると、免疫システムが抑制される場合が多いという考え方だ。また、最も危惧すべきことも分かっている。現代社会の中で、私たちの体内には「古くからの友人」がもはや少なくなっているということだ。古くからの友人とは、私たちのマイクロバイオームの中にいる片利・相利共生細菌、そしてその他の微生物のことで、環境に対する免疫応答を微調整する役割を果たしてくれているものたちのことだ。

すばらしく清潔な環境で生活し、雑菌や汚れをいかなる対価を払っても消滅させたり避けたりすべき悪者としてきたことで、最も力強い健康の味方を手の届かない場所まで遠ざけてしまった。そして逆に、私たちのまわりには恐ろしい派生効果が蓄積しつつある。カリフォルニア工科大学の研究者の推定によれば、クローン病、1型糖尿病や多発性硬化症といった自己免疫障害の罹患率は、ここ最近七倍から八倍にも増加していて、それは有益な腸内細菌の欠乏に直接関連しているのだ。

私たちはそういった雑菌との戦争に、次の五通りの方法を使って挑んできた。つまり、生活を過剰に除菌し、加工した非有機食物を食べ、環境毒素に接し、日々強いストレスを受けて生活し、そして薬に頼りすぎてきたのだ。こうした生活の中で、私たちはマイクロバイオームのために譲歩し、腸のバリアを開いたままにしてきた。その結果、腸は皮肉にも、そもそもあれほど熱心に避けようとしてきたまさにその細菌に対して弱くなってしまったのだ。

ただ、ありがたいことに、リーキーガット問題に対する解決策の多くはいたって簡単だ。私たちはもっと土を食べなければいけない、ということだけなのである。

ペットや農作物を通じて土に触れる

ここまでで述べている通り、私たちの体は近代的な生活への対価を支払っている。微生物ははるか昔から存在している。人間の腸は外の世界と直接接触する最大の領域であり、つねに自分たちの体を防御する最前線にある。**それなのに、自然の中に生きるのではなく自然を支配しようという誤った試みのせいで、私たちは非常に危険な立場に追い込まれた。**しかしありがたいことに、私たちは一巡して元の場所に戻ろうとしている。自然の存在を大事にすることがいかに大切であるかに気づき始めたのだ。なぜなら、私たちは文字通り土から作られているのだから。

もしも私たちの体内から水分を取り出すとしたら、後に残るのはほとんどが土ということになる。つまり私たちは、地球の外殻に存在する六〇もの豊富な元素からなっているというわけだ。これは実のところ、それほど新しい概念ではない。それどころかはるか昔からある考え方だ。人間が土でできているという思想は、世界中の主要な宗教や哲学の多くの基礎となっている。キリスト教とユダヤ教では『創世記』第二章七で、「主なる神は土のちりで人を造り、命の息をその鼻に吹き入れられた。そこで人は生きた者となった」と記されている。そしてコーランはこう宣言している。「我々は粘土のエキスから人を造った」（コーラン二三章一二）。ギリシャ神話での人間の創造は、プロメテウスが泥で人の形を造りアテナがその泥の人型に息を吹き込んだと記されている。

私たち人間は、地球の様々な元素の合成物だ。つまり、酸素、水素、炭素、窒素、カルシウムそしてリン。さらにカリウム、硫黄、ナトリウム、鉄、マグネシウムもわずかに含まれている（一〇〇ページの図表参照）。これらの元素が一緒になって、生きて呼吸する人間を作っているのだ。そういった原始のころと比べると、今の私たちはずっと高度に進化してきたと思いたいのだが、実は私たち人間のゲノムは、最初にこの地球に存在し始めたころから基本的には変わっていない。一方で、マイクロバイオームは毎日毎日進化し続けているのだ。

人間こそがこの宇宙の支配者である、と考えるのをやめなければならない。そして甘んじて屈辱を受けよう。私たちが平和で健康的に、周囲の細菌と共存するためのただ一つの道は、自然に身を任せて土を食べることだ。

さて、私の言う「イート・ダート（土を食べろ）」とは、実際に手で土を掬い取ってそれを食べろと言っているわけではない（文字通りではない？）。ただし、土の中やいろいろな植物にいる土

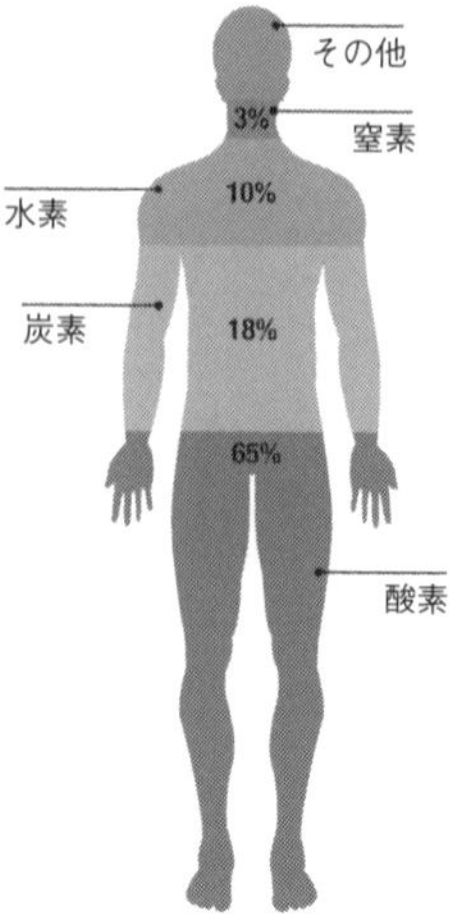

要素	記号	体内で占める割合（パーセント）
酸素	O	65.0
炭素	C	18.5
水素	H	9.5
窒素	N	3.2
カルシウム	Ca	1.5
燐（リン）	P	1.0
カリウム	K	0.4
硫黄	S	0.3
ナトリウム	Na	0.2
塩素	Cl	0.2
マグネシウム	Mg	0.1
微量元素に含まれるのは，ホウ酸（B），クロミウム（Cr），コバルト（Co），銅（Cu），フッ素（F），ヨウ素（I），鉄（Fe），マンガン（Mn），モリブデン（Mo），セレニウム（Se），シリコン（Si），スズ（Sn），ヴァラディウム（V），および亜鉛（Zn）		1.0未満

由来の有機体に日々接するようにというのは、私の勧めるプログラムの一部ではある。

けれど、この「土を食べる」という考えを、大きな意味での人生観として受け入れていただくことを強く提唱したい。私は、患者に腸の健康の回復について話をするときに、この包括的な原則を教えることにしている。**それは、ほんの少し違った観点から自分たちの住んでいる世界やいま居る場所を見る、という考え方だ。**私はこの概念を教えるだけでなく、実践もしている。

まず、私の好きな一日の始め方をお話ししよう。

毎朝七時ごろ、雨の日も晴れの日も、妻のチェルシーと私はキャバリア・キング・チャールズ・スパニエルのオークレイを連れて散歩に出かける。テネシー州ナッシュビルにある地元の近隣を二〇分ほど歩く。この静かな時間を使って体を目覚めさせ、日々の忙しいスケジュールをこなす前に体中の血の流れを良くしておくのだ。

早朝の散歩はオークレイの朝のトイレタイムにもなる。オークレイのリードを外し、泥の間を駆け回ってリスを追いかけるのを見守る。八百メートルほど道を歩いてから、私たちは引き返し、それを合図にオークレイも後を追いかけてくる。

帰宅するとまずガレージを通って家に入る。ただしオークレイを洗濯室や部屋の中に入れる前に、私は玄関の階段に腰を下ろし愛犬を腕に抱き寄せる。愛犬はいつも体中に何かをくっつけている。葉っぱだったり、花粉だったり、土のこともある。オークレイの赤茶と白のシルクのような毛をフサフサになるように撫でた後、足をつかんで汚れをはらってやる。そうすると、私の皮膚の表面を通して有益な細菌が吸収されて血流に入ってくる。そういった有益な細菌は、

・すでに腸にいる善玉菌の数を増やし、
・そうした有効な細菌に、周りにいる病原菌への対応方法についての情報を教え、
・体内でビタミンB12、ビタミンK2を含む栄養素を作り出すのを助け、
・ミネラルの消化と吸収を助け、
・炎症を抑え、
・リーキーガットを癒す（または防ぐ）のを助ける。

私は子どものころから犬を飼っている。そして、こういった散歩をたくさんしてきたことや犬の足についた土のおかげで、自分の免疫システムがアレルギー症状を避けてくれたと信じている。**実**

際、子ども時代に犬や猫を飼っていることにより、アレルギー発症のリスクが半分に減ることは、研究によって証明されている。

私は手を汚すことが健康に与える利点を信じていて、常に土と接したり、触れたり、そして食べたりする方法を探している。私の気に入っている方法は、農産物を通じての触れ合いだ。例えば、有機栽培の新鮮なニンジンを買ったら、ブラシや何らかの野菜洗い用具を使う代わりに流水で簡単にすすぐだけのほうがずっといいと思う。というのも、どのニンジンの表面も消化管の健康にとても有効な細菌を含んでいるからだ。こうすれば、毎日昔ながらの土を平均して五〇〇ミリグラム摂れる。それは戸外で遊ぶ子どもが消費する標準的な量と同じなのだ。五〇〇ミリグラムというのは、標準のサプリメントのカプセルと実質的に同じ量で、それほど多量には思えないかもしれない。しかしその少量の土の中にはおそらく、今日地球上にいる人間よりも多くの有効な細菌が生息しているのだ。

私たちの潔癖症が私たちを傷つける

私たちの集団的細菌恐怖症が始まったのは、一五〇年ほど前、ちょうどフランス人の化学者ルイ・パスツールが病についての「細菌理論」を発表したときだ。パルツールは、人間の目に見えない細菌やウイルスこそが人間を病気にすると述べたのだ。それまでは誰も「病原菌」について聞いたことがなかったし、清潔にすることが文字通り自分の命を救うとも知らなかった。結局のところ、一・五世紀前には、多くのアメリカの都市の生活条件は衛生的とは程遠かったのである。パスツールの理論は近代医学と病気の理解に革新的変革をもたらし、その結果、抗生物質やワクチンのような命を救う薬の開発に結び付いた。

人間の歴史から見ると、一五〇年というのはそれほど長い期間ではない。ということは、細菌に対する私たちの強迫観念は、比較的短期間の現象にすぎない。身の回りのばい菌で病気になるという恐れがあるからこそ、私たちは咳をした後に手を洗い、仕事の場で握手をしたあとに手の消毒剤に手を伸ばし、漂白剤でキッチンをきれいにしたり、リノリウムの床に落ちたニンジンを捨てたりする。また、そのために医療現場で働く人々が頻繁に手を洗い、使い捨て手袋をはめるのであり、外科医が消毒した医療器具を使うのだ。**もちろんこういった用心は私たちの健康に不可欠な部分もあるが（誰だって不潔な手の外科医はいやだし汚れたメスを使って手術されたくはないだろう）、私たちの細菌に対する潔癖症は行き過ぎている。**そして、もはや細菌を傷つけているというより、私たち自身を傷つけるところまできている。

例えば食器洗いを考えてみよう。一般的に、コップ、皿、フォークやナイフは食洗機で洗ったほうがいいといわれている。その方がもっときれいになり、皿やフォークやナイフは熱湯を通すことで「消毒」されるからだ。だが、それによって、私たちの免疫システムを支えている多くの細菌に接する機会は奪われてしまう。**二〇一五年にスウェーデンで実施された一〇二九人の子どもについ**

ての調査によると、食洗機を使わずに食器をほとんど手洗いする親の下で育った子どもは、食洗機を使う家庭の子どもに比べ湿疹を発症する率が低く、アレルギー性喘息や花粉症の発症する率も低かった。スウェーデンの研究者は、消毒された皿で食事を摂ることで、免疫システムがうまく働かなくなり、自己免疫症状を起こすほど過剰に反応することが多いことを明らかにした。

アントワーヌ・ベシャンは、一九世紀のフランス科学者協会のルイ・パスツールと同世代のライバルだが、病の根本原因については異なる考えを持っていた。ベシャンは体内のよい細菌と悪い細菌のバランスが崩れることが原因で病気になると考えた。バランスがとれていれば病原菌は繁殖できないはずだ。しかし、体内環境のバランスが崩れていれば悪い菌がはびこるという考えだ。その当時ベシャンがマイクロバイオームについて知っているはずはなかったが、確かに何かに気づいていた。細菌が病気の原因ではなく、病気のサインであると考えたのだ。

さて私たちは、結局、慣習的な医療や通俗的な文化的背景によって、どちらの考え方が勝利を得たのかを知っている。パスツールの細菌理論はその後一五〇年間を支配した。もし病気になったら、それはばい菌のせいだと私たちは信じてきた。もしもベシャンの理論が勝っていたら、今日の世の中はどれほど違っていただろうか。

清潔すぎる生活が免疫システムを弱めた

パスツールの時代になるまでは、人々はそれほど汚れを気にしてはいなかった。畑を耕しているときに空腹になった農民を考えてみよう。農民はリンゴの木からリンゴをもぎ取り、皮の汚れを払っただけでむしゃむしゃと食べていたはずだ。

当然、農民は「土」も少し食べることになる。花粉や土壌にいる有機体、その他の細菌も、一口かじるたびに口に入る。実際のところ、こういった微生物はリンゴに含まれる多糖類（糖）の分解を助け、消化も助ける。このリンゴに付いた土は抗酸化作用や保存作用も持っている。冷蔵庫のなかった時代、食べ物を土中に埋めたり土でできた貯蔵庫に貯蔵したりするのが普通だった。そこは温度も低く、土壌の細菌が食物の保存を助けたため、悪い菌や酵母菌を寄せ付けないようになっていたからだ。

こうした土の細菌に接していた日常は、二〇世紀前半に農民の生活習慣が廃れていったために終わりを告げた。人々は田舎から都市部に移り始めた。都会の中でもたくさんの土に接してはいたが、それは田舎の生活にあった有益で有機的な土ではなかった。二〇世紀の初めごろは、廃棄物管理システムはまだ初期の状態だった。人口過剰な都市では、処理されていない汚水が道を流れていた。人々は汚染された水を飲み、食物の規制は整っておらず、汚れたり傷んだりしたものを食べるのはめずらしくなかった。そして伝染病や重病が山火事のように広がった。そんな状況下では、人々が細菌を恐れるようになったり食物を殺菌処理したり家を消毒したりしたがるようになったのは不思議ではない。だが現代では、振り子は反対方向に大きく振れすぎてしまった。

私たちの文化は、土を避けることに取りつかれてしまっている。細菌恐怖症だった祖先に従って、私たちはヨーグルト、リンゴ酢、ザワークラウトなど本来有益な細菌に満ちた食品を「殺菌」している。腐敗した食物（牛肉からトマトやレタスまで）から大腸菌は周期的に発生し、それについてニュースで二四時間大きく取り上げられる。そうしたニュースを聞いただけで、私たちの細菌に対する見方が悪い方に傾いてしまう。清潔な家に住み、清潔な食物を食べ、衛生的な人間でありたいと思うのは、まったく自然で健康的なことだ。ただし、細菌の根絶という最終オプションを選択すべきではない。

広い視野から見ると、私たちは微生物をもっと増やす必要がある。減らす必要はないのだ。このような大腸菌の攻撃の恐ろしさが頭にちらつくせいで、キッチンの調理台に抗菌スプレーを吹きかけることになるかもしれない。

しかしこのような筋違いの恐怖のせいで、私たちの免疫システムがかつてないほどに弱まっている。**より多くの有益な細菌を少しずつ生活に取り入れると、腸内細菌バランスが改善され、危険な菌が入り込むのを防ぎ、腸の内壁を防御するのに必要な数まで善玉菌を増やすことができる。**覚えておこう。こういった善玉菌こそ、ゾヌリンに刺激されて腸のバリアの密着結合部分をゆるめる悪玉菌に対する最大の防衛なのだ。失われつつある善玉菌を再び強化できれば、自分たちの体内にあるマイクロバイオームを再度活性化して、腸を癒すことができるようになる。

「土を食べる」ことはそれほど突飛ではない

土を食べるという考えもまた長い歴史を持ち、二五〇〇年以上前のヒポクラテスの時代までさかのぼる。過去数千年の間に築かれた文明を調べれば、その時代の人々もまた、食生活の中に少しの土を意識的に取り入れていたという記録を見つけることができるだろう。

世界各地の文化の中で、妊婦はしばしば土や粘土を食べたがり、実際に食べることもある。サハラ砂漠以南のアフリカでは、妊婦は最初の三か月、次の三か月またはそれ以降の期間に、一日に数回土を食べる。土はつわりの期間の胃の不調を和らげる効果があり、体質の変化から必要になるビタミンやミネラルの供給源となる。ある種のタイプの土、特に粘土は、鉄分や硫黄を多く含んでいて、妊婦はそうしたものが自然に欲しくなる。なぜなら妊婦の体にはヘモグロビンが必要だからだ。ヘモグロビンは赤血球に含まれるタンパク質で、細胞に酸素を運び、成長する赤ちゃんのための血液を作り出す。

しかしおそらく、ここで最も興味深いのは、赤ちゃんの免疫システムに役立つ土の働きだろう。土を食べることで母親の胎内にＩｇＡ抗体が作られ、それが胎児に共通の抗原に対する免疫力をつけることが研究から明らかになった。このＩｇＡ抗体は母乳にも含まれていて、新生児の腸内壁を作るのを助ける。伝統的な文化においては、人々はなぜ土が体にいいのか正確には知らなかったかもしれないが、土が体にいいのは明らかに知っていたのだ。

もっと具体的にいうと、妊婦は時々無性に粘土を食べたくなる。粘土は普通の土と違って密度が高く粒子が細かい。そして粘土には独特な細菌が棲んでいる。それらの細菌は腸にとても有益であり、毒素を結合してそれらを体の外に引き出すのを助ける働きもする。**つまり粘土は善玉菌と栄養を体内に引き入れると同時に、消化管の解毒も助けるのだ。**最も広く知られていて健康に良い食べられる粘土にはベントナイト粘土がある。この粘土は火山灰でできている。お腹が緩かったり下痢に苦しんだりする患者が来ると、私はたいてい、症状が軽くなるまで一日二回、小さじ一杯のベントナイト粘土をコップ一杯の水で飲むように勧める。

人間の細胞と同様、細菌も死んだり「剥がれ落ちたりする」。ということはつまり、細菌には補給が必要なのだ。意識的に手を汚し、土を食べれば、私たちは八五パーセント対一五パーセントの善玉菌対病原菌（または病気の原因となる細菌）のバランスを維持できる体を作れる可能性がある。**私たちが毎日の生活の中で探す必要がある善玉菌は、ずいぶん多いのだ。**

昔ながらの暮らしの習慣を思い出す

昔は裏庭に野菜畑や花壇があって、植物を植えたり土を耕したり雑草を抜いたりするときによい土壌と接触したものだ。

最近では多くの人が小さく分譲された土地に暮らし、家の裏庭はラケットボールのコート程度の広さしかなく、人工的な景観で敷石が敷かれていたりする。あるいは都市部にある高層住宅、コンドミニアムやアパートに住み、そこには土の一画も草の葉もない。

子どもたちもまた、昔の子どものように遊んで汚くなったりはしない。その理由の一つは、私たちがみな、手の消毒用ジェルや抗菌ソープ、殺菌ふき取り雑巾に取りつかれているからだ。それに、近所を歩き回ることや「森で遊ぶ」ことを許される子どもたちはほとんどいなくなった。植え込みでかくれんぼをしたり「軍隊ごっこ」で穴を掘ったりする代わりに、今の小学生のほとんどは、家の中に座っていろいろなスクリーンをじっと見ることが遊びとなった。

対照的に、私たちの祖父母の時代には、多くの子どもたちや十代の若者たちは、登校の前後に課せられた雑用を済ませなければならなかった。鶏が生んだ卵を集めたり、たい肥をシャベルですくったり、庭の雑草取りや動物の餌やりなどだ。私たちの親世代も子どもだったころには手に土をつけていた。自分たちの父親やおじさんから、芝を刈ったり落ち葉を集めたりしてお小遣いをもらっていたといった話は、ほとんどの人が聞いたことがあるだろう。

しかし技術が進んで生活が変わり、家事の外注がより簡単にそして安価にできるようになるにつれ、そうした基本的な日常生活とのつながりは失われてしまった。今よりシンプルだった時代、もっと人間的な速度で時間が流れていた時代を、私はずっと懐かしく思っている。その頃は、太陽や季節の移り変わりのリズムとともに生活していた。毎日有機土の匂い（そして微生物）を吸い込んでいて、近所の人たちや動物、家族、そして土地そのものとのつながりを持っていた。そうした時代の生き方は、私たちの体の健康や社会生活に必要な核となるたくさんの要素とともにうまく機能してきた。そして偶然ではなく、私たちのマイクロバイオームをも強くしてきたのだ。

地面を裸足で歩くだけでも効果がある

善玉菌は本来、環境や物質内に豊富にある。

本書を通して、「土」を日々の生活に加える、様々な方法を見ていこう。それによって免疫システムを強化し、腸内の善玉菌を増やすことができるようになる。パート2とパート3の「イート・ダート」プログラムでは、各自の体質や生活習慣に応じて、最も適した実践方法を選べるようにしている。

一旦プログラムを見始めると、そこから無数の方法を見出して、生きるために必要な実践方法を毎日の生活の中に取り入れることができるようになるだろう。例えば、次のいくつかのことは、思いついた日にいつでも始められるはずだ。

●**プロバイオティクスの豊富な食物、例えばケフィア、ヨーグルト、キムチ、納豆、ザワークラウトなどを食べる。**今日、ラクトース（乳糖）不耐性（あるいは乳製品へのアレルギー）の人が多い理由の一つは、加熱殺菌することで有益なプロバイオティクスや酵素が死滅してしまうことだ。発表されているいくつかの医療研究によると、ラクトース不耐症の人が、生または発酵乳食品を摂ると――そうした食品はプロバイオティクスまたは酵素の含有量が多い――ラクトース不耐症の症状が消えることがある。特に有益なのはケフィアで、『米国栄養士会誌』(Journal of the American Dietetic Association)に紹介された研究によると、ケフィアが乳糖の消化を助け、乳糖吸収不良の成人の耐性を改善できるという。

生ハチミツとビーポーレン(蜂花粉)を食べる。季節性アレルギーを発症する人は多い。それは戸外で過ごす時間が少なく花粉への接触が季節的に限られているからだ。一方、働き蜂が巣を往復する時に自分の体に付けて集めるビーポーレンもまた、広範な呼吸器疾患に対して効果がある。『ジャーナル・オブ・ファーマサーティカル・バイオロジー』(Journal of Pharmaceutical Biology)に発表された研究論文によると、生ハチミツとビーポーレンの混合物が炎症の軽減、免疫系の改善および肝臓の保護に顕著な効果を示すことが明らかになった。デンバーの医療クリニックが行なった個別の症例の報告によると、患者の九四パーセントは花粉の経口服用によってアレルギー症状が完全に治癒したという。このように、ハチミツと花粉にある細菌によって徐々にそして自然に免疫力をつけることで、腸内環境も改善し、地元の環境に合わせた免疫システムの調整も促される。ハチミツはまた、プレバイオティクスの優れた供給源でもあり、腸内細菌を強化し栄養を与える。一年を通して地元産のハチミツを食べるといい。そうすれば、次のアレルギーの季節がやってきたときにはすでに体内に健康的な免疫ができていて、空気中の過剰な花粉に対しても免疫システムが過剰反応を起こす可能性は低くなるだろう。

● 犬を飼う。『クリニカル&エクスペリメンタル・アレルギー』(Clinical & Experimental Allergy)誌に記載された研究論文によると、ペットを飼うと免疫システムが改善され、子どものアレルギーも減少する可能性のあることが示された。この研究では、犬や猫のペットを飼っている子ども五六六人を被験者として調査が行われ、子どもが一八歳になったときに血液サンプルを採った。その結果、猫を飼っている子どものアレルギー発症は四八パーセント、犬を飼っている子どもはおよそ五〇パーセント減少していた。その理由は? 土に触れて遊ぶ動物が様々な細菌を家の中に持ち込み、そのうちの一部を子どもたちが吸い込み、またこういったペットの毛に触ることで皮膚を通して体内に入り込むものもある。その細菌の量はごくわずかかもしれないが、時間がたつにつれて少しずつ蓄積し、善玉菌を増やして免疫を強化する。だから私も、我が家の愛犬オークレイの汚れた足を拭いてやることを面倒とは思わない。

● 海で泳ぐ。海水につけると傷の治りがとても早いということを聞いたことがある人は多いだろうし、実際に自分で経験した人もいるだろう。理由の一つは海水の塩分だが、塩水にいる善玉菌やバクテリオファージにも治療効果がある。二〇一三年の『関節炎セミナー』(Seminars in Arthritis and Rheumatism)で、死海のミネラルソルトを入れて入浴をした人たちには、皮膚の炎症や関節リウマチの軽減が見られたことが報告された。

地面と接する。 地面に裸足で触れるというシンプルな行為だけでも、私たちの健康に驚くほどたくさんの良い影響がある。裸足で草の上や泥の道や砂浜を歩いたり、さらには嵐のあとにコンクリートの側道を歩いたりすることで、足の裏は地球の表面と直接触れ合い、そこから何十億ものバクテリアやその他の細菌が入ってくるチャンスが生まれる。研究者たちは、裸足で歩くことが健康にどれほどよい効果をもたらすかということに強い興味を持ち、医学の現場で全く新しい分野の研究が始まった。それは現在「アーシング（地球との接触）」または「グラウンディング（地面との接触）」と呼ばれている分野だ。『ジャーナル・オブ・パブリックヘルス』(Journal of Environmental and Public Health) に掲載された研究論文によると、地球の負の電荷によって、あたかも鉄塔からのアース線のように、私たちは文字通り地球に接地できることがわかった。人間の皮膚と地球の表面の間の接続により、体内の生体電気環境が安定化し、体内のシステムの正常な機能が促進される。このような電荷の交換によって生体時計が設定され、日周リズムを調整し、コルチゾール（訳注・副腎皮質ホルモンの一種）の値のバランスが図れるのではないかと研究者は考えている。『欧州生物学・生体電磁気学ジャーナル』(Journal of European Biology and Bioelectromagnetics) に掲載された二〇〇六年の研究論文によると、被験者のコルチゾール値は、アーシングにかかわった後、午前中に上り午後遅くに下がるといった正常のレベルに戻ることがわかった。

アーシングに関してほかにもいくつか調査が行われ、夜の睡眠の改善、活力レベルの向上、炎症や痛みの軽減などよい結果が得られている。毎日数分でもいい、靴を脱いで地面の上を歩いてみれば、こういった有益な電気の流れと微生物（私は「ビタミンG」とでも呼びたい）の配合物を効率よく体内に吸収してくれるだろう。

●**そしてそう、文字通り、土を食べる。**土由来の有機物（土壌菌）は腸の健康と免疫反応を応援する。植物の世界では、土壌菌は植物の成長を助ける。土壌菌の保護がなければ本来健康な植物も栄養状態が悪化し、菌類、酵母菌、カビやカンジダ菌が原因の病や感染を受けやすくなる。植物が活性度の高い微生物を豊富に含んでいる健康な土壌で最もよく育つのと同じで、私たちも長く健康的な生涯を送るためにはこういった有機物が必要なのだ。

土由来の有機物に関する科学系の文献には、八百件以上の研究論文が掲載されている。それらの論文に共通して述べられているのは、土壌菌が次のような多彩な症状の軽減とかかわっているということだ。

・アレルギー
・喘息
・過敏性腸症候群
・潰瘍性大腸炎

・鼓腸（ガスがたまること）
・吐き気
・消化不良
・吸収不良
・栄養欠乏
・自己免疫疾患
・炎症性疾患
・細菌、真菌、ウイルスの感染

ここまで、これらの症状がすべてリーキーガットに関連していることを見てきた。そして土壌菌が大腸や肝臓の細胞に栄養を与え、実際にビタミンB、ビタミンK2、抗酸化物質、それに酵素のような化合物を作り出すこともわかった。土壌菌はまた、カンジダ菌や真菌、パラサイトのような病原菌を破壊したり押し出したりもする。さらには、腸壁に結合したり穴をあけたりする悪玉菌を殺しもする。粘土と同じように、土壌菌も毒素に結合してそれを体内から取り出すことがわかっている。土壌菌は、免疫システムを調節し、腸や全身の炎症を自然に軽減する役割も果たしている。

土由来のサプリメントの一つで、おそらく一番いいものはシラジットだろう。シラジットは、インドとチベットの境のヒマラヤ山脈の高地にある、密度の濃い、栄養もミネラルも豊富な土壌から生成されたものだ。シラジットは少なくとも八五種類のミネラルを含み、そのうちの二つ、フミン酸とフルボ酸を私は気に入っている。それらは農業で土壌用栄養補助剤として普通に使われている。フルボ酸とフミン酸は厚い細胞の壁を通してミネラルを運び、細胞の寿命を延ばす働きを助ける。

土の中にいる微生物と仲良くする

私は何年にもわたって、土由来の微生物を食事に取り入れることで、何千人とまではいかないが何百人もの患者が目覚ましい結果をも得ているのを目の当たりにしてきた。キャロリンもその中の一人だ。

キャロリンは孫のいる五八歳の女性で、二三キロほど太り過ぎだった。最初に診察室に来た時には、常に自分に自信が持てないようだった。また記憶障害や不眠やうつ、そして疲労にも苦しんでいた。

話を聞いているうちに、副腎と甲状腺の状態が良くないことがはっきりしてきた。けれど、有機野菜、果物や発酵食物中心の食事療法という形で、なんとか治療できそうだった。私はキャロリンにグルテンや加工糖を食べるのをやめるようアドバイスしたが、たくさんの加工炭水化物を食べていた彼女にとって、それは簡単なことではなかった。だが健康を回復したいという彼女の決意は固く、そういったものを食べるのを自らあきらめることにした。**もう一つ勧めたことは、SBO（土**

壊菌）プロバイオティクスを含む栄養サプリメントを摂ることだった。

この計画に沿った最初の三〇日で、キャロリンは八キロ体重を減らした。消化器官に有益な微生物を与えることでその働きを強化し、体そのものを作り直して再生した健康な体を取り戻すのに必要な資源を得たのだ。

まもなく、キャロリンはウエストを一七・五センチ細くし、ヒップを二二・五センチ細くした。また以前に比べ元気がでて、ついに運動を始めようという意欲もでてきた。「ここ何年もなかったくらい毎日楽しいの」、彼女は語った。

キャロリンが体験した変化は、同じようなレジュメに従ったほかの多くの患者でも見られている。一旦、文字通りの意味でも比ゆ的な意味でも土を食べることに興味を持ち、自分が何を食べるか、どう生きるかを真剣に考えるようになると、何年も悩まされてきた健康問題がわずか三〇日もしないうちに解消してしまうことも多いのだ。

アメリカでは、こういった健康問題の解消にはもっとずっと長い時間がかかると考えられてきた。しかし結局、腸の中で善玉菌を意識的に増やそうとすれば、腸が自ら問題を解決してくれるということがわかる。そして土由来の有機物を含む栄養サプリメントを摂ることは、「土を食べること」の最も重要な一側面となり得るということだ。

『ニューヨーク・タイムズ』紙の記事の中で、著者ウィリアム・ブライアン・ローガンは、土は「地球の恍惚の皮膚だ」と書いている。それはつまり、土は地球の生命維持物質で、細心の注意と尊敬をもって取り扱うべきだということだ。私もその通りだと思う。

過去一世紀、私たちは地球を支配したかのようにふるまってきた。けれど、この戦いは、私たちが勝利を求めるものではないことを理解する時が来ている。私たち人間は数の上で微生物に大きく負けている。だから停戦を呼びかける必要がある。武器を置き、抵抗は無駄だということを理解しなければならない。微生物に勝つことはできないし、それを望むべきでもない。地球の上で、**土の中で、善良な市民であるマイクロバイオームと調和して生きていこうと努力すればするほど、微生物たちは喜んで私たちの腸を癒し、健康を取り戻すのを助けてくれるはずだ。**

さあ、用意はできているだろうか？　土を食べる時が来た！

PART ②

腸の健康のための五つの要素

Chapter 5

人は何を食べるかで決まる

「健康に良い」とされている現代の食事の危険性

もし私たちが、一貫してより品質の良い食品を選べるとしたら、つまり化学物質や甘味料がたくさん入っている加工食品を捨てることができるとしたら、そしてシンプルに、生産源（例えば土の中）と少しだけ近いものを食べるとしたら、ほとんどの腸の症状は解消するだろう。

本章では、まずは、最も悪質な腸の爆弾のうち、アメリカ人の食事について見ていこう。私たちの食事が土のような生産源から遠ざけられてしまい、腸に破壊的な影響を及ぼしてしまったいきさつと、どうすればもう一度土に近いものを食べられるようになるかを考えてみよう。

ちょうど私が機能性医学専門医になるための勉強をしていた頃、『スーパーサイズ・ミー』という映画が公開された。映画の中で監督のモーガン・スパーロックは、ひと月の間毎日三回マクドナルドで食事をとり、その記録をつけた。この実験の最後には、彼の体重は約一三キロも急増し、血圧は天井を突き抜けて上昇し、コレステロール値は六五ポイント上昇、肝臓は毒性ショック状態に陥り、エネルギーレベルは無気力状態まで落ち、皮膚の色は青白い肉色になり、その上恋人からはセックスライフの不満を訴えられた。

この映画をきっかけに、ジャンクフードとそれに含まれる炭水化物、悪玉脂肪、化学物質や保存料の毒性混合物について国民的議論がわきあがった。このドキュメンタリー映画によって、多くの聴衆は加工食品不感症から目覚め、それがファストフード業界の転機にもなった。なんでも大きなサイズで提供するという慣例をやめ、サラダを増やすようにしたのだ。

三〇日間にわたるマクドナルドでの暴飲暴食期間中、スパーロックの体内マイクロバイオームの中ではいったい何が起きていたのだろうかと、私はいつも考えていたものだ。あんな毒性食物の攻撃に彼の腸はどう反応したのだろう？　しかし今では、ロンドン、キングズカレッジの遺伝疫学の教授であるティム・スペクターのおかげで、スパーロックの腸内細菌がどうなったかについていくらかの情報を得ることができた。

スペクターは、医学専門誌『糖尿病』（Diabetes）で発表された研究結果に興味を持った。**高脂肪、高糖度の食事を与えられた実験用マウスは、体重が増加し、糖尿病、炎症を発症し、腸の透過性が高まった（つまりリーキーガットになった）のだ。**こうした恐ろしい食事により被害を受けたマウスのマイクロバイオータは、生態系が長期にわたって変化してしまうという事態に陥った。

スペクターは、同じ状況で人間の場合はどう反応するかを考えたが、人間の被験者集団を意図的に病気にさせるのは倫理的に問題だ。そこで、ピッツバーグ大学の調査を追いかけ、解明することにした。

その調査では、二つの異なる被験者グループの食事が調べられた。一つは二〇人のアフリカ系アメリカ人のグループ、もう一つは現地南アフリカの黒人のグループだ。調査の前に、アフリカ系アメリカ人の被験者たちは典型的なアメリカ風の食事を摂っていた。たくさんの揚げ物とごくわずかな果物や野菜などだ。一方の南アフリカ人の被験者たちは、豆類や野菜の豊富な地元の伝統食をいつも摂ってきた。二週間の調査期間中、双方のグループは互いの食事内容を交換した。つまり南アフリカ人グループがハンバーガー、フライドチキン、フライドポテトを食べたのだ。脂肪や動物性タンパク質は多いが食物繊維の少ない食事を摂った後、南アフリカ人のバイオマーカーが著しく変化したことにスペクターは気づいた。それは大腸がんのリスクを示す指標だった。血液検査によっても健康状態が大きく悪化したことが示された。それもたった二週間の間に！

一方、アフリカ系アメリカ人グループにはよい変化が現れた。二週間のあいだ、野菜、豆、肉の煮込みと一緒にコーンのおかゆを食べてきた結果、大腸がんのバイオマーカーが大きく下がったのだ。

さらに調べを進めたいと考えたスペクターは、息子のトムとある取引をした。十日間毎日マクドナルドで食事をご馳走しよう、ただしそのあとでトムのマイクロバイオームを調べさせてもらう、と条件をつけたのだ。

トムは十日間毎食、ビッグマックかチキンマックナゲットと、付け合わせのフライドポテトを食べ、すべてをコークで流し込んだ。スペクターはこのファストフード食実験の前、最中そして後に、息子の便を調べた。トムの体力は落ち、友人からも顔色が妙に青白いと言われる始末だった。「ほんとに気分が悪かった」と息子。「実験が終わったときサラダとフルーツを買いに店に駆け込んだよ」。

コーネル大学と英国腸プロジェクトのチームによってトムのマイクロバイオームが調べられた。そして驚くべき結果が出た。トムの腸内細菌のコミュニティーはひどく荒廃してしまった。**たったの十日間で千四百種の微生物を失ったのだ。**それはなんと彼の腸内細菌すべてのほぼ四〇パーセントにもなる！　しかもトムの腸はすぐには回復しなかった。腸に有効な細菌が戻ってくるまでには何か月もかかってしまった。

しかし、見るからに健康に悪そうなジャンクフードだけが、腸の健康にこれほど深刻な影響を与えるわけではない。**スーパーマーケットの棚に並んでいる「健康にいい」というラベルのついた袋詰め食品の多くは、様々な原料や添加物で腸内細菌を荒らし、それが直接リーキーガットに繋がってしまうのだ。**『自己免疫レビュー』誌（Autoimmunity Reviews）の最近の記事は、人工的な食品添加物とリーキーガット、そして自己免疫疾患の間に見られる直接の関連性を取り上げ、砂糖と塩の添加物、キサンタンガムなどの乳化剤（アーモンドやココナッツミルクに共通して含まれる）とグルテンが発症の元凶であると指摘している。添加物のポリソルベート八〇や大豆レシチンも同様々な結果をもたらすとする研究もある。これらの添加物はアイスクリーム、チューインガムやビタミン剤にさえたいてい含まれているものである。

サラダのドレッシングや料理用油として広く使われているキャノーラ油やその他の植物油もまた、腸の機能障害の主な原因だ。それらが腸内の有益な細菌の多くを取り去ってしまうことがわかっている。『アメリカン・ジャーナル・オブ・クリニカル・ニュートリション』誌（American Journal of Clinical Nutrition）に発表された論文によると、硬化油（水素添加油）を摂ることによって全身の炎症がかなり悪化してしまうことが明らかになった。デリ・ミート（調理された肉）もまた、腸の機能障害の共通した原因だ。デリ・ミートはグルテンや硬化油、亜硝酸塩を多く含み、それによって消化不良が起きることが多い。『栄養とがん』誌（Nutrition and Cancer）に発表された二〇〇八年の研究では、加工肉を食べる人たちはがんにかかるリスクが高いことが実証された。また世界保健機構の国際がん研究機関（ＩＡＲＣ）は、二〇一五年、がんのリスクについて加工肉をたばこやアスベストと同じグループに分類した。電子レンジで作るポップコーンでさえ、私たちが思うほど安全ではない。米国食品医薬品局が出した声明では、レンジで作るポップコーンには、ペルフルオロオクタン酸（ＰＦＯＡ）が含まれているとされている。この化合物はテフロン加工のフライパンに見られる合成化学物質で、がんやホルモンの乱れと関連があるとされてきたものだ。

自分が食べているものが自分の腸にどんな影響を及ぼすか、ほとんどの人は気づいていない。食べ物が原因で、自分たちの消化器のなかで悪玉菌と善玉菌の間の小競り合いが常におきているのだ。

現代の食品は、たとえ私たちが長い間「健康に良い」と考えてきたものでさえ、病気の原因になる。

水泳選手に人気だったチョコレートミルク

二〇一二年ロンドンオリンピックの準備のため、私はアメリカで最速の水泳選手が競技で最高の泳ぎができるよう支援する任務を負っていた。競技では爪の長さほどの差が金メダルと銀メダルを分けてしまう。マイケル・フェルプスに聞いてみるといい。フェルプスは二〇〇八年の北京オリンピックの百メートルバタフライで、わずか百分の一秒の差で七個目の金メダルを獲得したのだ。

私が支援した水泳選手にカレン・ジョーンズがいた。五〇メートルと百メートルの自由形の選手で、ウエイトリフティングのトレーニング中に負った肩のけがから復帰しつつあるところだった。ある日彼とプールサイドでしゃべっているとき、トレーニング用の食事はどんなものか訊いてみた。

カレンはしばらく考えてから言った。「そうだね。スタッフの栄養士はトレーニングの後は必ずチョコレートミルクを飲めと言うね」。

チョコレートミルク？　後になってこれは珍しいものでないことを知ることになるのだが、その時は驚きを隠して、食事についてもっと教えてくれるよう頼んだ。すると、トレーニング施設ではたいてい、一日中ピーナッツバターとジャムのサンドイッチを食べ、チョコレートミルクを飲むんだと教えてくれた。チョコレートミルクは多くの運動選手に人気があった。そして一人の時はマクドナルドやバーガーキングで食事をするということだった。

よし、一歩ずつやっていこう。私はそう決めた。まずしなければならないのはカレンをチョコレートミルクから引き離すことだった。チョコレートミルクとは、均質化された低温殺菌牛乳に白糖と精製ココアを多量に混ぜたものだ。カレンのけがは皆が期待したほどよくなっていなかったため、チームの栄養士は何か新しいことを試してもいい、と私に許可を与えてくれた。そこで再びカレンと会い、ココナッツミルク、ブルーベリー、それに有機プロテインパウダー入りのスーパーフード・スムージーを朝食として摂るよう勧めた。カレンは喜んで指示に従ってくれた。

このたった一つの変化、つまりチョコレートミルクから健康的なスムージーへの変化が、カレンの肩のリハビリを促した。物理療法、カイロプラクティックによる調整や深層組織のマッサージを使ってのリハビリがそれまでよりずっと速く進んだのだ。

コーチたちは、カレンの目覚ましい成果を見て、他の米国水泳チームの選手たち、例えばマイケル・フェルプス、ライアン・ロクテ、ピーター・ヴァンダーキー、ミッシー・フランクリンたちの面倒もみるよう私に頼んできた。もちろん喜んで引き受けた。

水泳競技は非常に肉体的負担が大きく、特にマイケルは一日に一万二千カロリーを消費すると語っている。だが彼の言う一万二千カロリーは世界一健康的なものだったわけではなかった、とだけ言っておこう。ロクテは、ジャンクフードが大好きだと自認している。彼はプールに飛び込む前にポテトチップ一袋を食べきり、早朝練習の後はマクドナルドに直行、エッグマックマフィンを三個に、ハッシュブラウン、それにチキンサンドイッチまで食べるという！

私はロクテに、そのジャンクフードの朝食を有機卵のスクランブル、オートミール、それに新鮮な果物に変えてはどうかと提案した。そして昼食と夕食には、サラダと、きれいなタンパク源を含んだ健康的なラップ・サンドを食べるよう勧めた。ロクテはロンドン五輪で金メダル二個、銀メダル二個、そして銅メダル一個を取ったが、その後メディアに、二〇〇八年の夏の試合以降自分の食生活は大きく改善した、と語っていたことを憶えている。「自分たちの食事に今までよりずっと関心を持つようになったんだ」。ロクテは米国水泳チームについて語っている。**「それが水泳に関してどれほど大きな違いになったかはよくわからないが、体の回復力は全然違った」。**

私たちの食べるものは自分たちの健康に大きな影響を与える。それは単に細胞レベルのことだけではなく、体全体のことだ。私たちの感覚やエネルギーの量や体力や能力の有無、食べ物はそれらすべてに影響するのだ。だからまず、腸を傷つける食物の中でも、主犯格ともいうべきものを見てみよう。そして病気に備えよう。

元凶のすべてを網羅すればリストは長くなりすぎるので、ここでは私の患者の多くが好きなものに焦点を絞りたい。そしてそれに代わる安全な食物を提案しよう。このリスト全部をぜひ読んでもらいたい。**そして自分の消化器系に悪影響を与えると思われる食物を認識し、たとえほんの数週間でもいい、それらの食物を食べないようにしてもらいたい。**私はそういった「腸にとっての爆弾」が消化管に与える影響を直接見てきている。

ミルクが健康に良いとは言えない理由

子どものころ、私はミルクを飲むのが好きだった。それは私たちの子ども時代の習慣の一部ではなかっただろうか？　成長期には、一日に約二リットルものミルクを飲んだはずだ。だが、医師になるための勉強をしていたとき、ミルクについてあることを知り、少し思案した。そして学ぶほど、ミルクが健康への解決策ではないと信じるようになった。ではいったい何がいいのだろうか？

自分が摂っている乳製品のタイプを変えること。

乳製品は、動物の健康とミルクの加工方法によって、世界で最も健康的な食物に分類されたり、あるいは逆に最も健康に良くない食物にも分類されたりする。 従来の方法で育てられた乳牛は常に抗生物質を投与され続けている。そういった乳牛から生産されたミルクやヨーグルト、バターやチーズを食べているなら、その乳製品は体内で抗生物質耐性を作り出すという役割を果たしてしまう。しかし有機栽培の牧草を飼料とした乳牛、ヤギ、ヒツジからの生乳製品を購入しているのなら、それは体にいいことをしていることになる。そういった生乳製品には、ほんの一部あげただけでもプロバイオティクス、オメガ3脂肪酸、タンパク質、カルシウム、マグネシウム、ビタミンK2、ビタミンDなどが含まれている。これほどの栄養素を含んでいる食物は世界でも他にない。

従来の乳製品はほとんど低温殺菌処理をされ、そのため必須の酵素やプロバイオティクスが破壊され、必須アミノ酸を変質させる。また、市販されているミルクのほとんどは均質化されている。均質化処理により脂肪は酸化し、フリーラジカルが作り出される。フリーラジカルは、免疫システムを弱めることがわかっている不安定酸素分子で、結果として腸の炎症をおこし、リーキーガットの原因ともなる。

『ジャーナル・オブ・アグリカルチャー&フードケミストリー』(Journal of Agricultural and Food Chemistry)に発表された研究論文によると、グラス一杯の低温殺菌ミルクには二〇種類もの異なる化学物質が含まれるという。私たちは、成長ホルモンや抗生物質が定期的に牛に与えられているのを知っている。しかしスペインのハエン大学の研究により、さらに、ニフルム酸、メフェナム酸、フルニキシン、ジクロフェナク、ケトプロフェン、そしてイブプロフェンといった多くの抗炎症薬も使われた痕跡が見つかった。これらの薬品は、動物の痛み止めとしてよく使われるものだ。乳牛に注射されたこうした薬剤はすべて直接牛乳に入ってしまう。これは重大な問題だ。というのも、均質化されたミルクに含まれる酸化油脂は、たいてい腸壁を透過し、ホルモン、ステロイド、薬品その他の化合物を体全体に運んでいくからだ。

私はほとんど牛乳を飲まない。というのも、アメリカではたとえ有機牛乳でもA1βカゼインと呼ばれるタンパク質を含んでいることが多いからだ。比較的最近に起こった遺伝子変異の結果、このタンパク質は、アメリカのホルスタイン乳製品や、一部のヨーロッパの乳製品にこれまで以上に広くみられるようになり、またグルテン以上に人間の体に炎症を起こしやすいものでもある。このA1βカゼインはβカソモルフィン7を放出するが、これはモルヒネと類似する構造を持つオピオイド（モルヒネ様物質）で、自閉症や統合失調症と関連付けられている物質だ。このタンパク質はまた、脳内で抗酸化物質の欠乏を引き起こし、そのことは自閉症のリスク要因となっている。

タンパク質の旧式タイプであるこのA2βカゼインしか含まないミルクを出す牛は、主として中東、アフリカ、インドやニュージーランドで生育されていて、欧米で見つけるのは困難だ。そのため、可能であれば、ジャージー種またはガーンジー種の牛だけから採った生乳の製品を選ぶことをお勧めする。

これとは対照的に、私自身が飲んでいて患者にも勧めている乳製品は、たいていヤギと羊の乳から作られた生乳、有機乳、発酵乳だ。プロバイオティクス、オメガ3脂肪酸、タンパク質、カルシウム、マグネシウム、そしてビタミンK2といった一連の栄養素を含む食物は、こういった生の乳製品以外にはほとんどない。

ほとんどのアメリカ人は牛乳だけを飲んで育っている。その理由の一つは、牛乳は口当たりがいいからだ。一方ヤギのミルクには強い癖がある。ヤギのミルクが嫌いでも、ぜひもう一度試してみてほしい。特にヤギのミルクで作ったケフィアはお勧めだ。腸にとって非常に有益で、体へのメリットもたくさんあるからだ。

また、ヤギのミルクは含有ラクトースまたは乳糖が牛乳よりも少なく、発酵させるとラクトースを全く含まなくなることもある。ヤギのミルクに含まれる脂肪酸は簡単に燃焼されてエネルギーとなるため、脂肪として蓄積されない。こういた脂肪酸はコレステロールを下げる働きをし、心臓血管系の疾患や腸障害などの症状に有効であることがわかっている。

そして羊のミルクはヤギのミルクに比べさらにクリーミーで癖がなく、脂肪の含有量が多い。ただ残念なことに、羊のミルクは見つけるのがさらに難しい。だが羊のミルクのチーズ、例えばギリシャ産のフェタチーズやフランス産のロックフォール（訳注・青かびチーズ）、スペイン産のマンチェゴチーズは本当においしい。

もしも何らかの理由でヤギの発酵乳や羊の発酵乳を食べることができないなら、次のような、ココナッツやアーモンドミルクなど、植物由来の代替品に変えることもできる。

ココナッツミルク　ココナッツミルクにはクリーミーな食感とわずかに自然な甘みがあり、もっと人気が出てもいいはずだ。この腸に優しい飲み物は、実際には「ミルク」ではない。生のココナッツ果実の中にある白色の液体とココナツの果肉を合わせたもので、それを濾すと濃厚なココナッツ「ミルク」ができあがる。

ココナッツミルクには驚くほどの栄養価があり、腸の健康を考えるとまさに魔法の飲み物と言えるだろう。ココナッツミルクにはラウリン酸が含まれている。これは有益な中鎖脂肪酸の一種で、体に吸収されやすくエネルギーになる。ココナッツミルクの脂肪酸は飽和脂肪酸であるにもかかわらず、コレステロール値を下げ、血圧を改善し、心臓発作や脳卒中を防ぐ働きをする。また、ココナッツミルクは乳製品やラクトース、大豆、ナッツ、穀物を全く含んでいないので、食物アレルギーを持つ人にとっては理想的な選択肢だ。

●**アーモンドミルク**　アーモンドミルクもまた乳製品の成分を含まないミルク代替物で、多くの人がそのクリーミーな食感とナッツの風味に惹かれ、急速に人気が高まってきた。

アーモンドミルク一杯には、一日に摂るべきビタミンEの推奨量の五〇パーセントが含まれている。ビタミンEは肌の健康に不可欠な抗酸化剤だ。また、モノ不飽和脂肪酸と、たくさんのオメガ3脂肪酸も含んでいて、これらは悪玉LDLコレステロール値を下げ、心臓血管系の健康をサポートする。さらに、アーモンドミルクにはアミノ酸Lアルギニンが多く含まれ、これは健康的に筋肉をつけようとしている人にとってはとても有効な成分だ。

アーモンドミルクにはラクトースが含まれていないので、ラクトース不耐性の人にとっては試してみるべき代替物だろう。

小麦が肥満の原因

朝食のシリアルからベーグル、ピザ、そしてデザートなど、あらゆるものに最もよく使われている原料の主役は小麦だ。事実、何世紀にもわたって人々は小麦を使って焼いたり調理したりしてきた。ところが今日の小麦は、かつて私たちの先祖が食べてきた小麦とは似ても似つかないものになっている。この五〇年間で、産出量を増やすため、小麦はハイブリット化され、別の種類の小麦とかけ合わされてきた。このハイブリット化には代償がある。**それは栄養価が下がり、体重を増やす要因の炭水化物が増え、グルテン、フィチン酸、アミロペクチンが増えたことだ。私の考えでは、この小麦の消費こそが、我が国における肥満の蔓延の一番の原因なのである。**

グルテンは、小麦、ライムギ、スペルト小麦、大麦に含まれ、ラテン語の「グルー（糊）」から来た言葉だ。これには一理ある。グルテンは粘り気があってべたべたしたタンパク質で、食物を結合させる接着剤の働きをするからだ。小麦粉と水の混合物に含まれるグルテンがパン生地に弾力を与え、焼き工程でパンを膨らませてくれる。しかし一方、私たちはグルテンを完全に分解し吸収する特定の酵素を持っていない。そのため、消化されなかったタンパク質の大きな塊が小腸に入り、そこでほかの有益な栄養素の迅速な吸収を妨げ、消化ストレスを起こして疲労感につながったりする。私たちの免疫システムはグルテンを異物として一斉に反応し、その反応の中で腸壁に副次的被害を与え、結果ゾヌリンが腸壁の密着結合部分を解く完璧な条件を作り出してしまうのだ。グルテン分子は腸の中を端から端まで進み、様々な病や消化系障害を引き起こしていく。

フィチン酸は、ある種のミネラル結合物質で、骨を成長させる重要な栄養素、例えばカルシウム、マグネシウム、鉄、銅、亜鉛などの吸収を妨げる。また、あらゆる穀物のぬかや、種子や木の実の外皮に含まれている酵素阻害物質であり、栄養阻害物質なのだ。穀物が発芽も発酵もしていない場合、穀物内のフィチン酸が腸に刺激を与えリーキーガットを引き起こす。腸内の鉄、亜鉛、マンガンなどのミネラルは吸収される前にフィチン酸と結合してしまい、その結果栄養欠乏が起こり、デンプン、タンパク質、脂肪を消化する能力が低下する。

穀物にはアミロペクチンも含まれている。アミロペクチンは、他の炭水化物よりも早く血糖値を上げる能力を持っているため、「スーパー炭水化物」（この場合の「スーパー」はいいものではない）と呼ばれてきた。アミロペクチンの分子構造のせいで、この糊状物質はほかの複合糖類にくらべより簡単に消化される。そのため、「それではサンドイッチでも食べるか」と言うよりも早く、血糖値を上げてしまうのだ。

『アメリカン・ジャーナル・オブ・クリニカル・ニュートリション』に掲載された研究論文によると、被験者に七〇パーセントがアミロペクチン、または七〇パーセントがアミロースである食事を摂ってもらって調査を行なった。アミロースはアミロペクチンと比べ、より健康に良いデンプンだが、アミロペクチンほど早くは消化されない。その代わり、アミロースは大腸の中で細菌の働きで発酵する。それは食物繊維が分解するのと似ていて、その過程で血糖値の急上昇が抑えられ、コレステロールが下がり、腸内の善玉菌に栄養が与えられる。**アミロースを含む食物、例えば果物、野菜、サラダ、有機全粒粉製品などは、血糖指数が低い。一方、アミロペクチンを含む食物、例えば漂白パン、デンプン質の多いジャガイモ、糖分の多いデザートなどは、血糖指数が高い。**研究の結果、アミロペクチンの食事を摂った被験者は、食事後のグルコースとインスリンの値が高まり、その結果体内に脂肪が蓄積した。特に、おなかの脂肪として知られる腹囲周辺に脂肪が蓄積することが分かった。アミロースを摂ろう!

多くの人にとってはパンや焼き菓子などをやめるのはつらいだろう。だが良いニュースもある。食事からグルテンを取り除くといっても、こういったおいしいものを永久にやめる必要はない、ということだ。要するに小麦粉に代わるものを見つければいい(ただし、単にグルテンフリーのドーナッツを食べればいいと言っているわけではない。砂糖まみれのジャンクフードは、グルテンがあってもなくてもやっぱりジャンクフードなのだ!)。小麦粉の代わりに患者にもすすめているものが二つある。**それはココナッツ粉とアーモンド粉で、私はどちらも気に入っている。**

ほとんどの人はどちらの粉を使ってもいいだろう。ただし、深刻なリーキーガット症状を抱えている人にはココナッツ粉がベストの選択だ。自然食品の店で簡単に手に入るし、ココナッツ粉は風味もいい。それにココナッツ粉のブルーベリーマフィンやココナッツ粉クレープ、それにココナッツ粉チョコチップクッキーを作るのも楽しい。

ココナッツ粉には食物繊維とタンパク質が豊富に含まれ、健康的な脂肪も多い。また、血糖指標の値を低くし、小麦粉に比べて食物繊維が多く水酸化物が少ない点もよい。ココナッツ粉はココナッツの果肉を挽いて乾燥させたもので、これまで家庭で使ってきた「粉」とは違うが、より健康にいいのは間違いない。『ジャーナル・オブ・メディシナルフード』(Journal of Medicinal Food) に掲載されている研究によれば、ココナッツ粉は栄養素の濃度が高く、コレステロール値の高い人たちの悪玉コレステロールＬＤＬ値を下げるのに役立つことが明らかになった。
ココナッツ粉の食感が好みに合わなければ、アーモンド粉を試してみよう。私はこの二種類の粉を組み合わせて使うこともある。アーモンド粉にはタンパク質、食物繊維、それにミネラルが多く含まれ、発芽しているものがベストだ。ただし、アーモンド粉が体にいいといっても、一度に合計四分の一カップ以上使うことはお勧めしない。アーモンド粉は大量に摂ると消化しづらいからだ。ココナッツ粉とアーモンド粉の良い点は、使えるレシピがいろいろあることで、その上健康に良い栄養素が含まれ、脂肪類も含まれている。

軽度または中程度のリーキーガット症状を抱えている人がグルテンフリーの穀物を探すなら、古くから使われてきた発芽穀物粉（例えば発芽そば粉、モロコシ、アマランス、キノアあるいは雑穀粉）もいい選択肢の一つだろう。発芽トウモロコシ、発芽オート麦、それに発芽米粉は、パンなどを焼くときに小麦粉の代わりになり得る。

キャノーラ油による健康障害

ココナッツ粉またはアーモンド粉を使ってパンや焼き菓子を焼くときにはいつも、何らかの油を使うはずだ。多くの家庭では、たいていキャノーラ油かその他の植物油を使っているが、これらの油は健康に恐ろしい害を及ぼす。それは次の二つの理由からだ。

1　キャノーラ油、コーン油や大豆油、その他の植物油の九〇パーセント以上は遺伝子組み換え作物から作られている。

2　植物油は部分的硬化油である。

部分的硬化油は液体脂肪で、高温かつ高圧下で水素ガスが注入されている。この水素添加処理は健康にとって恐ろしい敵を生み出す。それがトランス脂肪酸だ。この脂肪が恐ろしいのは、正常な細胞の代謝に干渉するからだ。研究によると、トランス脂肪酸は善玉ＨＤＬコレステロールを減らし悪玉ＬＤＬコレステロールを増やす。そして血中の脂肪の一種トリグリセリドを増やすことから、心臓に害を与えるものとされている。トリグリセリドはエネルギーを得るために必要だが、多すぎると心臓血管系の病のリスクを高めてしまう。

硬化脂肪は、たくさんの健康障害に関連している。そのリストは長く、上記のようなものが含まれている。

- アテローム性動脈硬化症
- 先天性異常
- 骨、腱の障害
- がん
- 糖尿病
- 消化器疾患
- 心臓疾患
- 免疫障害
- コレステロール値の増加
- 学習障害
- 肝臓障害
- 低出産体重
- 肥満
- 低成長
- 性機能不全
- 皮膚反応
- 不妊
- 視力低下

これは驚くべきことだ。私たちはこういった危険な脂肪の摂取を完全にやめる必要がある。

もう一つ、脂肪について注意しなければならないのは、オメガ6脂肪酸だ。これはコーン油、サフラワー油（ベニバナ油）、ヒマワリ油、大豆油などの植物油に含まれている。誤った量を使うと、オメガ6脂肪酸は腸の内壁に炎症を起こし、リーキーガットを引き起こしてしまう。こういった油は、焼き菓子からサラダドレッシングまでほぼすべての加工食品の基本材料である。硬化油、トランス脂肪酸そしてオメガ6脂肪酸を多く摂りすぎると、それらは腸に作用する三つの爆弾となる。

私たちは自分の周りを、そして自分自身を見回して、被害を受けていないかを調べてみることが必要だ。その方法はいたって簡単。**食品貯蔵庫や食器棚まで行き、危険な油をすべて取り出し、精製されていないエキストラバージン・ココナッツ油、ギー（透明バター）、オリーブ油、アマニ油と取り換えればいい。**

健康に良い油を選ぼう

エキストラバージン・ココナッツ油は世界で最も健康的で、最も汎用性の高い未処理油の一つで、加熱しても変質しないため、安心して調理に使える。ココナッツ油の缶を開けると、まるでカリブの海岸で日光浴をしているような香りがするはずだ。

ココヤシの木は、東南アジア、インド、フィリピン、そのほかの熱帯の地域では、「命の木」と

考えられている。今日では、ココナッツ油の健康上のメリットについて千五百以上の研究論文がある。ココナッツ油には、ホルモンのバランスを整え、カンジダ菌を取り除き、消化を良くして代謝を助け、血中脂質や血糖のバランスを整え、アルツハイマー病患者の記憶力を改善するなど、多くの効果がある。

ココナッツ油に含まれる脂肪のほとんど（八五パーセント以上）は中鎖トリグリセリドだ。ココナッツに含まれる中鎖脂肪酸（ＭＣＦＡ）には体内の脂肪燃焼のしやすさとカンジダ耐性があり、さらに多くの重要な特性を持っている。

ココナッツ油には、ラウリン酸、カプリン酸、カプリル酸という三つのユニークな脂肪酸が含まれ、それらは健康に様々な恩恵をもたらす。これらの脂肪酸は自然界では極めてまれな物質で、それがココナッツ油の有益性の大きな理由である。

ラウリン酸は特別な構造を持ち、そのため体内で吸収されやすくなっている。ラウリン酸が一旦吸収されるとモノラウリンに変化するのだが、これは人間の母乳、ココナッツミルクそしてココナッツ油に見られる化合物だ。モノラウリンは、ウイルス、微生物、細菌などへの耐性を持つものとして知られている。**こうした特性やその他多くの理由から、ココナッツ油は家庭にとっての必需品で、特に調理では頼りになる。この油は、たとえ室温で一年間おいていても腐敗の兆しが見えないことに気づくはずだ。**

私はパンや焼き菓子のレシピでココナッツ油をたくさん使うが、もっとバター風味がほしい時はギーを使う。ギーは塩を加えていない透明なバターである。ミルクが固まって表面に浮かび上がってくるまで加熱し、浮き上がったものを濾して除去して作る。すべてのミルクが固まり水分が取り除かれると、ラクトース不耐症の人にとってはより使いやすいものになる。ギーにはまたαリノレン酸（ＡＬＡ）と共役リノール酸（ＣＬＡ）も多く含まれている。これらの成分は血液凝固を助け、脳の細胞膜を作り、炎症を抑える。しかも、ギーにはＡ１βカゼインとラクトースは含まれないので、従来の乳製品よりも多くの人に受け入れられ易いだろう。

オリーブ油は、どういう調理に使うときでも加熱してはいけない。体に良い脂肪分が酸化することがあるからだ。そのため加熱調理には適していないが、サラダドレッシングの主要な原料として使う場合は、脂肪の形態としては素晴らしい。そのため、たくさんの果物、野菜、全粒穀物、豆類を使うことが特徴の地中海料理では基本の材料となっている。専門誌『クリニカルインターベンション・イン・エージング』（Clinical Interventions in Aging）に掲載された包括的な研究によると、過去数十年にわたって地中海料理と死亡率、冠状動脈性心疾患、および様々なタイプのがんとの関係が調査され、地中海料理の健康への関与を示す大量の証拠が明らかになっている。

最後に、アマニ油について述べたいと思う。アマニ油は耐炎症性特徴を持ち、多くの必須脂肪酸（ＥＦＡ）を含んでいる。**アマニ油は、調理用としてよりも栄養サプリメントとして、またはヒーリング用のオイルとしてより広く使われている。**腸の潤滑性を高めるため、便秘に悩んでいる人に勧められることが多い。メリーランド大学の研究者の調査によると、アマニ油とその他のオメガ３

脂肪酸は、高コレステロール、心臓疾患、細胞機能の治療に効果的である可能性のあることがわかった。

砂糖ではなくハチミツへ

腸に穴をあける可能性を持つ食物についていえば、元凶の一つとしてあげられるのが糖だ。糖が毒素の最高位にランキングされることについて、科学や医学界からの反対意見はほとんどないだろう。糖は最も甘い毒であり、様々な点で私たちの健康に致命的な影響を及ぼすからだ。

糖はほとんどすべての、人工的に製造された食物に含まれている。朝食のシリアルやヨーグルト、ランチョンミートや小麦粉のパン、ケチャップやマリネ、それにサラダドレッシングにまで含まれている。そして当然、心のこもった食事には欠かせないデザートにも。糖は精製されたサトウキビやテンサイから作られる。おなじみの、あの白い結晶を作り出す過程で、材料の植物繊維がもともと持っていたビタミンやミネラルは除去されてしまう。その結果作り出されるのは、混じりけのない精製された炭水化物で、それが現代社会の破壊の元となった。**この糖がインスリンの急激な増加の原因となり、脂肪の蓄積を促す。**時間がたつと、体内のインスリン受容部位が消耗し、その結果2型糖尿病を引き起こすことになる。また最新の研究から、すでに証明されている1型糖尿病と同様、2型糖尿病の世界的な蔓延にも、リーキーガットがかかわっていることが示唆されている。

糖分の摂りすぎは、たとえ太りすぎではなくても、心臓疾患で死ぬリスクを高める。『ＪＡＭＡインターナルメディシン』（JAMA Internal Medicine）に発表されたハーバード大学の主要な研究論文が、それを示唆している。一五年間にわたる調査によると、毎日の食事のカロリーの二五パーセント以上が糖分だった被験者は、一〇パーセント未満の糖分添加の食事を摂った被験者に比べ、心臓疾患で死ぬ確率が二倍以上だったのだ。

米国農務省によると、平均的アメリカ人は様々なタイプの糖を年間約七四キログラム消費している。対照的に、人類で最古の甘味料、ハチミツの消費量はわずかに年間四五〇グラムだ。太陽の日差しを浴びながら働き蜂が苦労して集めた花の蜜が原料のハチミツは、抗酸化物質や、ミネラル（鉄、亜鉛、カリウム、カルシウム、リン、マグネシウム、セレニウムなどを含む）、そしてビタミン類（ビタミンＢ６、ビタミンＢ１、ビタミンＢ２、パントテン酸、ナイアシンなど）も含まれている。ハチミツは体内のフリーラジカル（訳注・活性酸素のように、過剰に生成されると細胞を傷つけたり老化を促したりする）の活動を中和する働きもする。大さじ一杯のハチミツは六四カロリーで、それは大さじ一杯の精製砂糖よりわずかに多い。けれどもハチミツは、砂糖と違って血糖値の急激な上昇やインスリンの増加を引き起こさない。

ところで、ハチミツの中でも生ハチミツというものがある。市販のハチミツはたいていかなり処理されていて、米国の食料品店で売られているハチミツ製品の七六パーセントは花粉の含有量はゼロで、その他の栄養素も欠けていて、形を変えた加工糖となってしまっている。**しかし生ハチミツ**

に含まれている蜂の花粉には天然の細菌が含まれていて、人間の体内の免疫反応を抑える働きをする。さらに一番いいのは住んでいる地域で採れる生ハチミツだ。地元で採れたハチミツには、その地域のアレルゲンに対する免疫防御を確立するのを助ける働きがある。すでに述べたように、地元産の生ハチミツを食べるということはある意味土を食べることであって、それによってより多くのこうした「古くからの友人」が消化器官に送り込まれることになる。

　地元産のハチミツを別として、私が好きでここ数年患者に勧めてきたハチミツはマヌカハニーだ。ニュージーランドで収穫される独特なハチミツで、非常に高い抗菌作用を持っていて、胃と腸の細菌バランスを整え胃酸の逆流を改善する作用があることが医学調査で明らかになっている。ニュージーランドの研究者によると、マヌカハニーは人間の体液に反応し、過酸化水素を産生、それにより腸内の悪玉菌には棲みにくい環境を作り出す。そこで私は、アメリカ人の糖分摂取量を毎日平均一二六グラムから二〇〜四〇グラムに減らすことを推奨したい。**そしてその糖分をマヌカハニー、デーツ（乾燥ナツメヤシの実）、メープルシロップ、あるいはステビアなどの天然甘味料に変えることをお勧めする。**なおステビアについては次の項で説明する。ただし気を付けなければいけないのは、糖分の摂りすぎは振り子を誤った方向に振ってしまうということだ。ハチミツの摂りすぎもよくない。歴史上の最高賢者たるキングソロモンはかつてこう語った。「ハチミツは好きか？　摂り過ぎてはいけない。多すぎれば病になるであろう！」。

人工甘味料は最も危険

私たちがレストランでテーブルに着くと、青やピンクや黄色の袋が入った小さな陶器製の容器に気づく。「イコール」、「スイート&ロー」、「スプレンダ」などの人工甘味料だ。友人や家族がコーヒーやアイスティーを甘くしようと袋に手を伸ばすのを見る。

これらの青、ピンク、黄色の袋には、それぞれ人工甘味料のアスパルテーム、サッカリン、スクラロースが入っている。これらは有毒で危険なものだ。一八七九年にジョンズ・ホプキンス大学で最初の人工甘味料サッカリンが発見されて以来、議論の的となっている。サッカリン、アスパルテーム、スクラロースは一九六〇年代と七〇年代に市場に入ってきた。つまり、私の考えでは、研究者が危険な副作用についてはっきり理解するのに十分な時間があった。こういった人工甘味料は様々な症状を引き起こす。『内分泌と代謝学のトレンド』誌（Trends in Endocrinology and Metabolism）に掲載された二〇一三年の研究論文によると、その症状は頭痛や偏頭痛をはじめ、心臓血管疾患や2型糖尿病などの深刻な病まで様々だ。

その上がんのリスクもある。そのため、人工甘味料は腸にとって最も危険な爆弾とされている。アスパルテームのような人工甘味料は、「ニュートラスイート」や「イコール」というブランド名で売られていて、ダイエットコーク、ダイエットペプシ、シュガーフリーのクールエイドのような飲料に含まれている。がんとそれらの人工甘味料の間の関係を明らかにする主旨の研究論文も発表され、ここ数年激しい議論を呼んでいる。

ＦＤＡの調査は、ダイエット炭酸飲料を平均で一日六八〇グラム飲む人たちの摂取量よりもかなり少量を基にしたこともあり、アスパルテームのような栄養素ではない甘味料のがんリスクは調査対象から「除外」されてしまった。私の経験から言うと、ダイエット炭酸飲料を飲む人たちは中毒反応に近い症状を呈し、一日六缶から一二缶も飲む人もいる。これほどたくさんの化学物質の蓄積は、腸や免疫システムにいったいどんな影響を及ぼすだろう？

二〇一五年、ダイエットペプシ、カフェインフリー・ダイエットペプシ、ワイルドチェリーのメーカーであるペプシコは、自社で製造しているダイエット炭酸飲料に最も問題のある人工甘味料のアスパルテームの使用を中止する、と発表した。そしてアスパルテームを、スプレンダとして知られているスクラロースに変更したのだ。残念ながら、この変更は大した改善に至っていない。『環境毒物学』誌（Environmental Toxicology）に発表された研究で、スクラロースはその他の人工甘味料に比べ腸内細菌にさらに有害な影響を及ぼすことが明らかになった。スクラロースの六五から九五パーセントが消化管を通り抜け、便を通して変化せずに排出されるからだ。本来人間の体はスクラロースを消化できない。そのため、この人工甘味料は消化管を通って移動し、それに伴って害をもたらす。プロバイオティクスを殺したり腸壁を傷つけたり、最終的にはリーキーガットを引き起こしてしまうのだ。

デューク大学医療センターの研究者たちもまた、スプレンダが腸内の善玉菌を大きく減らしてしまうだけでなく、便のpHを高めることを明らかにした。そのため吸収できる栄養素の量を減らしてしまうのである。

ペプシコによるアスパルテーム使用中止は、近年の市場動向への反応、つまりダイエットペプシの売れ行き減少への対策だ。この広く知られたダイエット飲料の売り上げは、ここ一〇年で三五パーセントも急落した。この特定の人工甘味料の危険について、社会の転換点が来ていたのだ。しかし残念なことに、スクラロースを添加するというペプシコの決断は状況を改善していない。スクラロースは砂糖の六百倍も甘い天然の糖分の代替物という触れ込みだが、塩素化スクロースの誘導体である。**スクラロースは、実は新規の殺虫剤の開発中に実験室で発見されたものであり、人間が口にすることはまったく想定されてはいなかった。**だが、私たちは実際にはそれを口にしているわけだ。

もし人工甘味料が体重を減らしてくれると思っているのなら、もう一度考えた方がいい。パデュー大学の研究者によると、砂糖代替物は食物の甘味に基づいてカロリーを測るという体内の自然な能力を妨げる場合があるというのだ。六千人以上の被験者についての、アテローム性動脈硬化症の多民族間調査（ＭＥＳＡ）の結果、一日にわずか一回ダイエット炭酸飲料を飲むだけで胴回りを太くするリスクが高まり、２型糖尿病の発症リスクが六七パーセント高まることが分かった。

さて、レストランで紅茶を注文するとして、純粋なキビ砂糖や人工甘味料入りの袋には絶対に手をのばさないと決めている場合どうするだろう? **バッグかポケットに手を入れステビア粉末のボトルか包みを取り出そう。**ステビアは、パラグアイやブラジルで育つ植物のステビアから抽出した砂糖代替物だ。何世紀にもわたって、土着民がステビアの茂みから葉を取ってきて、それを使って食物に甘みを加えてきた。ステビアにはカロリーがなく、濃度が同じなら砂糖の二百倍の甘さがある。そのうえ血糖値は上がらない。ただ、ステビアの後味を苦いと感じる人もいるため、理想的な甘味料というわけにはいかない。スイートリーフ・ステビアのようなブランドは、苦みを減らし、より好ましい後味を工夫している。

また、すべてのステビア製品が同一の品質を持っているわけではない。グリーンリーフ・ステビアが最もよい選択肢だ。これは砂糖に比べ、甘さは「わずか」三〇から四〇倍で、甘くてわずかな苦みを持つ。ステビア・エキスは許容できる。ただし、トルビア(Truvia)のような加工品は手に取らない方がいい。これはステビアとは全く違ったものだ。

腸を保護する癒しの食物

次に挙げるような特にすぐれた癒しの食物を摂ることで、今日からでも腸を癒していくことができる。これら食物それぞれについては、パート2全体を通してより詳細を学ぶことができる。まずはそれぞれの食物を一度ずつ、そして消化器系が耐えられるのなら量を増やしていこう(もしもかなり顕著な免疫システムの問題を抱えているなら、体の反応をみながら、発酵食品をほんの少し、例えば小さじ半分から始めよう）。

・骨スープは健康状態を変えてくれる。骨スープとコラーゲンパウダーはどちらも、プロリン（訳注・アミノ酸の一種）、グリシン、グルタミンなどのアミノ酸を含み、腸の内壁の修復を助ける。骨スープは、腸を密着させるコラーゲンとともに、カルシウム、マグネシウム、リン、シリコン、イオウなどのミネラルも豊富で、しかもそれらが体内で吸収されやすい形で含まれている。
・発酵野菜は栄養素を体内に吸収しやすくすることで栄養価を高める。同時に腸に必須の細菌を修復する。
・ココナッツ製品はラウリン酸含有量が高く、真菌類やバクテリアなどの病原菌を殺す。
・発酵乳製品（ヨーグルト、ケフィア）は体によい細菌を供給し腸内フローラのバランスを整える。
・加熱調理野菜は生野菜よりも消化されやすく、ビタミン、ミネラルや抗酸化物質を豊富に含む。
・有機肉製品、例えば天然の魚や牧草を飼料とする牛は、オメガ3脂肪酸やタンパク質を多く含み、炎症を抑え健康的な細胞を再建する。

ここまでに、腸にとって最も危険ないくつかの食物について、そしてそれに代わる優れた食物についても紹介してきた。確実に言えるのは、そうした代替食品はとてもおいしいし栄養も豊富で、これまで食べてきた腸の爆弾のような食物を一瞬だって名残惜しいと思うことなどまずあり得ないということだ。

Chapter6

除菌された社会でどう「土を食べる」か

除菌が健康を阻害している

次に、腸に悪い影響を与える第二の要素、過剰な除菌への私たちのこだわりについて話そう。私たちは自分たちのマイクロバイオームを守るための戦いの真っ最中だ。そして、腸がそのグラウンドゼロ地点なのだ。けれど残念なことに、この戦いを始めたのは私たちだ。

パスツールの時代から今日まで、私たちの生活のあらゆる場面からバクテリアを撲滅しようとしてきた。経口抗生物質の過剰投与。伝統的農業で使われる抗生物質。台所用洗剤からハンドローションまで、ジムのマットから鉛筆まで、いたるところで使われている抗菌剤。深い考えもなく、「手に触れるバクテリアの九九パーセントをふき取って殺そう」として使ってきた抗菌石鹸、ふき取りワイパーやハンドジェル、歯磨き粉や床クリーナーは、私たちにとって貴重なバクテリアの終焉に一役買ってきた。**除菌された床は逆に私たちの体調を悪化させることになった。**

こういった状況を逆転させるのに、それほど大げさな思いつきは必要ない。

バクテリアや雑菌や土の汚れが家庭や生活から消えてしまったのは、ほんの五十年から百年前のことだ。こういった日々の汚れを再び日常に呼び戻すことで、有効な細菌も再び迎え入れることができる。ありがたいことに、こうした細菌を完全に除去しようという終わりのない虚しい戦いに比べれば、ずっと簡単なことなのである！

私が育った家では、母から常に口うるさく抗菌石鹸で手を洗うように言われていて、外で遊ぶときにいつも「汚さないでよ！」と念押しされた。台所では、母はカウンターを家庭用漂白剤で定期的にこすり洗いしていた。シンクはぴかぴかで床にはシミひとつなかった。多くの家庭の清潔さに関する気遣いがどこからきているのか私にはよく分かる。

たしかに、健康でいることは衛生状態がいいことだが、過剰に衛生的にすることが健康にいいわけではない。二〇一二年に『サイエンス』誌に発表されたある動物実験の結果はこのことを如実に示している。研究者は二つのグループのマウスを観察した。第一グループは「病原菌のない」免疫システムで育てられ腸内細菌が欠乏しているマウスのグループ、第二グループは、普通に悪玉菌と善玉菌双方と健康的に接触したマウスのグループである。実験の結果、病原菌のないマウスは腸と肺の炎症の値が高く、潰瘍性大腸炎と喘息に似た症状を発症した。一方、正常な細菌に接触したマウスは健康的な免疫反応を示した。しかし素晴らしいニュースがある。**病原菌のない状態で育ったマウスが誕生後二週間でいったん正常な量の細菌に接すると、免疫システムの反応のバランスが取**

れ、炎症の状態は治癒したということだ。

このような研究で明らかなように、体内の土壌の強化は、腸の健康を維持し炎症を抑えるためには欠かせない。なぜなら、人生の早い時期に体内のマイクロバイオームが攻撃されると、その影響は長期に及び、しかも深刻なものとなってしまうからだ。私の患者の一人エバンがそれを示すいい例だ。

ナッシュビルで仕事を始めて数年たったころ、地元の教会の牧師が不安そうな表情で近づいてきた。「ジョシュ先生、私たちの教会の信者の若者のことなのですが、本当に具合が悪いんです」と牧師は説明した。「この青年はベルモント大学で音楽を学んでいたのですが、消化器系の状態が悪いため学校を辞めざるを得ませんでした。素晴らしいピアニストなので本当に残念ですよ。ただこんな状態ではもう人前では演奏できないでしょう」。

こうして私はエバンを知ることになった。彼は一九歳の学生で、潰瘍性大腸炎とクローン病と診断されていた。どちらも重症の消化器障害である。私は彼の食事記録に目を通したが、あまりいいとは言えなかった。健康状態が悪くなる前は、エバンは典型的な学生生活を送り、ハンバーガーとフライという食事を摂っていた。しかし勉強を始めて二年たったころ、ひどい下痢に襲われ、直腸から出血し、腹痛もひどく、主治医からはサラダと果物を食べるよう指示された。

それが大きな間違いだった。

生の食物はエバンの腸の炎症を悪化させ、事態はさらに悪くなった。炎症性腸疾患（ＩＢＤ）にかかったときは、生の食物を食べたくなくなる。腸の内壁の損傷がひどくて多くの食物繊維を消化できないからだ。

私はエバンに、さらにいくつか質問をした。その結果、抗生物質を処方されたことがあり、また免疫関連の症状の治療のためその他の薬剤も飲んでいたことがわかった。十代前半のころから抗生物質を服用してきたため、重症のプロバイオティクス欠乏を発症し、リーキーガット症候群にもかかっていたのだ。エバンはまた、免疫抑制性を持つコルチコステロイド処方薬のプレドニゾンも服用していた。このこともマイクロバイオームへの攻撃となった。

私はエバンに、二週間の簡単な食事療法に従うことを勧めたいと言った。**その食事療法とは、三つの食品、つまりヤギの乳のケフィア、骨スープ、そして加熱調理野菜だけを食べるというものだ。**また、土由来の有機物からのプロバイオティクス・サプリメントを一日に二回摂るように言った。エバンは骨スープもケフィアも聞いたことがなかった。そこで一番近いホールフーズ（訳注・自然食の食料品スーパーマーケット）とファーマーズマーケットへの道を教え、「一番泥がついている野菜を探さなきゃだめだよ」と言って送り出したのだ。

エバンは優秀な患者だった。必要なプロバイオティクス・サプリメントをすべて摂り、ヤギの乳のケフィアを朝食や午後のおやつとして食べ、それから昼食と夕食に加熱調理野菜とともに骨スープを飲んだ。二週間にわたるこうした食事療法の後、気分がかなり改善したため、胃腸科の医師が腸から便を排出するための人工肛門を外すまでになった。その後さらに、消化しやすい食物を食事療法に追加した。例えば有機肉、温かいスムージー、ココナッツ油、アボカド、そして果物などだ。

三か月後、健康になったエバンはベルモント大学に再入学し、再び音楽のキャリアを追い求めることにしたのだ。エバンが最初に受診してから六か月後、ベルモント大学で催されたコンサートに招かれた。エバンはソロでピアノを演奏した。彼の演奏は感動的だった。私は、単に彼の音楽家としての才能に対して拍手を送っただけでなく、健康を取り戻そうという強い意志に対しても感銘を受けたのだった。

私はエバンのような成功物語が好きだ。だが彼の健康の回復までのストーリーからは、同時に、何年にも及ぶ悪玉菌を除去しようという努力が、とりもなおさず腸内の大量の善玉菌まで除去してしまったということがよくわかる。**例の理想的な八五対一五の比率を崩してしまったことで、それがリーキーガットの悪循環の引き金となってしまい、最終的には自己免疫疾患へと結びついた。**エバンのマイクロバイオームは弱ってしまい、最後にはほとんどの細菌が破産直前までいってしまった。それが、食事でプロバイオティクスを素早く取り入れたことで助けられ、マイクロバイオームは残った細菌と共に再生したのだった。

微生物との接触が一番役に立つ

私たちが取り組むべき課題は、生活の中に再び土を取り戻すことだ。その最も効果的で、安全かつ簡単な方法は、毎日少しずつ微生物と接触することだろう。**すぐにでも取り入れることができるのは、地元産の食物をもっと多く摂ることを通しての微生物との接触だ。**地元の土に棲む細菌を取り入れれば、地元産の食品を体内でより消化しやすくなり、同時にそうした細菌は、体内の免疫システムを鍛錬して、周囲にある病原菌に対してより適切な応答ができるよう促してくれる。健康な体を得るための最も確実な方法は、こういった微生物を毎日少しずつ、時間をかけて取り入れることだ。

では、どうすればわずかな土との接触を日々の生活に取り入れられるのか、その方法をいくつか考えてみよう。

アメリカ人は衛生意識に取り付かれている。ほぼ一日に一度はシャワーをあび、その頻度は英国人、日本人、中国人よりも多い。ヒトマイクロバイオームプロジェクト（ＨＭＰ）のリーダー、ジュリア・セグレ博士は、これまでに行なった調査研究から、シャワーが肌の微生物バランスを崩し、それらの微生物を外気や周囲の細胞に放出してしまうことに注目した。**毎日シャワーをあびることで、皮膚の一番外側の保護層が傷つき、皮膚に棲む細菌の生態系で維持されている微妙なバランスが崩されてしまう。**こうした肌の微生物バランスの崩れは有害であるといえる。事実、湿疹や乾癬のような皮膚疾患の多くは、リーキーガットと強い関わりがある自己免疫疾患である。

ニトロソモナス・ユーロピアと呼ばれるあるアンモニア酸化バクテリア（ＡＯＢ）は土や未処理の水によく含まれており、しかも、洗い流すようになってしまう前には、私たちの皮膚の細菌の中にも混ざっていたものだ。科学者たちは、この細菌が実際に私たちを清潔に保ち、体臭の悪化を防ぎ、免疫システムを活発にさせ、炎症を抑えてきたと考えている。それはひとえに、この細菌が汗の中のアンモニアを食料とし、アンモニアを亜硝酸塩と一酸化窒素に変えてくれるからだ。アメリカ人はもはやこのＡＯＢを皮膚の中には持っていないが、ヤノマミ族の人々の皮膚にはこの細菌があることが分かっている。

プロバイオティクスの微量摂取の方法として、この細菌の利用には潜在的な需要がある、ということに市場は気づき始めたばかりだ。（新規参入したばかりのブランド、マザー・ダートＡＯ＋には、石鹸、シャンプーとミストからなる製品ラインがある。このブランドはＡＯＢを売りにしていて、体を洗わずに清潔にするとうたっている）。まだＡＯＢ由来の製品を完全に信頼する気持ちになれないなら、シャワーをあびることで肌の細菌を増やすことを提案する。シャワーは運動した日だけで、一週間のうち数日、石鹸もシャンプーも使わないでお湯だけを使う。毎日運動しないなら、一日おきのシャワーで十分だ。

私が患者に勧めている、清潔を保ち適切な衛生用品を使いながらも、決してやり過ぎない方法の一つは、エッセンシャルオイルのような天然の植物由来の製品を使うというものだ。エッセンシャルオイルは、私たちのマイクロバイオームに被害を与えてきた化学物質に代わる天然の癒しの化合物を使ったもう一つの素晴らしい方法だ。エッセンシャルオイルは、人類の歴史上最も古く、汎用性があり、最も有効な「土を食べる」方法の一つなのだ。

大昔から人類に使われてきたエッセンシャルオイル

五千年以上にわたって、癒し効果を持つ植物から抽出した有機混合物が世界中の文明で使われてきた。ファラオの時代のエジプト人は、治療や埋葬といった目的でエッセンシャルオイルを幅広く使っていた。ツタンカーメン王の墓が一九二二年に発見されたとき、考古学者は、エッセンシャルオイルが詰まった五〇個のアラバスターの壺を発見した。また、世界一の美女といわれるクレオパトラは、エジプトから死海まで旅をした。死海の水には天然の粘土とミネラルが含まれていて、それの成分はクレオパトラの肌に吸収された。それこそ世界で最初のパックだったのだ!

クレオパトラはまた、ローズ、乳香（フランキンセンス）、ヒノキ、ネロリ、ミルラ（没薬）などのエッセンシャルオイルも使い、「神秘の香りに包まれて」いたと言われている。聖書においても、エッセンシャルオイルは、モーゼやその他の聖書に登場する人物によって、王を聖別するために使われた。また聖職者によって治癒を目的としても使われた。出エジプト記では、モーゼに神の指示で処方された特別なオイルが与えられている。

主はモーゼに仰せになった。「上質の香料を摂りなさい。すなわち、ミルラの樹脂五百シェケル、シナモンをその半量の二五〇シェケル、匂い菖蒲二五〇シェケル、桂皮を聖所のシェケルで五百シェケル、オリーブ油一ヒンである。あなたはこれらを材料にして聖なる聖別の油を作る。すなわち、香料師の混ぜ合わせ方に従って、聖なる聖別の油を作る」
――旧約聖書、出エジプト記　三〇・二二―二五　（訳注・『出エジプト記』新共同訳版より）

この処方に従って聖なる注油の油が作られ、為政者や病に苦しむ者たちの頭上に注がれた。言い換えれば、この神聖で尊い油は単に儀式として使われただけでなく、治癒の特性を持つものとも考えられていたのだ。

キリストの誕生後、極東から来た三人の賢者が忠誠の意を表する黄金、香水としての乳香（フランキンセンス）、そして尊い油として没薬（ミルラ）をその神の子に贈った。乳香はしばしば、腫れを抑えるために子どもの体に塗り込んだ。乳香には抗炎症特性や免疫保護特性があるからだった。ミルラ油は天然の消毒剤として知られ、赤ん坊イエスのへその緒の周囲に塗られたはずだ。そして組織を癒しホルモンバランスを整える働きもあったため、母親マリアにも使われただろう。聖書ではエッセンシャルオイルについての記載が二六四カ所もあり、異なる三三種類のオイルについて記されている。

医学の父でもある古代の物理学者ヒポクラテスは、古代ギリシャでアロマテラピーを用いてマッサージ技術を高めた。そして中国やインドの医者たちもまた、薬草を使った療法を取り入れ、数千年にもわたってエッセンシャルオイルを利用してきたのだ。

エッセンシャルオイルの利点は、歴史だけでなく、科学によっても証明されている。エッセンシャルオイルの治療効果について一万件以上の研究論文が発表されているのだ。そのうち一二〇〇件以上の論文がペパーミントオイルの特性に関するものであり、そのことからもペパーミントへの特別な関心がうかがえる。ペパーミントは、腸の症状を和らげて癒すための強壮剤として古くから使われてきた（現在ではその効果は科学的に検証されている）ためである。

エッセンシャルオイルの安全で効果的な使い方

エッセンシャルオイルを日常的に使おうとするとき、すべてのエッセンシャルオイルが同じように作り出されているわけではないということを心に留めておくことが重要だ。実際、ほとんどのものは健康には役に立たず、逆に毒になる可能性もある。エッセンシャルオイルには次の四つの等級がある。

1 **合成および改変オイル。** これらは製造所で人工的に作られたものでオイルの中では最も等級が低いと考えられる。

2 **天然および「ピュア」オイル。** 品質は良いが、これらのオイルは過剰に加工され、治癒効果のある成分が失われている。天然オイルは最も普通に売られているタイプのエッセンシャルオイルである。

3 **治療用エッセンシャルオイル。** こういった医療用オイルは治癒効果のある化合物で蒸気蒸留されている。この治療用のエッセンシャルオイルの唯一の欠点と思われるのは、農薬が散布された植物やハーブから作られることもある、ということだ。

4 **有機認証治療用エッセンシャルオイル。** これらは、最もすぐれた治癒特性を持つ認証有機材料から作られた、最高等級のエッセンシャルオイルである。

エッセンシャルオイルの治癒の力を取り入れるには、主に次の三つの方法がある。

1 **局所的に塗る。** オイルは皮膚に浸透し、血流内を通って体の様々な部位に行きわたり、体内を治療する効果が得られる。手の消毒剤からボディーローションまで、様々な種類のボディーケア製品にエッセンシャルオイルを使えば、楽しくそして気軽に、日々の生活に微量の土を取り入れることができる（手作りできるレシピについてはパート4を参照）。

2 **エッセンシャルオイルはディフューザー（拡散器）から吸引すると、血流にも香りとして吸収できる。** そして肺に集まっているたくさんの血管からオイルが吸収されると、それらは全身をめぐる。ストレスを減少させるためにラベンダーの香りを放出させてもいいし、ティーツリーのオイル（メラルーカとも呼ばれる）は空気をきれいにし、ワイルドオレンジは気分をよくし、フランキンセンスは気持ちを元気にし、ペパーミントは集中力を高めエネルギーを増やす（症状に応じた処方については第九章参照）。

3 **エッセンシャルオイルを口から摂取するのは、とても有効な治療形態の一つと言える。**ただし注意しなければならないのは、内服の場合には事前に自然療法の医師に相談するか、自分自身で勉強しなければならないということだ。エッセンシャルオイルの中には内服がふさわしいものもあれば、内服すべきでないものもある。通常、エッセンシャルオイルは一、二滴をコップ一杯の水に垂らすだけで十分だ。ペパーミント、レモンやフランキンセンスのオイルは、水に加えて飲むととても効果がある。オレガノやクローブといったオイルは内服可能だが、ほんの少量に限り、それも続けて摂るのはせいぜい七日から十日までだろう。

土壌菌（SBO）または土由来の有機物を取り入れる

現代では、食物の選り分けには細心の注意が必要だ。土、細菌それに有効な酵素をまだ含んでいる食物、そして必要でないものは含んでいない食物を探さなければならない。私たちが食べている食物の大半は、低温殺菌（六〇～七〇℃で加熱）されていて、照射（放射線を通過）されているか、または農薬が散布されていて、それらはどれも腸内の有益な細菌に害を及ぼしている。また、苦労して有益な細菌を含む食物を選んでも、水道水で洗うことで細菌も失ってしまうかもしれない。食物を洗う（そして飲んだり入浴したりする）水道水には様々なレベルの塩素が含まれ、皮膚や消化器官の善玉菌を破壊してしまうことが証明されている。『ブリティッシュ・メディカル・ジャーナル』（British Medical Journal）に発表された研究論文でも、水道水に含まれるフッ化物が腸の内壁を傷つけ、リーキーガットを引き起こし、有益な細菌を破壊することが明らかになっている。

腸内細菌を増やすのは確かに簡単なことではない。ただし、次にあげる食物やサプリメントは、体内細菌の種類を増やしリーキーガットを癒す効果があることが証明されているものだ。

私は土壌菌をプロバイオティクスの王様と呼んでいる。こうした微生物が私たちの体内に入ると、腸の健康や免疫反応を支え、健康で長生きできるような体になる手助けをしてくれる。植物の世界では、土壌に含まれる有機物が植物を病気から守り、植物が最大限の能力を発揮して生育できるようにしてくれている。土壌菌によって保護されなければ、命を守ってくれる最前線の防御がなくなり、植物は、真菌、酵母菌、カビ、寄生虫やその他の土の中にいる病原菌などの悪い細菌の被害を受けやすくなる。

農耕社会だった頃には、手を汚す機会も多く、こういった有効な有機物に近づく機会はよくあった。一九九〇年には、アメリカの労働者の半数は農民だった。それからわずか一一五年のうちに農民の数は激減し、わずか二パーセントとなり、今日では重労働を担う農民の六〇パーセントがパートタイマーだ。土を耕したり、埃っぽい農作業にかかわったりしているアメリカ人はごく少数になっている。

ほとんどの人は、土のない都市型または郊外型の環境で生活し仕事をしている。だから、積極的に土壌菌に触れる努力をすることは極めて重要だ。ところが残念なことに、私たちの食べる食物のほとんどは食用土壌菌を含んでいない。**ただファーマーズマーケットは例外で、そこでは新鮮な果物や地面の土で覆われた野菜を買うことができる。こういった場所でこそ、土由来の有機物を含む栄養を補充できるのだ。**

土壌菌は腸内で、病気の原因となるような有害なバクテリアを死滅させる働きに身をささげる。私たちが食事を摂り、食べたものが消化管に送られると、その都度土壌菌は食べたものから栄養素を引き出す。そしてタンパク質、炭水化物などの栄養素を細かい粒子に分解することで、消化システム全体が本来の正しい機能を果たせるように促す。その結果、栄養素は完全に吸収され、血流内に入り、体内で利用されることになる。

自然界には何百もの異なる種の土壌菌が存在する。中でももっとも有益な菌株はバチルス属のものだ。まず枯草菌（バチルス・サブティリス）が挙げられる。これは耐熱性のある内生胞子プロバイオティクスだ。枯草菌は強い免疫応答を引き出し、腸内膜の治癒を助け、サルモネラ菌などの悪玉菌の繁殖を抑える。この枯草菌は通常は人間の消化管には存在せず、普通の食物にも含まれていない。だからサプリメントとして摂る必要がある。

もう一つの有益な菌株としては、バチルス・コアギュランスがある。これも耐熱性の内生胞子プロバイオティクスだ。この菌株は栄養の吸収を改善する。胃の中の酸性環境下での胞子の形成が活性化すると、バチルス・コアギュランスは発芽し、腸内で増殖、乳酸菌を産生する。こういった働きは、このプロバイオティクスがうまく機能する重要な要因だ。『BMCコンプリメンタリー&オルターナティブメディスン』誌（BMC Complementary and Alternative Medicine）の研究論文によると、バチルス・コアギュランスは炎症や関節炎を軽減することが明らかになった。土壌菌入りの栄養サプリメントを探す場合、これら枯草菌とバチルス・コアギュランスの文字をラベル上で必ず確認しよう。

免疫を高めるキノコ菌糸体

私は母に土壌菌入りの栄養サプリメントだけでなく、キノコ菌糸体と呼ばれるタイプの有益な真菌も摂るように勧めた。森林地域では、菌糸体が土壌の毒を除去することが明らかになっている。菌糸体は植物や動物の死骸を分解し、それらを栄養豊かな地表層に変える。この、地下で成長する部分である菌糸体は、上部の結実部より有益な部分だが、多くの人はそれに気づいていない。私たちがキノコを食べると、キノコ菌糸体から次のような多くの素晴らしい恩恵が得られる。

・マイクロバイオーム内の細菌バランスを整える。
・免疫システムを効果的に高める。

・化学物質や重金属の毒素を除去する。
・自己免疫障害の病的免疫機能を抑える。
・自己免疫障害と関連するヒスタミンの放出を抑える。
・腫瘍やがん細胞を破壊する。
・ウイルスやカンジダ菌に対抗する。
・コルチゾール値やその他のストレスホルモンのバランスを整えるアダプトゲン（訳注・トラウマ、不安、肉体的疲労などのストレスへの抵抗力を高める働きのある天然ハーブ）として働く。

自然界にはたくさんの種類のキノコ菌糸体が存在している。中でも、冬虫夏草、レイシ、シイタケ、ヤマブシタケ、カワラタケの五種類のキノコが最も有効だ。これらはみな、古代中国で数千年も前から医療用に使われてきた歴史を持っている。そして免疫力を高めるそれらの性質が、がんに効力があるかもしれないという期待から、世界中で研究されるようになってきた。この五種類のキノコについて、それぞれどのように健康に貢献するのかを詳しく見てみよう。

●冬虫夏草は、ヒマラヤ山脈の高地に見られるキノコで、滋養強壮剤として知られている。アジアでは、数世紀にもわたって伝統的にスープとして調理されてきた。中国の研究者の研究の結果、冬虫夏草はマウスの腫瘍を縮小し、寿命を延ばすことが分かり、一定のがんに効果がある薬用キノコの効用についてのこれまでの研究結果が確認された。『ジャーナル・オブ・エスノファーマコロジー』(Journal of Ethnopharmacology)に発表されたインド人研究者の論文では、冬虫夏草をサプリメントとして与えられた実験用マウスの内なんと七三パーセントで全身の耐久力が向上したのだ! もし自然に免疫力を高める、あるいは耐久力を向上する方法を探しているなら、冬虫夏草は抜群の選択だ。特に、慢性的なせき、喘息などの気管支異常の治療に効果があると報告されている。

●**レイシは、東アジアや北アメリカで生息している薬草キノコの一種で、腐った木の幹に生えている。**「不老不死のキノコ」として珍重され、含まれる抗酸化物質は、細胞を死に至らしめる酸化作用に抵抗する方法として研究されてきた。がんの研究者の間では重要なテーマである。中でも、メモリアル・スローン・ケタリングがんセンターの研究者たちは、レイシが免疫システムの細胞を刺激するのではないかと注目した。『プロスワン』(PLOS ONE)に発表された二〇一三年の研究論文では、乳がんに関するレイシの抗腫瘍効果が調査された。一三週間後、腫瘍は五〇パーセント縮小した。研究者は、レイシが細胞の連通を改善し炎症を抑える働きをすると結論付けた。ということは、多くの種類のがんの治療に有効であると考えられることになる。さらに、医療専門誌『プロシーディングス・オブ・ザ・ナショナルアカデミー・オブ・サイエンス』(Proceedings of the National Academy of Sciences)によると、レイシに含まれる炭水化物の一種である多糖類が抗体を誘導し、腫瘍やがん細胞と関連する抗原を認識し、破壊させることができることが明らかになっている。

シイタケは、自然食品の店でよく見かけられるし、アジア料理店では広く使われている。何世紀にもわたって「命のエキス」とされ、抗がん作用や免疫力向上作用があるものとして広く研究されてきた。シイタケには、抗酸化物質のセレニウムやビタミンA、C、DやEが多く含まれている。シイタケはまた、高血圧症患者の血圧を下げたり、コレステロール値を下げたり、性欲を高めたり、抗ウイルス効果を高めたりする働きもある。

ヤマブシタケは、変わった名前と不気味な外見を持つキノコで、農産物売り場でよく購入されるような、傘と柄を持つボタン形状の典型的なキノコとは全く違う。医学専門誌『三バイオテク』に発表されたキノコの抗がん作用についての調査報告には、このヤマブシタケの持つ「抗腫瘍作用と免疫調節効果により、このキノコに多くの注目が集まっており」、このキノコのエキスは「腫瘍の重量を三八パーセント減少させた」と記されている。

ヤマブシタケとその特徴の流れ落ちる滝に似た無数の細いひげは、免疫、消化システムの活性化効果を持つと言われ、長い間古代中国の医療で使われてきた。二〇一三年の研究では、ヤマブシタケが腸の炎症を抑え、胃潰瘍の進行から胃を守るということが明らかになった。また、別の研究によると、ヤマブシタケには、損傷した神経を修復し、記憶を改善し、スーパーオキシドディスムターゼ（ＳＯＤ）やグルタチオンなどの抗酸化物質の産生を促す効果のあることが証明された。このキノコは世界中の広葉樹林で見られるが、主にアジア、ヨーロッパの一部の地域、北米に生息している。今ではグルメ食品店にも徐々に進出してきているが、栄養サプリメントのエキスとして広範に入手することができる。

●カワラタケは、トラメテス・ヴェルシカラー（trametes versicolor）という学名でも知られている。アメリカではほとんどの州の森林で普通に見られる。カラフルなストライプのベルト状の模様を持つ、この面白い形のキノコは、気取って歩く七面鳥の尾のようにも見える。ベルト模様のほとんどの色はダークブラウンからライトブラウンだが、正式名にあるヴェルシカラー（変色の意味）が示すように、明るいグリーン、オレンジ、紫など様々だ。

国際的にも著名な、キノコの菌糸体についての専門家の一人、ポール・スタメッツは長年にわたるキノコの研究を通して、カワラタケには土壌から重金属と毒素を除去して浄化する働きがあり、またヒトの体内土壌を治癒する力もあり、そのことからカワラタケこそ「世界を癒す」ことができると主張している。スタメッツによると、このキノコの菌糸体は、鉛や水銀のような重金属を分解し毒素を除去し、農薬や塩素を含む産業毒素を土壌から除去してくれる。

スタメッツはアメリカ国立衛生研究所（ＮＩＨ）と共同で、このカワラタケを、乳がん患者の放射線治療において免疫レベルを維持するための補助療法として用いる研究を行なった。その研究で、ＮＫ細胞（この「ナチュラルキラー」細胞はよい細胞だ）がたった四週間で著しく増加し、このキノコの抗がん性が実証された。

藍藻類の中でも一番栄養価が高い、スピルリナ

まずは説明が必要だ。藍藻《らんそう》類とは単なる藻ではなく、普通とは違う青緑色をしたバクテリアの形態で、その色からこのように呼ばれている。滋養豊かな水域、例えば湾、淡水湖は、藍藻類の急速な成長を促す。濃度が高くなると、藍藻類は「花開き」、水の色を特徴的な青みがかった色に変える。

藍藻類は、地球上でもっとも栄養の濃い食物の一つで、腸内の有益な微生物に栄養を与えるプレバイオティクスのパワーも持っている。アステカの民族は中央メキシコのテスココ湖から藍藻類を収穫した。また西北アフリカにあるチャド湖の沿岸にすむアフリカの民族は何世紀も前に、乾燥した藍藻類が健康に良いことに気が付いていた。今日では、藍藻類の主要産地はハワイである。

スピルリナは藍藻類の一種で、鉄、B12、カルシウム、ナイアシン、カリウム、マグネシウム、ベータカロチン、その他のビタミンBの濃度が高いことで知られている。NASAの宇宙飛行士は、この栄養素を宇宙でのミッションにおいて栄養サプリメントとして使った。私はこのスピルリナがスムージーに加えるのにとても優れた材料となることを発見した。味が濃厚で健康によい栄養素をたくさん持っているからである。

今日までに、およそ一二〇〇件の査読済（専門家の評価を受けた）科学記事によりこの藍藻類と

スピルリナが評価されている。そのうち七〇件の記事がスピルリナのがん細胞に影響を与える効力に関するものだ。メリーランド大学医療センターの研究論文での言及によると、動物と試験管を使った実験によって「スピルリナは抗体、感染対抗タンパク質や、免疫を改善し感染やがんなどの慢性的疾患からの治癒を促すような細胞を増加させる」ことが示唆されている。メモリアル・スローン・ケタリングがんセンターは、藍藻類にはＤＮＡ変異に対抗する力があること、藍藻類がＮＫ（ナチュラルキラー）細胞を増加させることを指摘している。

スピルリナとその近縁のクロレラはマイクロバイオームの中のプロバイオティクスを増加させるだけでなく、腸内細菌の死滅を防いでいることを示す研究もある。放射線や、重金属（高濃度で飲料水に含まれるヒ素や魚類に含まれる水銀など）や毒素は、腸内のプロバイオティクスを破壊する。しかしスピルリナとクロレラがこのようなプロバイオティクスの枯渇から腸を守ってくれるのだ。査読論文誌、『エンバイロンメンタル・ヘルス・パースペクティブ』（Environmental Health Perspectives）に発表された研究論文では、クロレラは人間の体内のダイオキシンの無毒化を促し、放射線の被爆からも守るのではないかと指摘されている。

スピルリナとクロレラはどちらも栄養バランスが濃く、体内をきれいにして毒素を排出する働きをする。クロレラのタンパク質の量と、ビタミン、ミネラル、植物性栄養素の組み合わせを考えるとクロレラの方がスピルリナよりわずかに勝っている。一緒に使えばそのパワーが相乗効果を生む。ただし残念なことに、クロレラはその頑丈な外壁のせいで、消化するのが難しい。クロレラ・サプリメントを購入する場合、「細胞壁が割れているクロレラ」を選ぶようにしよう。それなら完全に吸収できる。

クロレラには健康へのメリットがたくさんあるのだが、私としてはスピルリナに軍配を上げたい。**というのも、ほぼ間違いなくスピルリナは地球上で一番栄養価が高い食物だからだ。もしも鼻腔炎にかかっていたり、体重を早く減らしたいと思っていたりするなら、スピルリナはそうした分野でも効果を発揮できる。**スピルリナはかゆみ、鼻水、充血、くしゃみなどを起こす炎症を抑えるという利点があるからだ。また体重を減らすことに関しては、スピルリナはタンパク質が豊富に含まれるため、食欲を抑えてもくれる。

スピルリナは、カンジダ菌の除去にも効果がある。『クリニカル・マイクロバイオロジー・レビュー』誌（Clinical Microbiology Reviews）に発表された論文によると、アメリカでは、カンジダ菌の増殖、つまり酵母菌感染は今日では多くの自己免疫疾患の顕著な兆候となっている。糖分が多く天然ではない原料を使った食事へのシフト、そして抗菌剤耐性、真菌薬の増加が原因で、酵母感染が非常に増加している。『ジャーナル・ド・マイクロロジー・メディケール』誌（Journal de Mycrologie Médicale）に発表された研究論文では、スピルリナは効果的な抗菌作用を持ち、その免疫増強特性のため、体内のカンジダ細胞の除去が促されることが示された。

健康問題や目標はどうであれ、毎日飲むスムージーに小さじ一杯のスピルリナを入れること、または評判のよいブランドのサプリメントの形でスピルリナを摂ることをお勧めする。

海で泳いでファージを取り入れよう

たとえファージという言葉を知らないとしても不思議ではない。ファージというのはバクテリオファージという単語から来た言葉だ。バクテリオファージとは、バクテリアを攻撃するが人間には害を与えない善玉ウイルスだ。ファージは、地上にある最も豊富にある生命体の形態の一つで、水や土中で簡単に見つけられる。

ファージ療法とは、病原菌に対抗できる有効なウイルスを使って行なう療法だ。この療法は二〇世紀前半には人気があったが、一九四〇年代に抗生物質が発見された後は下火になっていった。しかし医学界で抗菌剤耐性菌が突然注目を集めるようになると、ファージ療法の可能性に再び目が向けられるようになってきた。二〇一四年、米国微生物学会（ＡＳＭ）は抗生物質耐性に対抗する七つの方法の内の一つとして、このファージ療法を挙げている。

ファージはウイルスなので、感染治療に使用するのには抵抗感があった。当初の動物を使った実験では、ファージが特定の抗生物質耐性遺伝子配列を含む大腸菌の九九％を殺すことができることが明らかになった。二〇〇九年の人間を被検体とする実験では、ファージが耳の感染症の治療で効果があることがわかり、そのほかの動物実験では、やけどや嚢胞性繊維症、肺の疾患の治療に効果があった。

ファージは塩水に多く含まれているため、海につかることも「土を食べる」ための最善の方法の一つで、体内にほどよく混合されたミネラルと細菌を取り入れることができる。ニキビに悩む患者は、長いこと海で泳いだあとはびっくりするほど肌の状態が良くなったのだと語っていた。もし幸いにも海岸に近い場所に暮らしているなら、海に泳ぎに行くことが信じられないほどの癒しとなる。逆に海岸から遠く離れた場所に暮らしているのなら、プロバイオティクスやマイクロバイオームのバランスを整えるサプリメントでファージを摂ることができる。

酵母が消化機能を助ける

酵母もまた誤解されている微生物だ。細菌や真菌に善玉と悪玉があるのと同じように、酵母にも善玉タイプと悪玉タイプがある。

自分の口の中や消化管、直腸や膣で酵母が自然に産生されていることに、ほとんどの人は気づいていない。体内の土壌を強化する最善の方法は善玉の酵母を消化管内に取り込むことだ。**最良の酵母の一つは、サッカロマイセス・ブラウディという、人に優しい菌で、大腸と小腸の腸内フローラを修復し腸細胞の増殖を促す。**

サッカロマイセス・ブラウディは、消化機能を助ける菌として知られている。この名前はフランスの細菌学者アンリ・ブラールから来ている。ブラール博士は一九二〇年代にインドシナに旅行した。その地がベトナム社会主義共和国と呼ばれるようになるずっと以前のことだ。地元民がなぜ流行性コレラで亡くなっていくのかを調査するためだった。コレラは激しい下痢が特徴の病だ。研究中、博士は生き延びた患者がライチの皮から作ったお茶を飲み、下痢と戦うさまを観察した。興味を惹かれた博士は、ライチ果実を研究し、現地の人々の下痢を治す働きをした酵母を抽出するのに成功した。その酵母にはまだ名前がなかったので、博士は自ら名前をつけ、その酵母菌をサッカロマイセス・ブラウディと呼んだ。

その後の数十年間の研究で、ベトナムの地元民族が民間伝承として何世紀にもわたって知っていたこと、激しい下痢になったら、サッカロマイセス・ブラウディを摂ればお腹の中の病原菌を破壊してくれるという事実を確認した。この友好的な酵母はまた、鼓脹をも軽減し、腸壁の内側の粘膜を修復し、消化管の免疫機能を強化してくれる。

サッカロマイセス・ブラウディは、体内でプロバイオティクスのように機能するだけでなく、下痢に共通する原因の抗生物質の解毒剤でもある。私は、このサッカロマイセス・ブラウディが慢性の下痢の治療に大いに役立つだけでなく、旅行中などの急な下痢にも有効なことに気づいた。サッカロマイセス・ブラウディは、クローン病などの腸の炎症性疾患の治療に効果があることは証明されていて、炎症を抑えながら抗毒素、抗菌の効果もあることが分かっている。

酵母はまたニキビを消すことにも効果がある。『フォシュリッテ・デル・メディツィーン』誌(Fortschritte der Medizin)に発表されたドイツの研究論文によると、二重盲検法（訳注・薬や治療法などの性質を医師＝観察者にも患者＝被験者にも明らかにせずに行なう）の結果、プラシーボのグループでの二六パーセント程度に比べ、患者の八〇パーセントはニキビ症状が治るか、かなり改善した。

最後に、サッカロマイセス・ブラウディは酵母ではあるが、カンジダ・アルビカンスのような病原体酵母菌を破壊することも可能だ。研究者によると、サッカロマイセス・ブラウディは炎症を抑え、悪玉細菌や酵母を押し出し、その結果消化機能の改善と肌の状態の改善をもたらすことが明らかになっている。

ミネラル豊富なヒマラヤの土「シラジット」

もう一つ、栄養の原動力となる物質を紹介しよう。シラジットというこの物質は、濃厚でミネラル豊富な土で、インドとネパール国境のヒマラヤ山脈にある高地で見つかった。エベレスト登頂を目指す登山家をガイドすることで知られるシェルパは、このシラジットを食事の一部にしている。シラジットは少なくとも八〇種類の微量ミネラルを含んでいる。その中には私の好きなフミン酸とフルボ酸も含まれ、いずれも農業では土壌改良剤として普通に使われるものだ。**ミネラルと栄養価が高いことから、シラジットは天然のマルチミネラル・サプリメントとして人気がある。**世界で最も高い山々の連なりから得られるシラジットをサプリメントの形で摂れば、文字通り「土を食べる」ことになるだろう。

インドでは、シラジットは「弱さの破壊者」と呼ばれている。それはこのねっとりした樹脂状の漆黒（もしくはこげ茶色）の土が、期待以上のレベルで細胞にエネルギーと栄養を与えてくれるからだ。『サイエンス・オブ・トータルエンバイロンメント』誌（Science of Total Environment）に発表されたインドの研究者チームの研究論文によると、シラジットに含まれるフルボ酸はエネルギー代謝を刺激し、細胞膜を老化やがん、そして炎症性疾患の主な原因である酸化から守ることが明らかになった。

「土を食べる」こと、そしてマイクロバイオームを強化することに私が特に情熱を注いでいるのはなぜか？　それは、体を適正に機能させるには八〇種類以上の微量ミネラルを体内に持っていなければならないからだ。しかし現代生活における農薬や除草剤の散布などにより土壌の栄養が奪われてしまったため、こういった微量ミネラルの多くは私たちの体内から実質的に失われてしまっている。そして土壌の栄養が減っているということは、私たち自身も体が必要としているすべての微量ミネラルを得られないということだ。

ベントナイト粘土のうがいから始める

そして忘れてはならない。土を食べるもっともよい方法の一つは、粘土のかけらを食べることだ。ベントナイト粘土については第四章で述べた。私が患者にお説教していることを自分自身も実践しているかどうか疑問にお思いなら、答えはイエスだ。**実際に毎日ベントナイト粘土でうがいをしている！**　初めてこの変わった土を食べた時のことは忘れられない。この粘土によってどれほど助けられたか、感謝の言葉もない。

それは私が医学の勉強を終えたばかりのころだ。「孤児を訪ねる」というグループとともに医療活動を行なうため、ウガンダとエチオピアを訪れていた。いくつかの地元の孤児院を訪ね、そこで建設プロジェクトに参加したり子どもたちと一緒に過ごしたりした。このときのことは、私の人生で最も豊かな経験に数えられるだろう。

エチオピアに滞在中のある夜のこと、私たちは主催者に地元のレストランに案内された。そこで出されたのがエチオピア産の材料を並べた「ホット・ポット」だ。エチオピア風シチューで、変わったスパイスがいろいろ入ったソースに、食べたことのないような肉や野菜が入っている。かいつまんで言うと、この「ホット・ポット」が私の胃をめちゃめちゃにしたのだ。

私は土壌ベースのプロバイオティクス・サプリメントと小びん入りベントナイト粘土を持ってきていた。早速一日三回、スプーン一杯の粘土をろ過した水で飲み、プロバイオティクスのサプリメントも同時に摂った。するとすぐに気分が楽になったのだ。この療法を米国に向けた長い帰国の途につくまで一週間続けた。もしも小びん入りベントナイト粘土を持ってこなかったら一体どうなっていたことかと思っている。

もちろん、最初から「土を食べる」ことは簡単なことだとは思っていない。**だが、まずはスプー**

ン半分を水に入れて混ぜ、すぐに飲んでみてほしい。あるいはマウスウォッシュとして使ってもいいだろう。三〇秒間うがいして、粘土を吐き出し、きれいな水で口をすすぐ。粘土には健康によい多くのメリットがあり、たった一度で多くの土を取り入れるには非常に効果的な方法だろう。ただし、食べ過ぎてはいけない。粘土を食べ過ぎるとひどい便秘を起こすことになるからだ。

肉よりも骨に栄養がある

私たちの文化では、骨の上についた肉は最も低級な部位と長い間見なされていた。骨は単に残骸の一部にすぎず、残りの臓物と一緒に廃棄すべきものとされていた。プライムリブを除き、高価な肉の部位は骨とはほとんど接触しない。例えば骨なし鶏胸肉、フィレミニオン、ポーク・ヒレ肉などだ。**だが、かつては廃棄されていた「より汚い」部位、つまり骨や周りの腱や軟骨が、実は動物の肉のうち最も滋養効果があり、栄養豊富な部位かもしれないことに、私たちは今気づき始めている。**そしてそうした栄養素を利用し摂取する最も良い方法は、温かな骨スープを一杯飲むことだ。

牛、鶏、魚、ラムなど、すべての骨スープは、世界中のどの文化でも伝統的な食事のなかで欠かせないものだ。なぜなら、骨スープは栄養が濃厚で、消化しやすく、風味豊かでしかも癒し効果も高いからである。

骨スープあるいはスープストック作りは、一匹の獲物を使い尽くすために私たちの祖先が考えた一つの方法だった。骨と髄、皮や足、それに腱やじん帯をゆで、それから何日もかけて煮込む。こうして煮込むことで、骨や腱からコラーゲンやプロリン、グリシン、グルタミンなどの治癒効果のある化合物が排出される。これらの化合物は、関節リウマチやその他の関節の不調や、炎症性の腸疾患など、すべて直接リーキーガットに繋がる症状を改善することが分かっているものだ。『パソフィジオロジー』(Pathophysiology) 誌に発表されたある動物実験の結果、骨スープに含まれるプロライン含有ペプチドはリーキーガット症状のある動物の粘膜を修復することが分かった。

ウェストン・A・プライス基金の研究者チームの研究によると、骨スープにはカルシウム、マグネシウム、リン、シリコン、イオウなどのミネラルも、体内で吸収されやすい形で含まれていることが分かった。さらに骨スープにはコンドロイチンとグルコサミンも含まれている。この二つの化合物は、炎症、関節炎や関節の痛みを軽減する高価なサプリメントとして売られているものである。

ネブラスカ大学の医療センターによって行なわれた鶏ガラスープの研究では、スープに含まれる何が風邪やインフルエンザの治癒に効果があるのかが調べられた。その結果、鶏のスープを作るときに作り出されるアミノ酸が、呼吸器系の炎症を軽減し、消化を改善させることが分かった。また、さらなる研究により、免疫システムを助け、アレルギーや喘息のような病状を治癒する働きもあることも示唆されている。

どの骨スープにも含まれている食物コラーゲンは有効であるが、その有効性の度合いはまちまちだ。牛コラーゲンは1型、3型コラーゲンとしては最高で、皮膚、毛髪、爪に対して効果がある。

鶏肉のコラーゲンで、ヒトの軟骨にも含まれ、腸と関節に特に有効だ。そして魚コラーゲンはおらくコラーゲンの中では最高だろう。というのも私たちが体内で自身のコラーゲンを作り出すのを助け、体内の組織の九〇パーセントに含まれる1型コラーゲンのレベルを効率的に高めるからだ。

自分で骨スープを作る場合、骨だけでなく必ず肉と脂肪も一緒に調理することだ。そしてできる限り、有機飼料を与えられて放し飼いで育った動物の肉を使うようにしよう。リーキーガットを患う腸の内壁を「癒して密着する」のを促すため、私はたいてい骨スープを一日に一～二カップ飲むように勧めている。そして三つのタイプ（1、2、3型）すべてのコラーゲンを含むコラーゲンのサプリメントを摂ることも勧めている。コラーゲンパウダーはさらに、腸を癒すためのスムージーにタンパク質を加えるためのよい方法でもある。

「庭づくり」は体にも心にも良い

ドイツとスイスの主要都市では、町はずれにシュレーバーガルテンと呼ばれる広い土地の区画が見られる。シュレーバーガルテンでは都市の住民が約三×六メートルの区画を借り、週末に自分たちの手を汚して野菜畑や花壇の世話をする。多くのシュレーバーガルテンには小屋が建てられ、果物の成木が植えられ、白く塗られたフェンスがある。

庭を借りるという考え方は、アメリカの都市にも輸出されたが、まだ人気を博しているとはいえない。ほとんどの人は時間がなかったり、専門知識がなかったり、自分自身の食物を育てる土地がなかったりする。また、単に庭造りで自分の手を汚したくないという人もいる。けれど、このたった一つの趣味から、どんなに多くの利益が得られるか考えてみよう。

- 有機農産物が安く（ただで！）手に入る。
- 土に触って、匂いをかいで、味わう時間が増える。
- 土壌菌に定期的に接する。それも自分の裏庭で。
- 例えば季節の移り変わり、土壌の変化、戸外で太陽を浴びて過ごす時間など、自然のリズムとの繋がりが増す。
- 地元の花粉との接触が増える。
- 仕事をやり切ったというプライドが持てる。

庭づくりをしないとしても、毎日戸外で多くの時間を過ごすようにしよう。そして幼い子どもが裏庭で自分の作った泥のパイの味見をしても、きつく叱ったりしないでおこう。少しの土で子どもが死ぬことはない。たいていの場合、子どもはすでにいくらかの土は食べている。アメリカ環境保護局の報告によると、平均的な幼児（三歳以下）は一日小さじ一杯の土を食べているということだ。

それによって腸内細菌の多様化が進む。
土を食べることは、数千年にもわたってかつて人間が普通に行なってきた行為なのだが、それが今日ではとても難しいものになってしまった。私たちは自然界との接触をどんどん減らしてきた。そして私たちの食べるものは、食品売り場の棚に並べられる前に実質的に除菌されている。また農業科学分野の「進歩」によって、私たちには環境汚染と土壌の劣化という遺産が遺された。同時に、パーソナルケア製品からテフロン加工の調理器具まで、多くの検証されていないイノベーションによっても有害な化学物質が環境に放たれてしまった。

次の章では、いかに多くの新しい発明や毒素が私たちの健康を支えるという点で逆効果を生んできたかを見ていく。ただ、いいニュースとしては、昔から行なわれてきた簡単な方法をとることで、マイクロバイオームの細菌数を増やし腸を守ることができる、ということだ。

Chapter7

便利さの代償

便利さの代わりに土から離れてしまった

前章で述べてきた腸に害を与える食物の多くは、便利さと利益という二つの極めて単純な理由で、私たちの摂る食物の中に導入されてきたものだ。

多忙で働き通しのライフスタイルのせいで、便利な食品に対する需要が高まってきた。食品メーカーは積極的にその需要に応え、たいていはより高い利益を得るために、健康に与える影響を無視した食品を提供するようになった。

残念なことに、私たちはこの二つの要因のせいで、体を健康に保ち現代生活の要求に応えるのに必要な、加工されていない地産地消の食物から一層遠く離れていくことになった。そして今の文化の中では、便利さの追求が習慣化している。**便利な食品への依存度が増すにつれ、健康に良くない「便利な」製品をさらに取り込んでいる。**今日の私たちは、日々の生活の中で、かつてないほど多くの環境毒素に触れているのだ。こういった毒素は、私たちの食糧供給、環境、そして家庭の中にさえ存在し、私たちの健康を様々な方法で脅かしている。日常のこうした毒素が、私たちの生活や腸にどのような影響を及ぼしているのかを見てみよう。

数年前のこと、私は妻のチェルシーとイタリアのフィレンツェを旅行した。フィレンツェで私たちは料理教室に参加し、その一環としてサンロレンツォ市場での買い物ツアーに出かけた。

騒々しい市場の屋台の様子やにおい、それに地元のシェフが、イタリア語でポモドーロといわれるサン・マルツァーノ・トマトを念入りに調べる様子、それらを見たり感じたりできたことは信じがたいほど貴重な体験だった。この地元産トマトは素晴らしい風味と舌触りから、「金のりんご」ともいわれている。この料理教室で私たちが学んだ最も重要なレッスンの一つは、ほとんどのイタリア料理は新鮮なトマトソースから始まる、ということだった。

そしてもう一つは、イタリア人は自分たちが使うのにちょうどよい量のトマトソースしか作らないということ。どんな料理を作るにせよ、その料理に使うためだけのトマトソースを作る。なぜなら冷蔵庫の中には余ったソースを保存するスペースがないからだ。冷蔵庫の大きさは、ほとんどが、アメリカでは大学の学生寮の各部屋に取り付けられている程度のものなのだ。

こうしたイタリアの小型の冷蔵庫とおいしいトマトは、土とテーブルや食べ物の質と生活の質という互いの関係を理解しているイタリアの文化を反映している。ヨーロッパ諸国の多くでは、新鮮な食べ物が当たり前なことで、特別ではない。実際、遺伝子組み換え穀物の食糧への混入は、多くの国で完全に禁止されている。ヨーロッパ人にとって標準の農産物とは、地元の農家からの直送で、体にいい土由来の有機物で覆われ、たくさんの抗酸化物質や豊かな風味を持つものなのだ。

対照的に、アメリカ人が普通の食品雑貨店で食糧を買うと、それは何千マイルも離れた場所から出荷された農産物や畜産物を食べることになる。そうした食品は有害なレベルのホルモン剤、抗生物質、農薬にまみれている。それが現代アメリカの工業化された農業では、もはや標準となってしまった。**私たちの食糧が、公衆衛生の観点からではなく利益追求を目的として生産されているため、何か変わるたびに私たちは土からどんどん遠ざかり、有毒な泥沼にはまり込んでしまうのだ。**

冷蔵庫と電子レンジの危険な誘惑

冷蔵庫と電子レンジは食物の栄養価と構成を変えてしまった。それも悪い方に、である。**農産物は、収穫された後は急速に栄養価を失っていく。**

ペンシルベニア州立大学の研究によると、ホウレン草は、室温ではわずか四日後、冷蔵庫では八日後に葉酸とカロテノイドの四七パーセントを失ってしまうことが分かった。カリフォルニア大学デービス校の研究では、野菜は摘み取られてから一週間以内に、ビタミンCの一五~七七%を失うことが明らかになった。輸送や保存期間中に、新鮮な果物や野菜からその他数十種類の栄養素が急速に失われてしまう。それらの栄養素は空気や光や熱に敏感に反応しやすいからだ。農産物を腐りやすい生鮮食品と呼ぶのには理由がある。

ほとんどのアメリカ人と同じように私も、袋入り有機ホウレン草を一旦冷蔵庫に入れれば、少なくとも一週間、場合によってはもう少し長くおいても大丈夫だろうと思っていた。しかしその有機ホウレン草は、販売センターに到着するのに五日かかり、食品店で二、三日ストックされ、さらに冷蔵ケースでもう一、二日置かれるのだ。そして、私がようやくそのホウレン草を選んでショッピングカートに入れると、それまでにいったいどれほど多くの重要な栄養素が永遠に失われてしまっただろう？

本当の問題――食糧に含まれる殺虫剤とＧＭＯ

米議会上院が国内の土壌の質の劣化についての調査を行なったとき、次のような報告がなされた。「食物について危機的な事実が明らかになった。果物、野菜、穀物などは、必要な栄養素をもはや十分含んでいない広大な土地で育てられていて、そのため、そうした農産物をどんなに食べたとしても、我々は栄養不足に陥ってしまう」

この報告書が出たのは一九三六年のことだ。

米国農務省は、一九九九年までの五〇年間で、四八種類の野菜と果物について、タンパク質、カルシウム、リン、鉄、ビタミンＢ２およびビタミンＣの含有量が「確実に低下」したことを明らかにした。一二種類の新鮮な野菜（例えばブロッコリ、キャベツ、ニンジン、タマネギ、クレソン、ケールなど）において、カルシウムの平均値は二七パーセント低下、ビタミンCの値は三〇パーセント低下した。この低下は非常に大きい。**例えば私たちの祖父母がたった一つのオレンジを食べて得たのと同じ量のビタミンCを得るには、私たち自身は八つのオレンジを食べなければならないということなのだ。**

科学技術や農業技術がこれほど進歩したにもかかわらず、土壌の健康状態は悪化の一途をたどっている。今日の土壌に含まれるミネラルの量は、百年前に比べ八五パーセントも少なくなっている。農業に携わる人々がこうした失われた栄養素を積極的に補給しなければ、食物に含まれるミネラルの量は減り続けていくだろう。

このような食物の栄養不足の張本人は、土壌の消耗だ。攻撃的な農業法によって、ミネラルや栄養素が土壌からそっくりそのまま剥がされてしまったのだ。業界は、土壌を自分の力で再生させようという実証された方法を使うのではなく、成長が早く、害虫への抵抗力の高い農産物の生産を目指した。その結果、農産物の栄養価は、世代を追うごとに、前の世代よりも低くなってしまったのだ。

こういった農業のやり方のせいで、世界中で土壌のミネラルと栄養素が失われてきた。栄養豊富な土壌の表面層はあと四八年しかもたないとの推測もある。

ある意味、ミネラルは私たちの健康にとってビタミン以上に欠かせないものだ。ミネラルは体内で作ることができず、そのため食事から摂ることが不可欠なのだ。食物に含まれるミネラルは農産物が育てられる土壌から供給される。健康的な土壌はまた、私たちの健康に不可欠な特定のビタミン、天然抗生物質、アミノ酸や植物化学物質（ファイトケミカル）の供給源でもある。もし今農業の方法を変えなければ、これまでの歴史が語るように、今後何世代にもわたって悪影響を及ぼすことになる。歴史的に見れば、土壌の表土から栄養素がなくなったまさにそのときに、文明全体が滅んできたのである。

フィレンツェで料理したサン・マルツァーノ・トマトのことを、地元のシェフは世界で最高のトマトだと考えている。甘みがあって香りがよく、皮が厚くて種が少ないこのイタリア産トマトは、米国で商業生産されているものよりもはるかにおいしく感じられた。

従来のトマトは、アメリカ産だろうと隣のメキシコ産だろうと、まだ赤くならないうちにツルからもぎ取られ、市場に送られる途中で熟成させられる。今日のトマトは、植物遺伝子学者に操作されて特定の性質を持つようになっている。**つまり、店に着くころまでに赤くならなければならないため、硬い状態を維持する必要があり、長距離輸送に耐えるような硬い皮でなければならない。味や栄養は？　残念ながら市場トマトの基準にはなっていない。**

『サイエンス』誌に発表された研究論文によると、トマトの色を一様に赤くする遺伝子が別の遺伝子、つまりトマトの糖分と香りを生み出して、香りのよく栄養価の高い、風味豊かなトマトにする遺伝子の働きを止めてしまうと報告された。米国農務省、農業調査局のジェームス・J・ジョバンノーニは、『サイエンス』誌の研究論文の著者でもあるが、この何世紀にもおよぶ近代的トマトの開発の結果を「想定外の結末を持つ物語」と呼んでいる。三千億ドル規模の米国農業は、トマトや他の農産物を産地からショッピングカートへ、最も効率的で利益を生む方法によって流通させることを目的としている。

従って、消費者は確かに低価格の恩恵は得られるが、その分の代償も払わなければならない。つまり、薄味で水っぽいトマトや、本来あるべき栄養素が欠けた果物や野菜を食べなければならないのだ。

アメリカの農家では、昆虫や害虫を除去しようと、殺虫剤、除草剤、除菌剤が簡単に使われている。その結果、化学物質が農産物に残留し、それを食べることで肝臓や消化器に害を及ぼす。科学雑誌『プロスワン』(PLOS ONE)に発表された二〇一四年の研究論文によると、農薬のクロルピリホスに接触した動物は、腸の内壁の密着結合部分に変化が現れ、腸内細菌が漏れ出して脾臓に入り込んでしまうことが分かった。臨床的観点からいうと、こうした農薬によって脾臓が被害を受けると、健康状態を下降させる悪化スパイラルが起こり、酵母の過剰増殖から貧血のような血液の症状などを引き起こす。この研究の結果は、高濃度の有機リン系農薬が食物から直接血流に吸収され得ることも示唆している。こういった影響が家畜に対してこれほど明白であるとすると、私たちが家畜と同じ穀物や野菜を食べれば、あるいはその家畜自体を食べれば、私たちの体には一体どんなことが起こるというのだろうか?

二〇一五年後半、ＥＰＡは、クロルピリホスなどの農薬は健康に悪影響を及ぼすため、農業での使用を禁止する提案を出した。残念なことに、現時点（訳注・二〇一六年現在）ではまだ農薬が使われている。

遺伝子組み換えにはノーと言おう

ＧＭＯ（遺伝子組み換え生物）もまた、近代の大型農業が引き継いだ進歩の一つであり、微生物の健康に害を与えるものだ。ＧＭＯに関する物語は、モンサントという企業が一九七四年に開発した除草剤、ラウンドアップから始まった。モンサントはミズーリ州セント・ルイスを拠点とする巨大な農業バイオテクノロジー企業だ。ラウンドアップはグリホサートという成分を含み、これは雑草を除去する力がとても強く毒性の強い除草剤だ。二〇一五年には、世界保健機構は「グリホサートにはおそらく人に対しての発がん性がある」と宣言した。フランスのリヨンに本部のある国際がん研究機関（ＩＡＲＣ）もグリホサートとがん発症に関する多くの研究論文を査読し、その結果同じ結論に達した。

ここからラウンドアップの話はもつれてくる。一九八〇年代と九〇年代の初頭、モンサント社の研究者たちはラウンドアップに対する特異的免疫性または耐性を持つ作物の開発に力を注いでいた。モンサントはラウンドアップの売り上げを落としたくはなかったのだ。**技術開発部門のスタッフがラウンドアップに耐性のある作物を開発できれば、その結果除草剤に強い換金作物だけが残ること**

になり、ラウンドアップはさらに自由に農地で使われるようになるはずだと考えた。

そうして第一号のGMO作物ができたのだ。一つの有機体、たいていは変異ウイルスから遺伝子を取り出し、その遺伝子を作物のDNAに挿入することで、モンサント社の研究者たちは、これまでよりも背が高く、大型で密度が濃く、ラウンドアップに耐性のある作物を作った。

一九九六年、モンサント社は最初の耐ラウンドアップ作物である大豆を、次いで一九九八年にはトウモロコシを市場に導入した。それ以降、こういったラウンドアップ耐性／GMO作物はまるで山火事のように広がっていった。**わずか二〇年間に、米国産の大豆の九四パーセント、トウモロコシの八九パーセントがラウンドアップ耐性／GMO作物となった。**九〇年代後半からは、綿、テンサイ、キャノーラなど、さらに多くの作物が遺伝子組み換えとなり、広範に取り入れられるようになった。

さて、現在は「スーパーウィード（超雑草）」が農地に増えている。この雑草によって作物収量が減少したため、耐ラウンドアップ雑草に対抗するためにさらに毒性の強い除草剤が使われるようになった。二〇一三年にMITの研究者たちが『インターディシプリナリー・トキシコロジー』（Interdisciplinary Toxicology）に発表した論文の中で、グリホサートは「セリアック病を引き起こす最も有力な要因である」と宣言した。二七〇件以上の研究論文が引用され、過去数十年にわたり、セリアック病（そして多数の他の自己免疫疾患）が四倍も増加したことと、この農薬がいかに関わっているかを述べている。

それでも、ラウンドアップは相変わらず使われている。

今農家に払うか、後で薬屋に払うか

現状では、ほとんどのアメリカ人は、五分の四がGMOの穀物や果物や野菜で、農薬がかけられ栄養が失われた土壌で育っている食物を食べているのだ。そしてアメリカ全体でリーキーガットの罹患率が急上昇しているのを見て、私たちはいったい何をなすべきなのだろうか？　私は次の二点の実行を提案したい。

1　有機栽培の地元産食物を選ぶ。

2　発酵、発芽食品を摂る。

有機食品を選択するということは、添加物、充填剤や理科の教科書に出ているような長くて舌を噛みそうな名前の成分を含む加工食品にさよならすることだ。また、従来の方法で生産されている果物や野菜、肉や酪農製品を次のようなものに取り換えていくことも意味する。

・化学農薬、除草剤、殺虫剤を使っていない、有機栽培の果物や野菜や穀物

・牧草を飼料とし抗生物質や成長ホルモンを与えられていない家畜を原料とした乳製品や肉
・有機成分の材料を使った袋詰めのアマニ・クラッカーや発芽玄米パンなどの食品

実際のところ、有機食品を探すのは以前よりも簡単になっている。ファーマーズマーケットが一番のお勧めだが、ホールフーズ、スプラウツ、トレーダージョーズのような自然食品系の店でも十分手に入れることができる。クローガー、パブリクス、セーフウェイのような従来の食品雑貨店でも有機食品は販売されているし、世界中に販売網を持つ大型チェーン店、ウォルマートでも、最近は有機乳製品や農産物を置いている。

ところでコストはどうなのか？ **私の友人ジョーダン・ルービンは「今農家に支払うか、後で薬屋に支払うかだよ」とよく言っている。**確かに、有機食品の値段は高い。普通の食品のおよそ二五パーセント以上も高いこともある。とはいえ、健康な体を得るためにはこれ以上の投資はない、と私は思っている。

有機食品の上質の味が買い物の習慣を変えるほどでおいしいわけではない場合、栄養価の点で有機食品がいかに体にいいかを考えてみよう。『ジャーナル・オブ・アプライドニュートリション』(Journal of Applied Nutrition) に発表された研究論文では、二年間にわたって、リンゴ、ナシ、ジャガイモ、小麦そしてトウモロコシを有機栽培したものと従来の方法で栽培したものそれぞれに含まれるミネラル含有量が比較、分析された。その結果、有機栽培したものの方が、それぞれ次のように高い値を示した。

・カルシウム含有量は六三パーセント
・鉄分は七三パーセント、マグネシウムは一一八パーセント
・モリブデンは一七八パーセント
・リンは九一パーセント
・カリウムは一二五パーセント
・亜鉛は六〇パーセント

有機食品を買って食べることが、リーキーガット発症を抑える最も確実な方法だ。さらに、加工食品、白砂糖や従来の酪農製品を除去することこそ、腸を破壊するような汚染物質を避けるために不可欠なのだ。

発酵という昔ながらの知恵

冷蔵庫が初めて登場した百年ほど前までは、誰も農産物を一度に何週間も保存できるとは思わなかった。食物には長い保存可能期間はなかった。そもそも食品保存期間などというものはなかった

からだ。**かつて人々は果物や野菜は旬の間に食べた。そしてそれ以外の月日を生き延びるため、発酵という方法を使って果物、野菜、乳製品を保存したのだ。**

ナターシャ・キャンベル博士は著書『ガット&サイコロジー・シンドローム』（Gut and Psychology Syndrome）の中で、発酵の長い歴史を語っている。

「伝統的食生活を見ると、あらゆる伝統的な文化では食物を発酵させていました。かつて人々は乳製品、穀物、豆類、野菜、果物、肉、魚まで、ありとあらゆるものを発酵させました。九月になってキャベツが食べ頃になると、それを発酵させました。おそらく最初の一、二か月は新鮮なキャベツを食べたでしょう。しかしその後、十か月間は発酵させたキャベツを食べたのです。当時は人々が毎日食べるあらゆる食物のほとんどが発酵食品でした。そして発酵食品を口に入れるたび、何兆個もの善玉菌も同時に食べていたのです」。

発酵の方法は実際のところ、とても単純だ。例えば、キャベツからプロバイオティクス豊富なザワークラウトを作る方法をお教えしよう。ザワークラウトは、ファクト・ファーメンテーション（訳注・事実上の発酵）と呼ばれるプロセスで作られる。すべての生きた植物、果物、野菜の表面には有益な細菌が棲んでいる。キャベツの表面に棲むそういった細菌の一つが乳酸菌（ラクトバチラス）だ。ヨーグルトに含まれる細菌と同じタイプである。

ザワークラウトを作るには、千切りキャベツ、水、塩を蓋つきの気密性ガラス容器に入れるだけでいい。蓋は空気が出るよう少しだけ開けておく。それを室温で三日から十日間ねかせる。乳酸菌は糖分を食べる性質があるため、その間はキャベツの中の自然の糖分を菌が食べ、それが乳酸に変わる。乳酸は天然の保存料の働きをして、ヨーグルト、ケフィア、ザワークラウトのような発酵食品に酸味を与える。実に簡単な仕組みだ。必要なのは、キャベツと水と塩、それにガラス容器だけなのだ。

発酵したキャベツは長期に保存できるだけでなく、新鮮時のキャベツに比べ、ビタミンCやBの含有量が増え、同時に生きた乳酸菌やその他の善玉菌も多く含んでいる。

この発酵の過程で、細菌や酵母菌はタンパク質をアミノ酸に、脂肪を脂肪酸に、複合糖類をグルコースなどの単糖に分解する。有益な化合物が新たに構成されるのもこの期間だ。とくに、腸の内壁に栄養を与え、健康な腸内細菌バランスを維持するプロバイオティクスが作られるのだ。

このような発酵には食品を保存する以上の働きがある。それは食品の栄養をさらに体に吸収しやすくすることである。ザワークラウトの場合、同じ量の生のキャベツに比べビタミンCの量が二〇倍もある。発酵プロセスを経ると、キャベツがザワークラウトになるだけでなく、ぶどうジュースはワインになり、穀物と水はビールに、いろいろな野菜はピクルスに、牛、ヤギ、羊の乳はケフィアやヨーグルト、チーズなど、様々な乳製品になる。

最も広く食べられていて、善玉菌が豊かに含まれる発酵食品を、いくつか挙げてみよう。

●**ケフィア**　ケフィア（正しくはキーファと発音する）は、何世紀もの間ヨーロッパやアジアでは薬として処方されてきた。ケフィアは牛、ヤギまたは羊の乳から作られる発酵飲料だ。私が最もよく口にする食物の一つで、毎週地元のファーマーズマーケットでヤギの乳のプレーンなケフィアを買う。それに生ハチミツを少しとひき割りフラックスシード（亜麻をくだいたもの）を入れて飲む。私の患者にはヤギの乳から作ったケフィアを勧めているが、牛乳のケフィアもいいだろう。羊の乳のケフィアはさらにいいのだが、市場で見つけるのがかなり難しい。乳製品のアレルギーがあれば、代わりにココナッツミルクのケフィアを試してみてほしい（注・様々なブランド名で売られているケフィアを買うときには注意が必要だ。たいてい牛乳から作られているが、過剰に甘みがついていて、添加物も多い。成分表を必ず確認すること）。

ケフィアが世界で最も多く微生物を含む食物の一つであることは間違いない。微生物多様性が高く、一回摂る量のケフィアには十種類から三四種類の菌株が含まれている。ケフィアはヨーグルトに似ているがより液体に近く、たいていのファーマーズマーケットや自然食品店で約一リットル入りのボトルで売られている。この酸味のある発泡性の飲み物は、自然に存在する細菌や酵母の含有量が高く、乳成分内のラクトースを分解する（そのためラクトース不耐性の人にも適している）。ラクトース不耐性の人が多い原因はいろいろあるが、そのうちの一つは、現代の酪農方法によって有益バクテリアや酵素が死滅してしまうということがある。『アメリカ栄養士会会報』(Journal of the American Dietetic) に掲載された研究論文によると、ケフィアはラクトース吸収障害を持つ成人のラクトース消化能力と耐性を改善することが明らかになった。

●ヨーグルト　ヨーグルトについての研究は長い。その有効性として知られる腸内フローラを改善し、最も主要なプロバイオティクスの二つの天才菌、ラクトバチルス菌とビフィズス菌の働きを通して免疫システムを活発化することは、顕著な特徴として挙げられている。私はヨーグルトよりもケフィアのほうが好きだが、ヨーグルトもやはり最も優れたプロバイオティクス食物の一つに挙げる価値はある。一般的に人気が高いため幅広く受け入れられており、アメリカではヨーグルトの生産は七〇億ドル産業の一部となっている。昨年だけで六百ものヨーグルトの新製品が市場に売り出されたのだ。ほとんどのメーカーは抗生物質をたくさん含む穀物やトウモロコシを餌に従来の方法で育てた牛から絞った牛乳を低温殺菌し、それを原料にしている。牧草で育てた、できればヤギ、そうでなければ羊、最後に牛の乳から作ったヨーグルトを探そう。

●生のチーズ　牧草で育った牛、ヤギ、羊の乳から作った生のチーズは特に、サーモフィラス菌、ビフィズス菌、ブルガリカス菌、アシドフィラス菌などのプロバイオティクスを多く含んでいる。生のチーズとは、低温殺菌されていないミルクから作ったチーズということだ。ミルクをおよそ七〇℃で三一秒間加熱すると（低温殺菌処理）、ミルクは殺菌され、たくさんのプロバイオティクスを破壊するだけでなく消化酵素まで破壊する。低温殺菌によりミルクは体内でさらに消化されにくくなり、炎症性腸疾患に結びつくことが多い。だから低温殺菌乳製品はお勧めできない。法的に認可されている州においても、生乳を目にするのはなかなか難しい。三〇の州では生乳の販売に対して様々な制限がある。一方、生のチーズはどの州でも購入できる。というのもチーズは六〇日以上で熟成するからだ。生チーズは自然食品店や健康食品の店では、どこでもすぐに手に入る。

●ココナッツ・ケフィア　ココナッツ・ケフィアはココナッツ・ウォーターとケフィア粒を含む発酵食品だ。乳製品の代用としてすぐれていて、従来の乳製品ケフィアにあるプロバイオティクスの一部と同様の微生物を含んでいるが、摂る量は少なくてすむ。ココナッツ・ケフィアも自然食品店でふつうに手に入るが、冷蔵が必要なため、目立つ場所では売られていない。ココナッツ・ケフィアは風味がよく、特に少量のステビアと、水、ライムジュースを加えるとおいしい。

●ザワークラウト　ザワークラウトには長い歴史がある。千切りキャベツを塩漬けし、野菜自体の水分で発酵させたもので、中国の万里の長城を建設した労働者によって数千年も前から行われてきたといわれている。しかし今日では、ザワークラウトという名前がドイツ語で「酸っぱいキャベツ」という意味を持つことから、ドイツで生まれたと広く考えられている。アメリカにあるドイツ料理店の主なメニューであるザワークラウトは、その苦みのせいであまり好まれていない。残念なことである。

この発酵キャベツは有機酸、ビタミンCや消化酵素が多く含まれているうえ、ラクトバチルス菌のような自然な乳酸菌のすぐれた供給源だからだ。私はよくキャベツやキュウリをマーケットで買い、自宅でザワークラウトや発酵野菜を作る。基本的に必要なのは、大型のガラス容器と水と塩だけだ。（より詳しい作り方は一九五ページを参照）。

普通はプロバイオティクス食品の代表としてピクルスを勧めるのだが、店に売っているブランドのピクルスは、大量生産されるザワークラウトと同様に避けるべきである。どちらも自然に発酵させたものではないからだ。

●**キムチ**　この食品はザワークラウトとはごく近いいとこ同士のようなものだ。韓国が原産地で、近頃徐々に人気がでてきている。キムチは、白菜にニンジン、ニンニク、ショウガ、タマネギ、海塩、赤唐辛子粉、チリペッパー、魚醤を混ぜ、混合物をおよそ三日から二週間発酵させて作る。キムチは実に辛く韓国の国民食となっていて、韓国人はキムチをほとんど毎食事ごとに出す。このピリ辛の塩漬け白菜は、国民の間で感染症や呼吸器系の疾患に効果があると広く認められている。さらにうれしいことに、ラクトバチルス菌だけでなく、ビタミンA、B、Cも多く含まれている。また、研究によって、キムチは心臓疾患、糖尿病やメタボリックシンドロームの発症リスクも下げることが分かっている。『ジャーナル・オブ・メディシナル・フード』（Journal of Medicinal Food）に掲載された二〇一三年の研究論文によると、毎日キムチを食べた被験者は総合的なグルコース値、コレステロール値、ＬＤＬコレステロール（または「悪玉」コレステロール）の値がわずか一週間で大幅に下がったことが示された。

●**納豆**　日本では、納豆は夕食や朝食で白いご飯にかけて食べる。納豆は発酵大豆から作られ、とても強力なプロバイオティクス、枯草菌を含んでいる。様々な研究の結果、枯草菌は免疫システムを活性化し、心臓血管系を健康にし、ビタミンＫ２の消化を助けることが分かっている。ビタミンK2は、体内で最も必要な場所、特に骨や歯にカルシウムを運びこむことで、骨密度を高める働きをする。また、『ジャーナル・オブ・デイリーサイエンス』誌（Journal of Dairy Science）に発表された研究論文によれば、納豆の枯草菌は免疫機能を高める可能性もある。完全菜食主義者（ビーガン）は納豆を食事に加えることを考えるべきだ。というのも、このプロバイオティクスが豊富な食品は、ビタミンB12を含み、肉や乳製品を摂らない人にとっては、最もタンパク質含有量の多い植物由来の食物の一つだからだ。

●**味噌**　味噌汁は、アメリカにある日本料理店で必ず出されるスープだ。味噌は発酵大豆、米、または大麦から作られ、納豆よりも口当たりがいい。消化器系を刺激し一日の活力を与えてくれると信じられているため、日本では朝食時に出されることが多い。

味噌の発酵の過程でコクのある複雑な旨みが生み出さる。この旨みは「第五の味覚」（甘味、酸味、塩味、苦みに続く）として知られている。

●**コンブチャ**　このトレンディーな飲料に興味を持っている人は多い。外国風の名前のついた濁った飲み物は、紅茶または緑茶に、有機砂糖または蒸留したサトウキビ液少々と、「コンブチャキノコ（訳注・日本語では紅茶キノコが近い）と呼ばれる培養菌を混ぜたものだ。このコンブチャキノコは、菌と酵母からできたパンケーキ状の塊で、コンブチャの瓶の中で不思議な小さな塊として浮かんでいることがある。

中国が原産で、グラニースミス・アップル（訳注・スミス夫人が開発した歯ごたえがある酸味の強いりんご）

のような酸味があり、多くの有効成分を含んでいる。その長いリストには、善玉菌やアミノ酸、ビタミンB類や酵素が含まれ、やや泡立ちのあるサイダーのような味がある。まだ一度もコンブチャを試したことがないなら、最初はちょっと驚くかもしれない。また、その酸味に慣れるのに少し時間がかかるだろうが、一度はこの発酵飲料を試してもらいたい。多くの苦情もあるが、コンブチャには、消化を助けたり、活力を与えたり、また肝臓の解毒など、健康への効果がある。

●クワス

クワスは東欧にルーツがある発酵飲料で、その起源は古代にまでさかのぼる。クワスはコンブチャほど受け入れられていないが、少しずつ人気が出てきている。ロシアが原産といわれていて、伝統的にライムギまたは大麦を発酵させて作られてきた。そのため、この飲料にはマイルドなビールまたはエールの風味がある。ただしアルコールは含まれていない。

近年、クワスはビーツで作られているが、ビーツは非常に広範な栄養的特徴を持つ優れた食品だ。発酵の過程でビーツの健康への効果がさらに高められ、栄養素が体内で吸収されやすくなる。ビーツやその他の例えばニンジンなどの根菜で作ったクワスを購入するには、オンラインショッピングに頼る必要があるかもしれない。

最後に、その他のプロバイオティクス豊富なお気に入り食品について述べたい。有機材料を使った発酵系の食品を購入するのなら、それもプロバイオティクス食品に含むことができる。例えば、ピクルス、リンゴ酢、ケチャップ、ショウガの酢漬け、パンの材料となる発酵生地用古代穀物などだ。こうした普通の食品でも、発酵すると善玉菌のコロニーができ、それによって免疫システムが強化され、血液から不純物が除去される。

パンは「発芽」のものを選ぼう

発芽させるプロセスもまた何世紀もさかのぼる古いもので、穀物や種を消化しやすくするだけでなく、含有栄養素を体内で吸収しやすくする。発芽によりフィチン酸と呼ばれる化合物が不活性化される。フィチン酸は多くの種の外被に含まれるもので、ミネラルと結合すると腸に悪影響をあたえる。そしてミネラルの血流への吸収を妨げてしまう。フィチン酸は典型的な栄養阻害物質で、穀物、種、ナッツ、豆類、豆果類に存在する。それ以外の栄養阻害物質には次のようなものがある。

・ポリフェノール。ポリフェノールは、酵素、タンパク質、植物系食物に含まれるデンプンとともに、銅、鉄、亜鉛、ビタミンB1が健康的に消化されるのを抑制する。

・酵素阻害物質。酵素阻害物質は適切な消化を妨害し、胃腸の調子を狂わす。また、消化障害を起こすだけでなく、アレルギー反応や心の病の原因ともなり得る。

・レクチンとサポニン。これらは胃腸管を刺激し、関節痛や発疹のような免疫反応を引き起こす。

栄養阻害物質には保護特性もあり、植物を昆虫や害虫から守る。捕食者が植物に含まれる栄養阻害物質を摂取すると、気分が悪くなる。同じように、人間が栄養阻害物質を含む穀物や種、ナッツを食べると、胃腸反応が植物内のビタミンやミネラルを消化する能力に干渉する、というのは納得できる。

フィチン酸のような栄養阻害物質の効果を中和するためには、種や穀物の発芽を経て発酵させるとよい。そのためには、穀物、ナッツ、種、豆果、豆類を水に浸け、その後乾燥させるという処理を経る。そうすることで食物はより消化しやすくなり、体にすべての栄養分を取り込めるようになる。『クリティカルレビュー・イン・フードサイエンス&ニュートリション』誌（Critical Reviews in Food Science and Nutrition）に発表された医学論文によると、「発芽穀物の種と発芽していない穀物の種を比較した場合、発芽していない種はタンパク質含有量が低く、一定の必須アミノ酸が欠乏し、タンパク質やデンプンの有効性が低く、一定の栄養阻害物質が存在する」ことが分かった。

発芽穀物は、グルテン過敏性の人々にとっても消化しやすい。『ジャーナル・オブ・アグリカルチャー&フードケミストリー』（Journal of Agriculture and Food Chemistry）に発表された研究で、研究者は最長一週間、小麦穀粒を発芽させて、段階ごとに状態を分析し、グルテン濃度と栄養価の変化を観察した。その結果、小麦を発芽させるとグルテンタンパクは十分に減少し、一方で食物繊維は五〇パーセント増加した。

パンを選ぶときには、ラベルに「発芽」という文字を探そう。私はパンをそれほど頻繁には食べないが、食べるときにはエゼキエル四：九パン（訳注・旧紀聖書の中に記されている食材でつくられたパン）にする。これは非常に食物繊維質の含有量が多い。**有機発酵生地を使ったパンは、健康によく、しかも栄養価も高い。**

家庭に溢れる化学物質

農業という産業（または「ビッグＡｇ」）は、自分たちが従来から生産してきた食物を食品雑貨店やチェーン店向けにさらに適合する商品にしようと努力する中で、これまで見てきたように、有毒な農薬を使って完璧な外見を持つがあまりおいしくないトマトを生産してきた。しかしこのような毒素に加え、この五〇年間に、ほとんどテストされていない化学物質が八万種類以上環境に導入されてきた。それらはすべて、進歩という名のもとに取り入れられ、私たちを土との共存からさらに遠ざけてしまっている。プラスチックを使って残り物を包み、それを冷蔵庫に入れる。フライパンをごしごし擦らなくてもいいようにテフロン加工のフライパンを買う。そして油であげたり汚したりしなくてすむように、ポップコーンを電子レンジに入れる。

このような多量の化学物質が組み合わさって、微量な毒素への接触が繰り返される。それは毎日、細胞レベル、全身レベル、あるいは遺伝子レベルでも蓄積され、さらに腸内細菌にも及んでいる。第三章で紹介した幼い患者のブレークを覚えているだろうか？　ブレークの炎症に大きな影響を及ぼしたのは彼の食生活だった。しかし皮膚の症状やリーキーガット症状の原因はそれだけではなかった。母親が家で使っていた業務用洗浄剤がブレークの体内に毒素をさらに加え、腸の状態をいっそう悪化させたのだ。

食べるものだけでなく、触れるものにも注意することを忘れてはいけない。押したり、叩いたり、こすったり、突いたりするものすべてから、微生物やその他の分子が流れ出し、それらが皮膚の細孔を通って素早く体内に吸収され、直接血流に入る。私たちの最大の臓器である皮膚は免疫システムの防御の最前線だが、同時にその免疫システムによって化学物質の攻撃に傷きやすくもなってしまう。

環境ワーキング・グループ（ＥＷＧ）によれば、女性は平均して毎日一二種類のパーソナルケア製品を使い、一方男性は六種類使う。平均的なお手入れ製品には、石鹸、デオドラント剤、歯磨き剤、シャンプー、ヘアコンディショナー、リップクリーム、日焼け止め、ボディーローション、シェービング用製品（男性用）、メークアップ製品（女性用）などがある。子どもがいる場合には、おむつ用クリーム、シャンプー、ローション、日焼け止めなどを、子どもにつける前に自分の手に塗ってみるだろう。パーソナルケア製品を使うだけで、女性は毎日平均一六八種類、男性は八五種類の化学成分に接触している。また、キッチンや家の周りを掃除するときには、食器洗い洗剤、洗濯洗剤、床磨き剤、家具磨き剤、ガラスクリーナーなどにも接触する。これらの接触が体内のマイクロバイオームや腸の内壁への毒素の攻撃の機会となってしまうのだ。

労働衛生研究所の調査では、パーソナルケア製品とクリーナー製品に含まれる二九八三種類の化学物質が分析され、次のように結論付けられた。

・八百種類以上が毒素。
・ほぼ八百種類が急性毒性、つまり急激な反応を引き起こした。
・三一四種類が体内の生態系に生物学的変異を起こした。
・三七六種類が皮膚と目への刺激の原因となった。
・一四八種類が実験動物で腫瘍を発生させる可能性があった。
・二一八種類が妊娠中の合併症の原因となった。

過剰毒素はリーキーガットの主な原因の一つだ。腸が炎症を起こすと、密着結合部分が弱まって、食物粒子、環境化学物質や細菌廃棄物によって傷つけられやすくなり、それらが消化管から漏れ出し、体内に入って移動する。最も問題の多い家庭用毒素をすべてリストアップすれば、おそらくそれだけで一冊の本になるだろうと思われるので、ここでは一般的なものを幾つか挙げておこう（次ページのリストを参照）。

先ほど述べたように、これは単なるリストの一部にすぎない。考えてみれば、私たちはこれらの七つの化学物質とは毎日接触する可能性が高いわけだし、さらに日々使う製品には他にも数十種類

ラウリル硫酸ナトリウム(SLS)とラウレス硫酸ナトリウム(SLES)

シャンプーや多くの化粧品、歯磨き剤、ヘアコンディショナーの90パーセントに含まれ、表面活性剤として知られている。表面活性剤とは製品の表面張力を弱めるものだ。こういった毒素は一週間近く肌を刺激し続けることがあり、炎症を起こしたり健康な肌の油分を損なったりする。『インターナショナル・アーカイブス・オブ・アレルギー&イミュノロジー』誌(International Archives of Allergy and Immunology)に発表された研究論文によると、カナダの研究者たちは表面活性剤への接触により粘膜層の透過性が著しく高まり、密着結合部分が開かれ、分離してしまうことを明らかにした。

パラベン

パラベンもまた、ローション、シャンプー、シェービングジェル、メークアップ、その他多くのパーソナルケア製品に共通して含まれていて、体内に簡単に吸収されてホルモンバランスに影響を与える。それが原因の乳がんや男性生殖器障害の発症リスクについて、研究も進んでいる。

フタル酸エステル類

これらの化学物質は、化粧品、ヘアスプレー、ムース、芳香剤などの保存期間を延ばす。フタル酸エステル類は肝臓、腎臓、肺を損傷し、体内で毒素を処理する能力に影響を与える。この有毒化学物質は年間およそ4.5億キログラム以上も生産されている。

VOC

揮発性有機化合物(VOC)は、神経毒性のある石油系化学物質で、香水、アフターシェーブローション、衛生用品、シャンプー、家庭用クレンザー、空気清浄剤に含まれている。

DEA

ジエタノールアミン（DEA）は、乳化剤、シャンプー、歯磨き剤、バブルバスの発泡剤として使われる環境ホルモン化学物質で、動物実験では胃がんや食道がんと関係があるとされてきた。ヨーロッパではDEAの使用は禁止されているが、米国ではまだ許可されている。

トリクロサン

これについては以前にも触れている。環境保護局は、トリクロサンを農薬であると分類しているが、それは「活性成分」として知られていて、抗菌石鹸、ボディーウォッシュ、歯磨き剤に含まれている。トリクロサンは体内組織に蓄積されて腎臓や肝臓組織にまで及ぶことが証明されている。それにもかかわらず、細菌汚染を減らすまたは防ぐため、多くの消費者製品に添加されている。トリクロサンはまた、キッチン用品や家具、衣服やおもちゃにまで、幅広い製品に含まれている。2004年には、英国の研究者が、この化学物質とのほんの2回の「亜致死量」の接触で、つまり損傷はするが死滅させるほどではない量の接触で、大腸菌O157を抗生物質耐性にしてしまうことを明らかにした。一旦耐性を得た大腸菌は、多くの他の抗菌剤にも抵抗力を持ってしまったのだ。大腸菌が耐性を持った抗菌剤には、クロラムフェニコール、エリスロマイシン、イミペネム、テトラサイクリン、トリメトプリムやその他多くの殺菌剤も含まれる。その後の10年でいったいどこまで行ったのかと不安になる。

塩素

塩素は公共水道システムや裏庭のプールでも普通に使われていて、多くの家庭用クリーナーにも含まれている。『ウォーターリサーチ』誌（Water Research）に発表された最近の研究では、塩素水は既知の細菌の間で抗生物質耐性を持つものを増やすだけでなく、新たな抗生物質耐性遺伝子の数も増やしていることが明らかになった。そう、その通りだ。私たちが飲んでいる水も抗生物質耐性の進化を積極的に促している。

もの化学物質が含まれているのだ。**私たちは、こうした潜在的に有害な毒素への接触を最小限にすることを目指すべきだ。**

エッセンシャルオイルを使って問題解決

私が患者に勧めている清潔な状態を保つこと、適切にしかも過剰にならずに衛生用品を使う方法の一つは、エッセンシャルオイルなどの天然の植物由来の製品を選ぶことだ。こうした香りのよい化合物は、穏やかな抗菌作用のある植物から抽出されたものだ。例えば、ティーツリーオイルは、メラレウカとも呼ばれ、今日までに三二七件の医学研究がなされ、穏やかで局所的な抗菌剤としての効果が証明されている。ほんの少しのティーツリーオイルを水、またはココナッツ油に加えれば、ドラッグストアで見かける鮮やかな色のジェルよりも、ずっと安全な手の消毒液になる。

エッセンシャルオイルは、木の皮、花、果実、葉、種、あるいは植物や樹木の根から直接抽出されたものだ。蒸発プロセスでオイルを蒸留し、水分から分離させる。こうして得た高度に濃縮されたオイルは、たとえ一滴でも健康にとって強い効果を持っている。「高度に濃縮された」という表現を使っているのは、わずか四五〇ccのラベンダーオイルを抽出するのにラベンダーの花が約六七・五キログラム必要だし、一五ミリリットル入りのローズのエッセンシャルオイルの小瓶を満たすのには赤いバラの花びらが約二九キログラム必要だからだ。ということは、ローズのエッセンシャルオイルの小瓶は一本千ドルもする！　エッセンシャルオイルの小瓶を購入するとき、こういった信じがたい比率について思い出してほしい。

エッセンシャルオイルの粒子は非常に小さく、細胞に浸透しやすい。その粒子は野菜やナッツから作られる脂肪油の粒子とは違っている。脂肪油の粒子はずっと大きく細胞に浸透できず、エッセンシャルオイルのように治療に用いられることはない。**植物油を肌につけると毛穴を詰まらせてしまうが、エッセンシャルオイルは肌によく吸収され、直接皮膚内まで浸透する。**

エッセンシャルオイルを使って歯磨き剤からトイレクリーナーまであらゆるものを作る方法については、パート４の「イート・ダート・レシピ」を参照してほしい。

環境に優しい「化学反応」を起こそう

環境毒素から身を守るために、次の方法から始めることができる。それぞれの具体的なやり方については、本書のパート２を読み進めればさらに理解いただけるだろう。

・有機食品は最も健康に良い食品だ。殺虫剤や除草剤を使わずに育てた野菜や果実、あるいは抗生物質やホルモン剤を使わずに生育された動物を原料とする食物からエネルギーを得れば、決して間違いはないだろう。

・発酵食品は単に食品を保存するだけではなく、腸に必要なプロバイオティクスを取り入れるための優れた方法だ。ザワークラウトやニンジンの酢漬けや、キムチなどの発酵野菜は、腸に有益な微生物を供給してくれる。

・液体に漬けて発芽させてみる。穀物、ナッツ、種、豆果、豆類は液体に漬けて発芽させると、ビタミンCやビタミンB2、B5、B6の豊富な栄養源に変貌する。

・自家製のパーソナルケア製品、スキンケア製品や家庭用クリーニング製品を使って居住空間を「変身」させることを検討する。シンクの下の棚や洗面所の棚の中身を取り出して、有毒な製品を無害な製品と取り換えよう。無害な製品はEWGのウェブサイトで推奨されているし、行きつけの自然食品店に置いてある。

これほど有害物質にあふれた社会に住んでいては、たしかにストレスが多いに違いない。**残念なことに、ストレス自体がリーキーガットの原因の一つになっている。**次の章では、腸の神経系が、腸の健康にどう影響するか、そして自分自身で気を付けてゆったりとした気分になることが腸の修復にはとても効果的であることなどを見ていこう。

Chapter8 ストレスの多い生活

心と腸は繋がっている

リーキーガットの最大の（そしてたいていは見過ごされている）原因の一つは、感情的、精神的なストレスだ。ストレスによって私たちは病気になり、心が消耗し、考えられるあらゆる病の症状をも悪化させてしまうことがある。実際、医者にかかる患者の七五パーセント以上がストレスに起因した病気を患っていて、そのうちの多くが腸に関連している。

これは決して偶然ではない。**心と体の関係は哲学ではなく、生物学的な事実だ。**腸内の微生物は、神経細胞と相互に連絡し合っていて、さらに脳腸軸といわれるものを介して脳とも常に連絡し合っている。この軸の中心にあるのが迷走神経だ。迷走神経は背骨に沿って延びる神経の束で、腸全体の神経系の一億個のニューロンを髄質部分で脳の基部と繋げている。こういった繋がりこそが、「胃の中の蝶」、つまり、興奮したときのあのざわざわした感覚や、またはストレスがあるときに感じる「お腹をけられたような」感覚の原因だ。

このような腸と脳の直接的な繋がりに加え、数百万個の腸の神経——まとめて「第二の脳」と呼ばれている——は、それ自身の受容体を持ち、短鎖脂肪酸といった一定の腸内細菌や代謝物質の存在に反応する。この第二の脳は、体内のセロトニン（充足感を伝える神経伝達物質で不安やうつ的な気分を和らげるものとして知られる）の九〇パーセントを、体内のドーパミン（興奮、学習、報酬と関連する神経伝達物質）の五〇パーセントを作り出す。

腸内細菌バランスが崩れると、病原菌がこれらの神経伝達物質の産生を様々に妨害し、気分を落ち着かせるのに必要な栄養素を貪り食ったり、ホルモンやビタミンの合成を妨害する有毒化合物を分泌したりする。こういった神経伝達物質を最適レベルで産生できないと、ストレスが高まったり、慢性的な怒り、依存、不安、うつなどの心の健康被害を終生受けやすくなったりする。

このようなメカニズムは途切れることのないフィードバック・ループとして働く。つまり善玉菌が少なければ少ないほど、よい神経伝達は減り、ストレスへの反応がさらに顕著になる。そしてストレスホルモンが多く産生されればされるほど、炎症も悪化し、さらに胃の内壁を損傷し、リーキーガットの発症の可能性も高まり、病原菌や酵母菌の過剰増殖レベルが高まるのだ。二〇一四年、『ガット』誌に発表された研究論文によると、感情的または心理的なストレスがリーキーガットや炎症性腸疾患の発症リスクを大きく高めることが分かった。短い期間にストレスを受けただけでも、それがリーキーガットの引き金となったり悪化させたりすることがある。ある研究で、ストレスの多いイベント（この場合は公共の場でのスピーチ）へのストレス応答が調査された。被験者のコルチゾール値を測定して、その後腸の状態を評価する、というものだった。その結果、ストレスへの反応として最も多くのコルチゾールを放出した被験者には、腸の透過性にも最も多くの変化が見られた。

私の母の場合、がんの診断とリーキーガット症状を引き起こした主な要因は、母が慢性的なストレスを受けやすい傾向にあったからだと私は考えている。彼女は三人の子どもの母親であり、特別支援学校の教師として週に五日間働いていた。その上愛情深い妻、そして熱心な母親として、子どもたちの放課後の課外活動への送り迎えをし、ほとんど毎日夕食を作り家事もこなした。

思い返してみると、母がどうやってすべてをこなせたのか分からない。二度目のがん診断が出てからようやく、母は私のアドバイスに従って食事を変え、同時にストレスを減らすために生活習慣も変えた。母は二つの戸外での（「土」を中心にした）お気に入りの趣味、つまり乗馬とガーデニングに、より多くの時間を割くことにした。加えて、次のようなことを日常生活に取り入れた。

- 働く時間を減らし、最終的にはパートタイム教師として週に二〇時間だけ教えることにした。
- 日曜日を休みにした。
- 毎日三〇分運動をした。
- マッサージ治療を受けた。
- 自然の中を長時間散歩することにした。

・父と一緒に愉快な映画を見ることにした。

母にとっては、自分自身を解放することは心の中の大きなハードルだった。けれども一旦決意して、自然との繋がりを持ち、慌ただしい日々から離れる時間を作ってセルフケアを始めると、母の体調は大きく変わった。

生活のペースを落とすことは難しいかもしれない（私にもよく分かる！）。誰でも生産的な時間を過ごしたいと思っている。**しかし気を付けないと、容易に自分自身を限界点まで追い込んでしまう。実際、腸こそが、そんなストレスの恐ろしい影響を最初に受け取る場所の一つなのだ。**そして一旦腸の内壁が破壊されると、その結果炎症が起こり、それが次のストレス反応を悪化させてしまう。

慢性的なストレスの影響を受ける人々

慢性的なストレスは健康に有害である一方、私たちは体内のストレス応答のおかげで生きている。私たちの先祖は命の脅威と出会ったとき、それと戦うか、あるいは逃げだすかして対応してきた。そのようにして子孫を残すのに十分な時間生きながらえてきたのだ。もしストレスがなければ、私たち人類も恐竜とともに滅んでいただろう。

ＨＰＡ（視床下部下垂体副腎）システムが脅威に対して反応し、ストレスホルモンを放出、そのホルモンが体に戦いへの準備を促す働きをする。ストレスホルモンのアドレナリンとコルチゾールが体内にあふれ、血圧、呼吸、心拍数が上がる。グルコースが血流に放出されてエネルギーを準備する。そして、あらゆる消化器、免疫システムの機能が抑えられるか一時停止し、自分の体が目の前の事態だけに集中できるようになる。

現実的な危機に直面すると、人がとる動作にはこうしたプロセスが有効に使われる。戦うにしろ逃げるにしろ、身体の活動を通してアドレナリンやコルチゾールを燃やし、スピードを上げるために余剰グルコースを使うのだ。一旦危機が去ると、ドーパミンが放出される。これは課題を切り抜けたことに対する脳からの報酬だ。その後、余韻に浸りながら休息したり、愛する人たちと時間を過ごしたりすることによって安らぎを得ただろう。そうした行動はすべて、代謝やホルモンのバランスの回復を助けたはずだ。

現代では、多くの人にとって、この「戦うか逃げるか」は、緊急事態に対処するメカニズムではなく、初期設定の動作モードなのだ。だからたぶん、「プレッシャーがあった方がうまくいく」とか「締め切りがあることで成長する」と考えたりするのだ。**私たちはいわばアドレナリン・ジャンキーで、やる気がわいてくるノルアドレナリンの急増と、その結果のドーパミンの放出がなくては生きていけなくなっている。**私たちの体はすぐにこうした状況に順応し、かつて祖先が文字通り命を懸けて戦う（または逃げる）のに必要とした生理反応と同じ反応を、より些細でそれほど緊急ではない引き金によって引き起こしてしまうのだ。交通渋滞に巻き込まれたり、長い列で待たされたり、会議がなかなか終わらなかったり、子どもを学校に迎えに行くのが遅くなったときにも、ストレスホルモンが体中にあふれてしまう。

そうした結果、私たちの体は常に戦いに備えている状況におかれてしまっている。一方で、このようなストレスホルモンを追い払うこともほとんどないし、気持ちを落ち着かせてバランスを回復するための修復活動もめったに起こさない。ストレスの多い出来事の後に、自分自身の気持ちを静めたり、休息をとったりもしない。その代わり、次のストレスの多い行動に移るのだ。そして体は、常に緊急性の低い状態にあるというメッセージを受け取ることになる。

このようなパターンは、良くない習慣や自信を持って物事に対応できないことが原因で突然出てくるわけではない。**人によっては、生まれた時から、または幼いころからこういったパターンが備わっていることもある。**幼少期のトラウマによってストレスが与えられると、それに反応してより多くのコルチゾールを放出するようなシステムができることがあるのだ。動物実験によって、これが腸の透過性（または肝臓や脾臓への病原菌の移動さえ許してしまう）のパターンを幼いころから確立しうることが示唆されている。

また、幼いころのマイクロバイオームの微妙な変化が、体内の健康的なＨＰＡ軸または脳と体のつながりを妨害する場合もある。このシステムが完全に成熟できない場合、脳から内分泌系へ、または脳から免疫システムへの通路の反応が生涯にわたって変わってしまうこともある。家族関係のストレスが少ない、あるいは早期からバランスのとれたマイクロバイオームを持つような人は、もう少し簡単にストレスをかわすことができる可能性がある。しかしその一方、子どもの頃の家庭生活が混乱に満ちていたり、幼児期に気がかりな腸内細菌の方が多かったりすると、成長してコルチゾールをより多く放出するようになったり、ストレス反応性のさらに深刻な炎症に一生を通じて苦しめられたりする。

ストレスが腸内細菌バランスを崩す

それでは仮に、穏やかな子ども時代を過ごし、腸には善玉菌が棲んでいるとしたら、それで大丈夫なのだろうか？　確かに慢性ストレスを受ける頻度は低いだろう。

しかし一生の間に、いつ脳と体の繋がりが妨害されるとも限らないのだ。これらのストレスが誘因の化学反応は腸の透過性に影響を及ぼすが、それに加えて、すでに説明した抗生物質の使用やその他の腸を傷つける要因によっても腸内細菌バランスが崩れ、機能障害のストレス応答を受けやすくなる。そして、忘れてはならないのは迷走神経だ。脳と腸内微生物とを相互に直接繋げている迷走神経は、常に警戒を怠らない。スピーチをするのを怖がっている人たちの例を見てきたように、心理的ストレスは、それが短期のものだろうと長期のものだろうと、「神経質な」微生物をえり好みして腸の細菌の構成を変えることがある。

こういった理由で、ストレスの多い出来事、例えば家族の死、失業、離婚、その他のトラウマがしばしば自己免疫症状の引き金となってしまう。数えきれないほど多くの研究によって、うつ病が過敏性腸症候群、慢性疲労症候群、線維筋痛症、慢性痛、依存症、インスリン抵抗性、肥満などの症状と関連していることが明らかになっている。**このような極度のストレスが引き金となったホルモンの変化は、病原となる悪玉菌の増殖を促し、有益なプロバイオティクスを減らしてリーキーガットの罹患率を高める。**

そして、「神経質」な微生物が体内のいたるところに広がることになる

このメカニズムは常に一巡して戻ってくる。私たちはすでに、ストレスの多い段階が、健康的な習慣に及ぼすドミノ効果を見てきた。ストレスが多くなると、しばしばジャンクフードを食べたくなり、栄養の乏しい食生活を送るようになる。こうしたジャンクフードは腸壁とマイクロバイオームに大打撃をもたらす。睡眠も十分とれなくなり、それが免疫システムに破壊的な影響をもたらし、その結果炎症が悪化する。炎症は有毒な代謝物の産生に結びつき、脳の機能に直接影響を及ぼす場合もある。それによって神経過敏になったり、不安感を持ったり、人付き合いが悪くなったりする。

血中のコルチゾールの過剰は、塩酸の放出や消化酵素の活性を大きく減らし、腸が栄養素を吸収する能力を妨害する。腸の神経細胞は通常体内のセロトニンの九五パーセントを産生するが、その神経細胞から栄養が奪われ、そのため、気分をよくしてくれる神経伝達物質を合成する手段がなくなる。善玉菌は飢餓に陥り、病原菌が押し寄せてくる。すると消化が悪くなり、気分も悪くなり、さらにストレスを深めることになる。

このようなストレス―炎症―リーキーガットを結ぶサイクルは、どこで始まるにせよ、永久に繰り返されて回り続ける。ただありがたいことに、このようなメカニズムの多くは逆転が可能で、私たちはどこでこのサイクルを止めるかを選ぶだけでいい。

覚えておいてほしい。**腸と脳の連絡経路は双方向に働くということを。腸は脳に話しかけ、脳は腸に話しかける。**この問題は経路のどちらの端からでも対処できる。

善玉菌を強化し、リラックスする

このようなサイクルを止める方法の一つに、善玉菌の強化がある。**研究によると、発酵食品を食べたりプロバイオティクスサプリメントを摂ったりすることで、ビフィドバクテリウム・ロンガムのような善玉菌を増やせば、不安感やストレスを実際に抑制できることが証明された。**ビフィズス菌インファンティス35624は、セロトニンの前駆体であるトリプトファンの血中レベルを上げるということが明らかになっている。ヨーグルトの乳酸菌を産生する細菌はGABAも産生するが、GABAは、バリウムやその他のベンゾジアゼピンのような抗不安剤が標的にしているのと同じ神経受容体を活性化する。

『米国科学アカデミー紀要』（Proceedings of the National Academy of Sciences）に発表された興味深い研究によると、平均的なヨーグルト一カップに含まれているのと同じ量のラクトバチルス・

ラムノサス（訳注・乳酸菌の一種）を食べたマウスのコルチゾール値は半分に減少したことが分かった。マウスはこのプロバイオティクスを摂取した後に、不安を引き起こすテストを受けたが、動作はより大胆になり、神経質な動きは少なくなった。そういったマウスの行動は、以前に抗うつ剤を投与されたときに観察された状態と同様だった。

この研究論文が二〇一一年に発表された後、人間を被験者とした実験も行われ、同じような結果が得られることが分かった。コリック（疝痛《せんつう》）を持つ乳児から、ストレスの多い仕事に関わる人々や深刻な自己免疫疾患の患者まで、どの被験者もプロバイオティクスによってマイクロバイオームを変えると、それぞれの症状が和らいだのだ。二〇一五年の薬理学の研究では、ストレス管理にはプレバイオティクスでも同様の影響を与えられることが分かった。三週間にわたって毎朝プレバイオティクスのサプリメントを与えられた女性は、実験が終わった時点で開始時よりもコルチゾール値が下がっていた。行動テストでは、被験者は以前ほどイライラした様子が見られなくなり、一連の単語を与えられると、ポジティブな単語により注目するようになり、ネガティブな単語にはさほど注意を払わなくなった。その効果は明らかだ。腸に栄養を与えれば心にも栄養が与えられるということだ。

フィードバック・ループを断ち切るもう一つの方法は、ストレスの原因と戦うことだ。意識的に、慎重に、すり切れた神経を和らげていく。迷走神経は、脳と腸の相互通信を促進するものであり、同時に、副交感神経系（ＰＮＳ）、別名「休養と消化」システムへの直通ラインでもある。ＰＮＳ

は戦いまたは逃亡の反応から身体を回復させるのを助ける。つまりコレステロール値を下げ、血圧を下げ、血液を消化管に戻す働きをするのだ。私たち人間は、実際よりも多くの時間をＰＮＳモードで過ごすことができるような仕組みになっている。このＰＮＳモードにいると、穏やかな充足感や、愛する人々との喜びに満ちた関係を楽しめるようになる。

ＰＮＳを助けるような行動を選ぶことで、神経系全体を穏やかにすることができる。**つまり慢性的ストレス応答を抑制するように、例えば集中的な運動、瞑想、祈りなどの行動を行なえば、まさに体に教えることができるのだ。**意識的に内なる静寂の空間に心を集中させれば、その時のストレスを減らせるだけでなく、将来にわたって心や神経系を強化することができる。研究により、ＰＮＳを調整すれば関節リウマチなどの自己免疫疾患の炎症反応を抑えられることが分かっている。

そのほかのリラックスした行為でもＰＮＳを調整できる。長く深い呼吸や身体の接触（例えば親しい友人からゆっくりと抱きしめられるなど）は迷走神経に刺激を与え、ＰＮＳの機能を補助することもある（私たちが赤ちゃんに対してよくやるように、上唇に指をあてて「バブ、バブ、バブ」といった音を出すだけでもＰＮＳを刺激することがわかっているのだ！）。

どんなリラックス行為でもいい。それによって安心感や平穏な気持ち、満足感で満たされるのなら、同じような効果が得られるに違いない。こういった癒しの行為やその他自分で工夫した方法を実践し、定期的に、理想的には毎日ＰＮＳを働かせれば、それによって神経系全体がストレスからさらに早く回復する方法を徐々に学んでいき、物理的、感情的、精神的な弾力性が増していくだろう（ストレス応答を癒すための方法の詳細は、次のリストを参照のこと）。

ストレスを管理することはつまり、自分自身のライフスタイル、自分の感情、そして問題を解決する方法について責任を持つということだ。自分自身が一歩を踏み出して針を動かそうとしなければ、ストレス・レベルやリーキーガットの症状もそのままの状態を続けてしまう。けれど一旦慢性ストレスから脱却しようと決意すれば、自分自身ストレスを言い訳にしようとする傾向が減ってきて、より健康的な方法を見つけようとしていることに気づくだろう。

今日から始められる定期的なストレス解消

ストレス解消については第十章でより詳しく説明するが、例えば次に述べるようなストレス解消手段を今日からでも始めてみよう。

- **ラベンダーオイルとエプソムソルト**（訳注・海のミネラルの結晶でできたバスソルト）**入りのお風呂に入る。**熱いお風呂にラベンダーオイルを二〇滴とエプソムソルトを一カップ加え、二〇分間ゆったりと浸かる。入浴後は暖かいカモミールティーをコップ一杯飲む。カモミール、イラクサの葉、タンポポのハーブティーを飲むと、落ち着いた気持ちになる。
- **毎日少なくとも三〇分運動する。**ピラティス、ヨガ、バレエ・エクササイズ、ウェイトトレーニング、スピンクラス（訳注・サイクリングマシーンを使ったエクササイズ）、インターバル・トレーニング、ランニング、ウォーキング、または水泳など、好きなものを選ぼう。どれでも大いにストレス解消になるはずだ。意欲を高めるために、家族や友人、または友人グループと時間を決めて一緒に運動する約束をしよう。

●**少なくとも一日十分間静かに座る。**瞑想、祈り、またはイメージを思い浮かべることによって心と体からストレスをなくそう。ガイド付きの方法を選んでもいいし、自分自身でやってみてもいい。人生の中の良い体験のすべて、感謝の気持ちを感じるすべてを積み重ねていくことでその想いを実践していけば、健康へのより深い効果が得られるだろう。

●**仕事をひと休みして、人との付き合いの時間を作る。**決まった時間に仕事場に行くことになっているのと同じように、一週間のうちに「お楽しみの時間」または「リラックスする時間」をスケジュールに入れる必要がある。休息をとらない仕事人間では、肝臓に悪い。例えば土曜日や日曜日に、毎週必ず一日は休日を作ろう。

●**自然の中を散歩して深呼吸する。**少なくとも三〇分戸外を歩こう。そして意識的に深呼吸し新鮮な空気を吸って肺をきれいにしよう。五秒間鼻から息を吸い、そのまま三秒間息を止め、そして五秒以上かけて口から息を吐き出す、深呼吸の練習をしよう。

●**何事もやりすぎない。**生活のペースを落とすため、できることは何でもやってみることを強く勧めたい。それはなにも公園のベンチに座ってぼんやり通り過ぎる人々を眺めていることではない。

ただ、短期的に「人生」で近道をしようとすると、長い目で見れば大きな代償を払わなければならなくなるものだ。少し休んで、活力を再び満たす時間を持とう。

●何らかの栄養補給を考える。しばらくの間自分を限界まで追い込んでいたとしたら、そうした自分に対処していくために必要な栄養素のうちのいくつかが欠乏している可能性が高い。そこで、毎日の食事に、ビタミンD、ビタミンB12、それにオメガ3脂肪酸のサプリメントを加えることを考えてみよう。慢性的に緊張状態にあるときには、私たちの体はこういった栄養素をより多く必要とする。そのため、うつ状態やストレス、不安感などの症状を改善するために、こうした栄養素の補給が重要な役割を果たす（そして忘れてはならないのは、戸外での時間を増やすと同時に、ビタミンDと少しの土を摂ることだ）。

ストレス・レベルを下げれば、すべてのことがやりやすくなる。次の章では、いかにして現代の薬物治療が、私たちをそういった伝統的療法から遠ざけてしまったかを見ていこう。

Chapter 9 薬物大国

喋れない子どもを変えた食事

ジューンと息子のベンが私の所へ来たのはベンが六歳の時だった。ベンは学習障害と自閉症と診断されていた。ジューンによると、ベンは二歳になるまでは普通に成長していたという。そして二歳のときに耳の感染症にかかった。

その翌年、抗生物質を次から次へと大量に投与された。しかしどの薬も、ベンの感染症を抑えることはできなかった。

ベンは六歳になっても、イエス、ノー、ママ、の三語しか話せなかった。

ベンがおもちゃの自動車を診察室のテーブルに並べるのを見ながら、私は食事や生活を少し変更するようジューンに提案し、それについて話し合った。ジューンは私からの出動命令を携え、診察室を出て行った。そして二週間後、意気揚々と再び診察室にやってきた。

「例のプログラムを試してほんの数日後の午後、息子の寝室に入っていくと、私の方を向いて生まれて初めて一つの文章をしゃべったんです」とジューンは言った。「あの子がしゃべったんです、本当に。この二週間で、たった二語から四〇語までしゃべれるようになったんです」。

ベンの治療はまだ進行中だった。ベンの知覚の問題で、食べ物には極端な偏食があった。初めて受診したころはチキンナゲットだけ、それも特定の一つのメーカーのものしか食べなかった。

まず私たちが取り組んだのは、グルテンフリーで乳製品を含まない食事への移行だった。ベンの偏食のせいで、それには多少の調節が必要だった。けれどジューンは食生活の変更を忠実に実行していった。一緒に協力して、有機鶏肉と、「パン粉」の代用にアーモンド粉を使ったホームメードのチキンナゲットを作った。ベンはフレンチフライも食べるので、徐々にサツマイモのフライに変えていった。それもココナッツ油と海塩を使って作ることにした。ベンはスムージーも飲むようになったが、これは助かった。というのも、ベンに気づかれないでいろいろ違った食材を混ぜ込むことができたからだ。スムージーには果物、コラーゲンパウダー、プロバイオティクスパウダー、それにココナッツミルクを混ぜた。そしてたまには、ニンジン入りの鶏ガラスープも何とか飲んでくれた。

このようにベンの食べられるものはそれほど多くはなかったが、以前に比べるとかなりたくさんの栄養を摂れるようになった。だからこの作戦は大成功と判断した。**何を食べているのかよりももっと重要なのは、何を食べていないのかということだった。**ベンの場合は、それまで彼の腸をさんざん傷つけてきたグルテンと乳製品を食べていないことが重要だった。

ベンが錠剤をのみ込めるようになるとすぐ、プロバイオティクスのカプセル、消化酵素、魚油それにビタミンB複合剤の投与計画をスタートした。ジューンは、イート・ダートの根本原理に真剣に取り組んだ。自宅にある家庭用洗浄剤をすべてエッセンシャルオイルのものに変えた。自宅にはエッセンシャルオイルのディフューザーがあり、ベンの周囲に心静まる環境を整えようと、私たちは一緒にエッセンシャルオイルのブレンドを作り出した。また、フランキンセンス（乳香）、ベチバー、カモミールとシダーウッドをブレンドし、それをベンが学校へ行く前に首に塗り込んでやった。学校で落ち着いて勉強に集中できるようにと考えたからだ。

私は五年間にわたってベンを見続けた。つい最近、食品雑貨店で、偶然にジューンと出会った。そのとき、この頃ベンは調子がいいのよ、と報告してくれた。**ベンへの診断は、かつては中度から重度の自閉症だったが、今では高機能性自閉症／アスペルガー症候群の亜型へと変わっていた。**そして通う学校も、最初の適応学校から近隣の一般学校に移り、フル・インクルージョン（訳注・障害のある子どもも生涯を持たない子どもと一緒に教育をうけること）のクラスに入ることもできた。ジューンは言う。

「今日のあの子を見たら、少し変わった子ぐらいにしか思われないかもしれませんね」

それでも私は、治療の途中で泣き崩れたジューンの様子を決して忘れないだろう。ジューンは、これまでベンの治療にあたった小児科医や、耳の感染の時の耳鼻咽喉科医師に対する怒りをぶちまけたのだった。彼女は涙ながらにこう言った。「どうしてあの人たちにはわからなかったの？　心配だって伝えたのに。**息子がどんどんおかしくなっていくって言ったんです。それなのに、あんな**

にたくさんの抗生物質を処方して、何の影響もないって、どうして思ったのかしら?」

私たちは薬品の危険性を知らない

腸に対する五つの爆弾のうちの最後のひとつは、多分一番ひどいものだ。

驚くなかれ、リーキーガットの一番の原因は、この現代の医療システムなのだ。**処方箋医薬品は、いわば現代医学の兵器工場の中の最強の兵器で、栄養素を簡単に破壊し、腸の内壁を傷つける。**つまり、こうしたすべての化学合成薬品がリーキーガットを引き起こす原因なのだ。

アメリカで最も広く使われている薬品が、必須のビタミン、ミネラル、抗酸化物質、プロバイオティクスを私たちの体から奪っている。そのために私たちは、疲労、うつ、痛みといった誰もが持っている症状を引き起こし、それがより重篤な病にも繋がり、さらに処方箋薬品が追加されることになる。ところが、我々はそういったことを理解していない。

こうした健康状態の下降スパイラルの最も劇的な例は、アメリカにおける処方箋鎮痛剤依存症の広がりだろう。線維筋痛症、狼瘡、MS(多発性硬化症)といった自己免疫疾患が原因の慢性的な痛みからの解放を求めて、私たちは簡単にこうした薬剤に手を延ばす。これらの薬剤は、体内の腸をはじめとする様々な部位にあるオピオイド(訳注・麻薬様物質)受容体に作用し、腸のぜん動運動を妨害し、消化酵素の放出を阻害し、消化を困難にしてしまう。オピオイドに依存する人々はGER

D（胃食道逆流疾患）や胃酸の逆流、ひどい便秘を患う傾向にあり、その結果、長期に下剤を服用することになってしまう。

しかし残念なことに、非常に危険なこうした薬は、実はその効果があまり長くは続かない。デンマークの研究者が、長期間のオピオイド使用者一万一千人を被験者として調査を行なった。その結果、薬剤を使用している人々は、生活の質があまり高くなく、失業していたり、健康状態が悪かったり、健康維持により多くの時間とお金を使っているにもかかわらず、中程度から重度、または非常に重篤な痛みを経験していると訴えることが多いということが分かった。

『ドラッグ・マガーズ』（Drug Muggers）の著者であり、登録薬剤師のスージー・コーエンは、アメリカで承認されている処方箋薬品の半数以上は、たいてい体内の特定の栄養素を破壊していると考えている。コーエンはこの現象を、「強奪（マギング）」になぞらえている。というのも、ちょうど混雑した地下鉄でポケットから財布を盗られた時と同じように、多くの人がそのことに気づかないからだ。コーエンによると、処方箋薬品の次のような働きが、私たちから大切な栄養を奪っているのだという。

・胃の中の酸性度を変えてしまう。
・肝臓に過剰な負荷をかける。
・腸の内壁を損傷する。

・栄養素をより使用に適した物質へと変える酵素の働きを阻害する。

ある種の薬剤は、その機能を果たすために特定の栄養素を必要とし、その結果栄養素の欠乏を引き起こすこともある。そうした薬剤のうち最も問題があると証明されているのは、NSAID（アドビル、アリーブ、セレブレックス）、プロトンポンプ阻害剤（プリロセック、プレバシッド）、甲状腺治療薬、そして、お察しの通り、抗生物質だ。

次の表は、一般的な薬剤と、それによって減少したり破壊されたりするビタミン、ミネラル、栄養素、および有益な微生物の関係を示している。

処方箋薬品は、体内から栄養素を奪い去り、リーキーガットを引き起こすだけでなく、その他の、例えば炎症のような症状をさらに悪化させてしまうこともある。注意してもらいたいのは、ここでは何も処方箋薬についてだけ言っているのではない。**私たちが何気なく手に取ってしまうようなアスピリンやイブプロフェン、制酸薬といった市販薬でさえ、小腸内の粘膜を損傷することで腸の状態をさらに悪化させてしまうのだ。**ＮＳＡＩＤによる小腸の内壁の深刻な損傷を防ぐ確実な方法の一つは、単にその使用をやめることである。

処方箋薬品のリスクは、残念なことにリーキーガットだけのことではない。『アメリカ医師会誌（ＪＡＭＡ）』に掲載された論説の中で、ジョンズ・ホプキンス大学公衆衛生大学院のバーバラ・スターフィールド博士は、一日二九〇人、年間でおよそ十万六千人が、投薬のミス以外の薬品投与の

薬剤のタイプ	商品例	減少または破壊される栄養素
制酸剤	ペプシド、プリロセック、タガメット、ザンタック、プレバシド	カルシウム、葉酸、鉄、ビタミンB12, ビタミンD、亜鉛
抗生剤	アモキシシリン、ペニシリン、スルホンアミド、エリスロマイシン	ビフィドバクテリウム・ビフィドゥム（ビフィズス菌・善玉菌）、ラクトバチルス・アシドフィルス（善玉菌）、ビタミンB1,B2、B3、B6、B12、ビタミンK、カルシウム、マグネシウム、カリウム
抗うつ剤	アダピン、アベンチル、トフラニール	コエンザイムQ10、ビタミンB2
抗糖尿病薬	ダイメロール、ミクロナーゼ、トリナーゼ、グルコファージ	コエンザイムQ10、ビタミンB12
抗炎症薬	アスピリン、アドビル、アリーブ、モトリン、ナプロシン、オルディス、ボルタレン	葉酸、鉄、カリウム、ビタミンC
抗炎症薬（強力）	コーチゾン、デキサメタゾン、ハイドロコーチゾン、プレドニゾン	カルシウム、葉酸、マグネシウム、カリウム、セレニウム、ビタミンC、ビタミンD、亜鉛
血圧降下剤	ブメックス、エデクリン、ラシックス	カルシウム、マグネシウム、カリウム、ナトリウム、ビタミンB1、ビタミンB6、ビタミンC、亜鉛
コレステロール降下剤	ベイコール、レスコール、リピトール、メバコール、ゾコール	コエンザイムQ10
ホルモン補充療法	プレマリン、プレンプロ	マグネシウム、ビタミンB6、葉酸、ビタミンC、亜鉛
経口避妊薬	エストロステップ、ノリニール、オルソノーバム、トリファシル	葉酸、マグネシウム、ビタミンB2、ビタミンB3、ビタミンB6、ビタミンB12、ビタミンC、チロシン、亜鉛
甲状腺補充剤	シンスロイド	カルシウム
鎮静剤	オルマジン、メラリル、プロリキシン、ソラジン、ハルドル	コエンザイムQ10、ビタミンB2

悪影響によって亡くなっていると報告している。スターフィールド博士によると、この十万六千人という数字は死亡者数だけを示していて、身体障害や不快な状況を引き起こすような悪影響を受けた人の数は含まれていないという。

この数字をアメリカの二大死因による死亡者数と比較してみよう。連邦防疫センターによると、二〇一三年には、六一万千百五人が心臓疾患で亡くなり、五四万八八八一人ががんの犠牲になった。

このようなとても恐ろしいデータのせいで、肝心の論点がぼかされている。それでは、栄養サプリメントやハーブやエッセンシャルオイルを摂取したことで、年間何人亡くなっているだろうか。米国中毒情報センターの年間報告書によると、その答えは、二〇一三年にはなんとゼロだった。その年には、米国民だけで六百億服用量以上のビタミン、ミネラルを服用したことを考えると、それは信じがたい数字だ。

実際、アメリカ疾病予防管理センター（ＣＤＣ）によると、栄養サプリメントを摂ったことが原因での死亡はここ何年も報告されていない。つまり、カルシウム、マグネシウム、クロミウム、亜鉛、セレニウム、鉄や銀を摂ったことで亡くなる人はいないし、藍藻類や薬用きのこ、メラトニンやホメオパシー薬剤の摂取で亡くなることもないし、エキナセア、オレガノ、朝鮮人参、イチョウのようなハーブ製品を摂って亡くなることもないということだ。

自然療法に反応が出てしまうような人はいるだろうか？　それはいるだろう。私たちが摂取するものはどんなものでも、規制薬だろうとビーポーレンのカプセルだろうと、あるいは全麦ベーグルだろうと、何らかの反応を引き起こす可能性はある。**しかし私たちは、自分たちの信頼をすべて医薬品という大御所に投げ入れてしまう代わりに、「薬品」の解釈の範囲を広げる必要があるのではないだろうか。**

「過ぎたるは及ばざるがごとし」

投薬によって腸内フローラを傷つけてしまう場合、最も破壊的な結果をもたらすのは処方箋抗生剤の過剰使用だ。抗生物質の処方薬はいたるところで出されていて、世界中で急速に広まってきた。ＮＩＨ（アメリカ国立衛生研究所）、ビル・ゲイツ夫妻の基金、およびプリンストン大学がスポンサーになって、抗生物質の処方を行なっている七一か国を対象にした二〇一四年の調査によると、二〇〇〇年から二〇一〇年の間に全世界で抗生物質の消費量は三五パーセント増加したことが分かった。

私も同じような状況で子ども時代を過ごしてきた。毎年一月のオハイオ州中部は大変寒さが厳しく、その時期になると私は咳がとまらなくなり、抗生物質の処方が必要に思えた。母は、他の多くの親たちと同様、健康維持のためには従来の医療システムに頼っていた。残念なことに、ＣＤＣの推定では、呼吸器感染で処方された抗生物質の五〇パーセント以上は不正確に処方されたものだという。専門誌『ガット』に発表された研究論文によると、抗生物質の乱用で最もよく引き起こされる結果は次の三つであることが分かった。

・腸内の有益な細菌の死滅。中には回復しないものもある。
・体内の組織や臓器の損傷。特に小腸、大腸、胃、肝臓。
・抗生物質耐性菌の発現。将来の感染が一層治癒しにくくなる。

抗生物質は、命を脅かすような細菌感染に対抗するための重要なツールであり、肺炎から傷口の処理まであらゆる脅威から人々を救ってきた。**しかし一方、その抗生物質のむやみやたらの使用によって、抗生物質耐性菌の拡大が促され、消化管がより多くの細菌に傷つきやすくなっていることを私たちはもう学んでいる。**細菌はほんの数日、あるいは数時間でも変異することがある。数の多さや変異の速さを考えると、原始的で古めかしい抗生物質が細菌に対して効果を失いつつあるのは不思議ではない。病原菌や日和見菌のどれかが多くなりすぎると、それらの菌はクオラムセンシング（集団感知）効果を持ってしまう。

クオラムセンシング効果こそ、抗生物質耐性の悲劇を私たちにもたらしたものだ。細菌の菌株が一緒になって、それぞれの数を増やす戦略を考えだし、自分たちの遺伝子コードを変え、それ以上一定の抗生物質の犠牲にならなくてすむようにする。この五〇年間、細菌はますます抗生物質に対抗する力を強めてきている。もはや治療不可能なほどの感染症も存在している。最も恐ろしいのはディフィシル菌感染で、この菌はほぼ完ぺきに抗生物質耐性を持ってしまった。毎年一万五千人以上がこのディフィシル菌感染症で亡くなっている。

ほとんどの場合、フルオロキノロン、セファロスポリン、クリンダマイシンやペニシリンなどの広範な抗生物質を使った治療の結果であり、そうした抗生物質によって、ディフィシル菌以外の腸内細菌の大部分が一掃されてしまったためである。このように腸内細菌が一掃されるとディフィシル菌の数が爆発的に増え、腸を乗っ取り、毒を産生して腸の内壁を攻撃するのだ。

アメリカの医師は、薬剤では治療できない症状に対して、毎年一億件以上の抗生物質の処方箋を書いている。その理由の一部は、抗生物質を使えば普通の風邪やインフルエンザのようなウイルス感染を治癒できると、アメリカ人の三六パーセントが誤って信じていることだ。米国では、平均的にみて、子どもは二歳までにおよそ三回抗生物質の治療を受けている（自閉症の子どもは三歳までに平均一二回）。それはまるで、体内の一部に手りゅう弾を投げるようなものだ。悪玉菌の一部をやっつけるけれども自身の味方の兵士の多くの命も奪ってしまうことを知っているのに、である。

だが今では、私たちはもっとわかっているはずだ。事態を改善することはできる。それを可能にする方法の一つは、失くしてしまった古くからの友人たちを、意識的に取り戻す努力をすることだ。**プロバイオティクスのサプリメントに含まれる善玉菌を持った友人を再び受け入れるのだ。**

救いの神、プロバイオティクス

プロバイオティクスは良い薬だ。善玉菌は消化管を守る働きをするだけでなく、肝臓の解毒作用、腎臓の浄化作用、腸の排出作用を助ける働きもする。また、ビタミン、ミネラルや脂肪酸のような必須の栄養素、そして消化器による食物分解を助ける消化酵素を産生する。さらに、善玉菌は重要な神経細胞に刺激を与える。するとその神経細胞が栄養素を感知し、酸を測定し、ぜん動運動を引き起こす。消化された食物は小腸から大腸へと移動して、そこで最終的にいらなくなったものが体外に排出される。もしも善玉菌に適正な栄養が補給されなかったら、結局は善玉菌がいなくなってしまい、体内の免疫システムが攻撃を受けやすくなってしまう。

いろいろな意味で、プロバイオティクスのサプリメントは処方薬や市販の薬品の代わりになるし、私たちの体内の生態系を薬が原因の付帯的なダメージから守ってくれる。特に次の分野に関して重要な働きをする。

●**健康的な消化**　プロバイオティクスの持つ能力の一つ、下痢を軽減する働きについての八二の研究論文を、南カリフォルニアにあるＲＡＮＤコーポレーションの研究者たちが分析し、その結果が『アメリカ医師会誌』に発表された。研究者たちによると、プロバイオティクスは抗生物質に関連する下痢のリスクを四二パーセント削減することが分かった。イェール大学医学大学院で二〇一四年に行なわれた別の調査では、プロバイオティクスが子どもの下痢の期間を短くし、大人の下痢の発生を抑えることが分かった。

ビタミンBとビタミンB12のレベル　プロバイオティクスは、栄養の吸収を改善することによってビタミンB、特に重要なビタミンB12のレベルを高める。スタンフォード大学の医学大学院による、『ジャーナル・オブ・ガストロインテスティナル・サージェリー』（Journal of Gastrointestinal Surgery）に発表された研究論文によると、プロバイオティクスを摂取した患者は、わずか三か月のプロバイオティクスのサプリメントの摂取で、対照グループと比較してB12レベルが五〇パーセント高いことが分かった（私がいつも患者に言っているように、大事なのは何を食べるかではなく何を吸収するかということなのだ）。

呼吸器感染　インフルエンザの流行のピークに、マサチューセッツ州のフラミンガム州立大学の学生寮に住んでいるおよそ二百人の学生に対して、プラシーボ及びプロバイオティクスの菌株を含む混合粉末のどちらかを与える実験を行なった。その結果、どの学生も風邪またはインフルエンザ菌にほぼ同率で感染したが、プロバイオティクスのサプリメントを摂った学生はそうでない学生に比べ、次の経過をたどった。

- **風邪の継続期間が二日間短かった（四日間対六日間）。**
- **症状は三四パーセント軽かった。**

・授業を休んだ日数が少なかった（半分の期間）。

心の健康　細菌は、迷走神経の神経信号を変えることで、私たちの感情や欲望を操ることができる。迷走神経とは、腸から脳まで続く百万個の神経細胞からなる長い柱状組織だ。オランダにあるライデン大学の脳と認知研究所の発表した研究論文では、プロバイオティクスは気分を高揚させ、不安やうつに対抗するためのよい方法の一つであると指摘されている。研究者によれば、この結果は、プロバイオティクスがうつ病の治療または予防的療法として利用できることを示しているという。

体重を減らす　私のこれまでの診療活動の中で、体重減少の実例は何度も見てきている。プロバイオティクスは腸壁の透過性の低下を促す。つまり、血流に入り、肥満や2型糖尿病を引き起こしたり悪化させたりする炎症につながる分子が、プロバイオティクスによって減るということだ。『ブリティッシュ・ジャーナル・オブ・ニュートリション』誌に発表された、ケベック州のラバル大学の研究者たちによる論文によると、同じ食事を摂った女性のうち、プロバイオティクスのサプリメントを摂ったグループでは体重が平均で約四・三キロ減り、プラシーボを摂ったグループでは約二・五キロ減ったことが明らかになった。この研究ではまた、肥満の人の腸内フローラはやせた人とは違っていることが実証された。この研究の概要によると、この違いは、脂肪分が多く食物繊維の少ない食事を摂ることで、他の細菌を消費して特定の細菌が増えるという事実によるものかもしれないという。

●**認知機能**　UCLA（カリフォルニア大学ロサンゼルス校）の研究者は、普段からヨーグルトに含まれる善玉菌を摂っている女性は前頭前皮質の結合性が強いことを、磁気共鳴撮像（MRI）を通して明らかにした。脳のこの部分は、私たちが何かを計画したり、整理したり、感情のコントロールや自己規制を補助する実行機能を司っている。

●**女性の健康**　女性の膣は悪玉菌と善玉菌の微妙なバランスがとれた生態系であり、五十種以上の細菌プールから来た様々な微生物が棲んでいる場所だ。中でもプロバイオティクスのラクトバチルス菌はごく一般的で、特に健康な女性に多く見られる。しかし一旦バランスが崩れると、その結果として不快な酵母菌感染または細菌性膣炎（BV）を起こすことが多い。『インターディシプリナリー・パースペクティブス・オン・インフェクシャスディジーズ』誌（Interdisciplinary Perspectives on Infectious Diseases）に発表された研究論文によると、ラクトバチルス菌がBVや酵母菌感染の進行を混乱させ、泌尿生殖器の病原菌の増殖を抑制できることが分かった。

●**もちろんリーキーガットにも**　『国際スポーツ栄養学会』誌（International Society of Sports Nutrition）に発表された男性運動選手についての研究論文では、プロバイオティクスのサプリメントを摂った男性はリーキーガット症状に顕著な改善が見られ、タンパク質の酸化レベルが低下することが分かった。つまりそのサプリメントによって、疲労回復にかかる時間を短縮できることになる。

このような健康への恩恵にあずかるには、プロバイオティクスを含む食物をより多く日々の食事に取り入れることが大切だ。しかしプロバイオティクスを含む食物には酸味や時として苦みがあるため、現代文化の中で、私たちはそういった食べものから遠ざかってきた。その代わり、私たちの味蕾は、より甘く塩味の強い食物を求めるよう慣らされてきた。だがいま、酸味の力を認め、苦みの良さを認識する時が来た。そういった風味こそ、プロバイオティクスや有機酸、そしてその他の腸内細菌の成長を促す化合物の特徴なのだ。

どんな健康状態にあるにせよ、栄養豊富なサプリメントを摂ることによって体の基礎をつくることはとてもよい考えだ。栄養豊富なサプリメントは、今日の食事ではなかなか得ることができない濃密な栄養源となる。善玉プロバイオティクスのサプリメントは、消化管内にコロニーをつくり、病気を引き起こす細菌やウイルス、酵母菌を押し出してくれる。『クリティカルリビューズ・イン・フードサイエンス&ニュートリション』誌（Critical Reviews in Food Science and Nutrition）に掲載された二〇一三年の研究論文によれば、プロバイオティクスを体内と体外で用いることにより、湿疹、アトピー性皮膚炎、ニキビ、アレルギー性炎症などの皮膚疾患を防ぎ、また治療できる可能性を示唆している。さらに、過敏性皮膚疾患、紫外線のダメージや傷を保護する上での大きな潜在力も言及している。

優れたプロバイオティクスの栄養サプリメントを選ぶ際に重要なのは、プロバイオティクスの菌株には様々なタイプがあることを理解することだ。ある微生物から得る恩恵は、別のものから得る恩恵とは全く別ものである場合もある。免疫機能を補助するプロバイオティクスや微生物もあれば、消化を補助するものもあり、脂肪燃焼やホルモンバランスを補助するものもある。

多くの製薬会社がプロバイオティクスを生産しているが、その大部分はあまり効果がない。それには次の二つの理由がある。まず、こうしたプロバイオティクスは好気性環境で乳から作られているが、ほとんどの腸内細菌は嫌気性であること、そして第二は、今日のプロバイオティクスのサプリメントはほとんど、消化管に到着する前に胃酸によって破壊されてしまうことだ。

最初に必要なのは、製品のラベルを読むことだ。ラベルにはプロバイオティクスまたは微生物の種類、種、菌株が明記されているはずだ。また製品には、製造時点でCFU（コロニー形成単位）が含まれていなければならない。大多数のプロバイオティクスは熱で死滅することがあるので注意が必要だ。従って、そのメーカーが適切な保管と冷却を行なっていることを確認することが重要になる。プロバイオティクスのサプリメントを買うときには、次の五つの事項を意識しよう。

・ブランドの質。有機認証を受けているブランドを探すこと。
・高いCFU値。プロバイオティクスの数が多いもの、つまり一五〇億から一兆個の範囲を持つプロバイオティクスブランド製品を購入すること。
・菌株の多様性。十以上の菌株を持ち、そしてプロバイオティクスだけでなく土壌菌や酵母菌、真菌、そして藻類も含んでいるプロバイオティクスまたは微生物サプリメントを探すこと。

・生存力。確実に腸に到達しそこでコロニーを作れるような、ラクトバチルス・プランタラム、バチルス・サブティリス、サッカロマイセス・ブラウディ、きのこ菌糸体、ファージ、およびその他の培養物や処方の菌株を探すこと。

・リサーチ。よく勉強して自分に合った菌株を持つブランドを探すこと（ほとんどのプロバイオティクスのサプリメントは数種類の菌株のミックスだ）。

プロバイオティクスのサプリメントを摂るときには、実際には薬を飲んでいるように感じるかもしれない。カプセルという形で取り入れる方法が、薬と似ているからだ。こうした「薬」に対する信頼が、薬剤を摂ることに忠実な理由の一つかもしれない。それでは自然界が与えた形のもので、同じぐらいの効果がある治療薬はどうだろうか？

私がこのイート・ダート・プログラムを使って達成したいと望んでいることの重要な要素の一つは、西洋医学では推論の帰結とはなりえない天然の治療薬のパワーの活用を促すことだ。**植物は、もともと私たちにとって薬だった。**そして、こういった古代から行なわれてきた治療行為との繋がりを、最も現実的で形のあるものとして感じられるのは、エッセンシャルオイルをおいて他にない。

自分に合ったエッセンシャルオイルを探そう

これまでにエッセンシャルオイルを使う様々な方法について述べてきた。家庭用クリーナーとして、パーソナルケア製品として、さらに、心地よい環境を作り出す手段としても使うことができる。しかし第六章で理解いただいたように、エッセンシャルオイルは人類の最も古い治療法の一つであり、今なお最も効果的な治療方法だ。エッセンシャルオイルには抗菌作用があり、詳しく文書としても残されているため、現在でも医療の場で使い続けられている。

エッセンシャルオイルはそれぞれ独特な成分と治癒の特性を持ち、多くは複数の利点を備えていて、組み合わせて使うと相乗効果を得られる。一人一人に適したブレンドを作るには、認証を受けた薬草の専門家や自然療法の医師に相談することをお勧めするが、私はさらに、まさにこの土の中に潜んでいるものにはどんなパワーがあるのかもお教えしたいと思っている。ここでは、最も人気のあるエッセンシャルオイルと、それを私の患者にどう使うのかを述べていきたい。

注意すべきなのは、エッセンシャルオイルは「自分にぴったり合う」ということが大切だということだ。その香りをかいだり体に付けたりすることで、気分がさらに良くなるだろうか？　効果を得たいという理由だけで、無理やり、次ページのリストにある特定のオイルを使おうとしないでほしい。エッセンシャルオイルの良いところは、いつでも必ずほかの選択肢があるということだ。それぞれの人にとって、もっとふさわしく、楽しめるものがあるはずだ。

気楽に試してみてほしい。そしてこの「汚い」方法に酔いしれてほしい。**覚えておいてほしいのは、健康への効果をさらに高めるため、異なるオイルをいくつかブレンドすることができること。**

レモングラス	リンパ液系のクレンザーの役目を果たし、天然の防臭剤として機能する。また家庭用クレンザーとして使うこともできる。レモングラスは天然の虫よけでもある。
ミルラ(没薬)	天然の防腐剤で、感染を防いだり抑制したりできる。ミルラはまた美肌をサポートし、皮膚線条を減らし、ホルモンバランスを整える。
オレガノ	多年草ハーブで、強力な抗菌特性を持ち、真菌の殺菌を促し、風邪からの早い回復を助ける。
ペパーミント	消化を助け、集中力を高め、活力をもたらし、熱や頭痛を抑え、筋肉痛を緩和する。
ローズ	特に優れたエッセンシャルオイル。肌の炎症を抑え、気分を盛り上げ、元気にしてくれるような香りを持つ。
ローズマリー	記憶力を改善し、自然に毛髪を増やす。そのためホームメードのシャンプーによく加えられるエッセンシャルオイル。
サンダルウッド	天然の媚薬で性欲を高め、活力も高めることができる。サンダルウッドはまた皮膚がんに効果があることが分かっていて、女性と男性のホルモンバランスを整える。
スパイクナード(甘松)	聖書の中で幅広く言及されているエッセンシャルオイルで、ストレスを和らげ、肌の炎症を鎮め、免疫システムを刺激し、コルチゾール値を下げ、精神的意識を高める。
ティーツリーオイル(メラルーカ)	天然の抗菌、抗真菌エッセンシャルオイルで、悪臭を抑え、免疫システムを刺激する働きをする。
タイム	黄体ホルモンの値を自然に改善するため、男女問わず必要とされる。このよく知られたエッセンシャルオイルは、免疫システムや呼吸器系にも有効。
ベチバー	インドの矮性《わいせい》草で、神経系を鎮める働きをし、注意欠陥障害または注意欠陥多動性障害、パーキンソン病、認知症、脳損傷、神経組織損傷の治療に効果があることが証明されている。
イランイラン	書き間違えではない。神経を落ち着かせ、肝臓や脾臓の解毒を促す、フィリピンの熱帯樹木から抽出したオイル。気分を改善し、鬱積した感情を楽にする。媚薬としても機能する。

セダーウッド	ソロモン王に知恵を増やす香りといわれたもので、最近の研究でそれが証明された。この香りが集中力と記憶力を改善することが実証されたのである。
カモミール	デイジーに似た花で、ハーブエキスを煎じるために使われる。また、体に対する鎮静効果を持ち、ホルモンバランスを整えたり消化を助けたりする。カモミールの持つ穏やかな癒しの効果は、生理の痛みや不安や不眠に効果があり、その興奮を抑える性質からあらゆる年齢の子どもにも使われる。
クラリセージ	ホルモンバランスを整えるには最も有効なオイルで、月経前症候群の緩和に使うことができる。また毛髪を豊かにし、エストロゲンの値のバランスを整える機能も持つ。
クローブ	インドネシアやインド、スリランカ原産の香りのよい花々から得るもので、抗菌性、駆虫性、酸化防止効果がある。シナモンオイルも類似の利点を持ち、特に血糖バランスを整える効果に優れている。
ヒノキ	血液循環をよくし、静脈瘤を減らして骨折の治癒を促す。
フランキンセンス（乳香）	免疫力を高め、炎症や年齢によるシミを抑え、精神的意識を向上させ、高い抗がん特性を持つ。
ゼラニウム	乾燥肌と油性肌のどちらのバランスも整える機能を持ち、そのため、湿疹、皮膚炎、ニキビ、乾癬に非常に効果的。この心を弾ませる花の香りをかぐと、しわが目立たなくなることもあるし、炎症を抑えるためにも使うことができる。
ジンジャー	その特徴的な香りとぴりっとした風味で知られる。炎症を抑え、関節を補助し、消化機能を改善し、吐き気を抑える。
グレープフルーツ	代謝をよくし、ココナッツ油と混ぜてセルライトのある部分に塗ると、セルライトの減少を助ける。
ヘリクリサム	主として南アフリカに生育している花のある植物。細胞を再生し、傷ついた神経組織を修復し、腫れ、すり傷、切り傷を治すなどの抗炎症性効果がある。
ラベンダー	心身をリラックスさせて眠気を誘い、血圧を下げ、気分をよくし、やけどや傷を治す働きをする。
レモン	リンパ液の排出を改善し、体を浄化し、手作りのクリーニング製品を作るのに役立つ。オレンジやベルガモットのような柑橘系オイルも同様の効果を持つ。

マッサージやシャワージェルとして、またボディーローションとして基本のオイル（例えばココナッツ油）とブレンドすることもできるのだ。

体を自然に癒す

抗生物質やその他の深刻な影響を及ぼす薬物療法を無造作に選んできた結果、私たちは今、分岐点に立たされている。このまま化学合成薬品を使い続ける道を歩んでいき、深刻な運命を引き受けていくか、それとも選択の誤りを認め、道を引き返すのか。よりシンプルな時代、微生物と調和して生きていた時代に戻ろう。

・調剤薬品を減らせば、腸へのリスクも減る。潜在的なリスクと副作用、そして代替物についてよく調べよう。薬剤でない代替物を見つけられるならその可能性を調べることだ。腸に感謝されるのは間違いない！
・プロバイオティクスはほかの主流薬剤と同じくらい効果的だ。その一方で副作用は、まったくないわけではないが、驚くほど少ない。利点が非常に多い一方で欠点はごくわずか、アメリカで使われている抗生物質の半数とは逆の結果である。
・エッセンシャルオイルは薬の起源ともいえるもので、数千年にもわたって私たち人間を癒してきた。そろそろ、そのパワーや多様性について認識すべき時だ。そしてかつてのように尊重されるべき位置に戻さなければならない。試しにいくつかの違ったオイルを混ぜてみて、自分にぴったりのものを見つけよう。

私たちの腸が現代生活によって荒廃してしまった五つの要因について見てきた。さて、それぞれの要因への対策を一つの総合的なプログラムにまとめてみよう。そのプログラムに従えば、腸と体全体を癒すことができるはずだ。

Chapter10

イート・ダート・プログラム

5つのステップで健康な腸を手に入れる

すべての健康は腸から始まる。そして、もうすでにお気づきだろうが、あなたの腸が漏れ（リーク）に苦しんでいる可能性はかなり高い。そこで、リーキーガット症状を修復し、心身ともに健康な生活に戻るためのガイドラインを作ってみた。それはだれもが今日から始められるように考案されているプログラムで、シンプルな次の五つのステップから構成されている。

1 取り除く。
2 種をまき直す。
3 修復する。
4 解放する。
5 密着し直す。

このプログラムを一、二週間続けた後に、次章を参考にしてもらってもいい。そうすれば、自分の腸のタイプに合わせてプログラムを改善できる。次章にある質問に答えることで、自分の一番の問題点に狙いを定めることができる。そして、それに応じた実施ガイドに従えば、自分と同じタイプの患者に最も効果があると証明されている特定の種類の「土」（食物やサプリメント、生活習慣）を見つけられるだろう。

このイート・ダート・プログラムを始めるにあたり、多くの人にとって効果的なのは、ノートをつけていくことだ。 ノートのつけ方は自分の使いやすいように工夫してほしい。血液検査の結果や買い物リスト、あるいは疑問に思ったことを書き込む場所にしてもいいだろう。ただ少なくとも最初の一、二か月間は、ノートの一部を食事記録に使うことをお勧めする。食事記録のスペースには自分の感情の動きや肉体に現れた症状も記録するといい。

こういったノート作成の目的は、特定の食物（あるいはその食物を取り除くこと！）に対する肉体的、精神的な反応をよりよく理解することだ。この方法を実践している私の患者たちを見ていると、患者たちはノートの記録を通して、食習慣や食べ物の味、食べ物を選ぶ基準となる好き嫌いについて、より深く考えることができるようになった。そして自分たちの食べる物を選ぶにあたって、より深く考えるようになり衝動買いを減らすのに役立っている。

必ずノートに記してほしいのは、お通じの状況、肌の状態と感覚、どんな気分になっているか、エネルギーの状態がどのように変化するか、また、どのくらいゆったりした気分を感じているか、あるいはうんざりした感じなのかも大まかに記して欲しい（もしやる気が十分なら、便の形、色、それに頻度も記録してもいい。そうすれば、自分自身にとってもあなたの主治医にとっても、消化管全体の健康状態について非常に多くの情報を提供できることになる）。

さて、まず初めに、健康的なバランスを取り戻し、より多くの善玉菌をマイクロバイオームに戻すことができるようなイート・ダート・プログラムの五つのステップを見てみよう。

ステップ1　取り除く

第五章を憶えているだろうか。イート・ダート・プログラムの最初のステップは、グルテン、加工食品、乳製品など、健康に被害を与える食物をすべて取り除くことだ。さあ、今あなたは、自分の体から大切な栄養を奪っている栄養阻害物を根絶やしにして取り除くという任務に正式についた。キッチンを見渡して、下記のリストと二五六ページの表にあるものはすべて捨てよう。

・**小麦などの穀物は、グルテンやレクチンのような「栄養阻害物」を含んでいる。**それらは腸の内壁を傷つけリーキーガットの原因になる。二〇一三年のヨーロッパでの研究によると、小麦などの穀物は、リーキーガットやその結果の炎症誘発性免疫応答の引き金になることによって、慢性的炎症を増やし、炎症リスクを高める可能性のあることが分かった。

・**市販の牛乳は、低温殺菌処理によって改質され、必須な酵素が破壊され、またラクトースが消化しにくくなっている。**専門誌『クリニカル・アンド・エクスペリメンタル・イミュノロジー』（Clinical and Experimental Immunology）に発表された研究論文によると、乳製品を加工するとカゼインタンパク質が変質し、グルテンに似た分子が作られ、それによって炎症応答がもたらされると示唆されている。

・**糖は、悪玉菌と酵母菌の増殖に栄養を与え、腸内バランスを乱して消化器系に大きな被害をもたらす。**これはさらに、ブドウ球菌やピロリ菌のような微生物がその他の善玉菌を押し出し、毒素を排出して小腸を損傷する原因となる。

・**硬化油とはキャノーラ油、大豆油、コーン油、植物油などで、腸の炎症を引き起こし、それがリーキーガットの原因にも、リーキーガットの結果にもなる。**こういった油は、スーパーマーケットで売られている、「天然の」とラベル付けされた多くの製品に含まれている。代表的な製品は、サラダドレッシング、調味料、スープやスナック・チップなどだ。

・**GMO食品は、トウモロコシや大豆といった遺伝子組み換え植物から作られた食品で、除草剤ラウンドアップの活性成分のグリホサート含有量が高い。**『遺伝子組み換えルーレット』（訳注・二〇一二年アメリカで公開されたドキュメンタリー映画）の原作者である友人のジェフリー・M・スミスは、一連の研究論文を調査し、グリホサートやその他のGMO成分がリーキーガットや腸内細菌のバランスの崩れや腸壁の損傷と関わっている、という心配の種となるような調査結果に行き当たった。

・有毒化学物質は、加工食品や飲料に普通に見られ、腸内の善玉菌を破壊する。アスパルテームやスクラロースのような人工甘味料は腸内の微生物の構成を変化させてしまう。殺虫剤、ホルモン剤、抗生物質、食品着色料、保存料は最も危険だ。水道水も塩素やフッ化物を過剰に含み、肝臓や腸の損傷に繋がっている。

ステップ2　種をまき直す

一旦こういった最大の攻撃者を食事から取り除くと、腸はほんの少し休憩をとることができる。その時こそ、腸に微量の善玉菌の種をまいて腸内の善玉菌を強化するときだ。

生きている細菌、真菌、酵母菌は、腸内環境を健康的に整えるにはとても役に立つ。というのも、それらはすでに腸内に棲んでいる共生微生物と再結集するだけでなく、消化器系の中にいる悪玉菌の増殖を積極的に抑えたり防いだりもするからだ。

土由来のプロバイオティクス・サプリメントは最も重要なサプリメントで、リーキーガットの回復を助ける（より詳しくは第六章と九章を参照）。ただ、残念なことに、ほとんどのプロバイオティクス・サプリメントには生きた土由来の微生物が含まれていない。そのため、購入の際には、耐性が強く長く保存できる一定の菌株を含むブランドであることを確認してからにしたい。**ぜひ覚えておいてもらいたいのは、腸内にはプロバイオティクスの多様な菌株が必要だということだ。**というのも、それぞれの微生物はそれぞれ異なる目的を持っているからだ。免疫機能を高める菌もあれば、腸の内壁を損傷から守るものもあるし、さらには危険な細菌を破壊してくれる菌もある。

また、次のような方法で腸に善玉菌の種をまき直すことも忘れないようにしよう。

- 裸足で戸外を散歩する時間を作る。
- 地元のファーマーズマーケットで新鮮な農産物を買う。
- 犬と遊んだり馬に乗ったりする。
- 毎日大さじ一杯の地元産生ハチミツを摂る。
- 庭いじりをする。
- 海や淡水湖で泳ぐ。
- 発酵食品を一日二回摂る。
- シイタケなどの薬効キノコとスピルリナなどの藍藻類を食べる。

イート・ダート代替食品リスト

代えるべき食品	その代わりに試すべきもの
パン	古代の発芽パン、ココナッツ粉とアーモンド粉を使ったパレオ（訳注・旧石器時代の）パン
シリアル	発芽アーモンド、ピーカン、チアシード、レーズン、ココナッツフレーク、シナモン、生ハチミツ、海塩を使った発芽ナッツグラノーラ
チーズケーキ	ホームメードのカシューナッツ・チーズケーキ
チップス	アライブ&ラディアント（Alive and Radiant）のケールチップ、ジャクソンズ・オネスト・チップス（Jackson' s Honest Chips）のサツマイモチップ、焼きズッキーニのチップ
コーヒー（砂糖入り）	ハーブティーまたはココナッツクリーム入り有機コーヒー
商業品質の肉	100%牧草を飼料とした有機ビーフ、ラム、シカ肉、放し飼いの家禽、硝酸を含まないターキーベーコン、有機ビーフソーセージ
クッキー、ペストリー	レーズンやクコの実やカシューナッツ、そしてアーモンドやココナッツやダークチョコ入りのトレイルミックス（訳注・もともとは携帯用おやつ）、ココナッツ粉、アーモンド粉、生ハチミツ入りのクッキーやペストリー
エネルギーバー	コラーゲン・バー、ナツメヤシとナッツ入りのララバー・バー、またはホームメードのプロテイン・バー
エネルギードリンク	ココナッツウォーター、コンブチャ、またはステビア入り緑茶
養殖魚（アトランティックサーモンなど）	天然サーモンやオヒョウ、まぐろ、いわし、ハタなどの天然魚
ファストフード・バーガー	発芽穀物パンのバイソンバーガー
フレンチフライ	ココナッツ油で調理し海塩を振ったサツマイモのフライ、ナスのフライ、カブのフライ
フルーツジュースまたはレモネード	100%イチゴを使ったストロベリーレモネードとレモンジュース、ライム果汁入りサン・ペレグリノ炭酸水、またはココナッツウォーター
アイスクリーム	ココナッツ・アイスクリームまたはカシューナッツ・アイスクリーム
ランチミート	牧草を飼料とした有機ランチミート、有機ターキー、牧草を飼料としたビーフジャーキー

マヨネーズ	アボカド、卵黄、リンゴ酢の混合
電子レンジ用 ポップコーン	加熱調理ポップコーンまたはピップコーン（訳注・ミニポップコーンのブランド名）
ミルク（牛）	無糖ココナッツミルク、無糖アーモンドミルク
ミルクチョコレート	有機ダークチョコレート（カカオ70％以上）
パスタ	ズッキーニ・ヌードル、キノア・ヌードル、エゼキエル4：9パスタ（訳注・聖書のエゼキエル（天使）から。聖書に出てくるような材料を使ったもので、アミノ酸やタンパク質、食物繊維が豊富といわれる）
ピーナッツバター	ブルーマウンテンオーガニックスのブランドの発芽アーモンド、カシューナッツバター
ピザ	発芽トルティーヤのホームメードピザ
プロセスチーズ	ヤギのミルク、羊のミルクからの生チーズ
精製オートミール	チアシードプディング、サワードウの一発芽オーツ、グルテンフリー
サラダドレッシング	オリーブオイル、バルサミコ酢、フムス（訳注・ひよこ豆にゴマやオリーブ油などを加えたペースト状のもの）、ココナッツ酢、ブラッグ（Bragg）のサラダドレッシングとリンゴ酢
調味料	海塩、ガーリック、ローズマリー、ターメリック、コリアンダー、バジル、ブラックペッパー
ソーダ（レギュラーまたはダイエット用）	ステビア入りストロベリーレモネード、コンブチャ、ココナッツ・ケフィア、またはステビアまたは生ハチミツ入りハーブティー
砂糖または人工甘味料	ステビア、生ハチミツ、ナツメヤシ、シナモン
野菜油、キャノーラ油	ココナッツ油、オリーブ油、ギー（透明バター）
乳清プロテインパウダー	牧草を飼料とした牛の乳清プロテインパウダー、コラーゲン・プロテインパウダー、発芽ビーガン・プロテインパウダー
漂白された小麦粉	ココナッツ粉、アーモンド粉
漂白または小麦パン	エゼキエル4：9パンまたは本物のサワー種
ヨーグルトまたは サワークリーム	ヤギのミルクのケフィア、ホームメード・ヨーグルト

ステップ3　修復する

私たちは、食物を育て、調理し、そして食べるという伝統的な方法のいくつかをやめてしまい、それによって自分たちの体や腸にひどい仕打ちをしてきた。ただ、ありがたいことに、新しい習慣をやめて昔からの暮らし方に戻れば、健康危機にある現代の状況もまた、以前のように戻すことができるかもしれない。まずは、次のような食物を摂ることで腸を修復しよう。

●**有機果実、野菜、肉、ナッツ、その他の有機農産物**　その効果に議論の余地はない。私たちは、自分たちと家族のために、できる限り頻繁に有機食物を摂るよう努めなければならない。価格は少々高いが、そこから得る利益はコストをしのぐ（それにこの格言を憶えているだろう。農家にいま払うのか、それとも薬屋にあとで払うのか！）。また、こうした努力によって将来の世代のための土壌を再建するのに役立っているとわかれば、多少の慰めにもなるだろう。

●**骨スープ**　「イート・ダート・プログラム」の「修復」ステップを始めるにあたり、患者には最初の三日間すぐに骨スープをとるよう勧めている。リーキーガットを患う腸に時間を与え、「再起動」して自ら修復させるためだ。牛肉や鶏肉からスープを煮だす過程で、骨やじん帯からコラーゲン、プロリン、グリシン、グルタミンなどの治癒成分が出てくる。それらにはリーキーガットの修復を助ける免疫機能促進特性がある。

骨スープに含まれているアミノ酸は、コラーゲンやゼラチン質を補い、腸を癒す必須の栄養素だ。アミノ酸は傷んだ腸の内壁を修復し、腸をさらなる損傷から守る役目を果たし、小腸の細胞のための代謝エネルギーとなる。ネブラスカ大学医療センターの実施した研究によると、鶏のスープ（手作りの鶏ガラスープ）を飲むことで免疫機能が改善し、消化を助け、アレルギーや喘息の症状が改善することが分かった。

自宅で骨スープを作るのは簡単だ。パート4に骨スープの作り方を詳しく述べている。また、それぞれの腸のタイプに応じたおいしいレシピも紹介している。

●生の乳製品

ケフィア、ヨーグルトや生チーズには、ビタミンB12、カルシウム、マグネシウム、葉酸、酵素、プロバイオティクスが多く含まれている。中でも特にケフィアを強くお勧めしたい。ケフィアは、クリーミーで、酸味のある発泡性の発酵乳で、ラクトバチルス・アシドフィルスやビフィズス菌のような健康に良い微生物がたくさん含まれている。

私は伝統的なホームメード・ヨーグルト（店に売っているものではない）が大好きだ。作る途中で発生する健康に良い細菌が腸内フローラを大きく改善してくれるからだ。市販のミルクやチーズのような従来の乳製品と、有機栽培の乳製品やヤギの発酵ミルク、ヨーグルト、ケフィアの間には大きな違いがある。前者はリーキーガットの原因になることもあるが、後者は健康に良い脂肪を含み、善玉菌にあふれているのだ。

●**発酵野菜** ザワークラウト、野菜のピクルス、それに味噌やキムチのようなアジアの食品は、食物繊維、消化を助ける酵素、それに善玉菌を豊富に含んでいる。こういった伝統的な発酵食品は、有益な乳酸菌を多く含み、産生される胃酸のバランスを取る働きをする。

●**発酵飲料** リンゴ酢（水と混ぜたもの）、クワス、それにコンブチャは発酵飲料で、乳酸菌やグルコン酸、それに消化酵素やプロバイオティクスを多く含んでいる。

●**ココナッツ製品** ココナッツ油、ココナッツ粉、ココナッツミルク、ココナッツバター、ココナッツウォーターなどの一連のココナッツ食品は、すべて腸の健康に効果がある。ココナッツの中鎖脂肪酸は、ほかの脂肪より消化がよく、リーキーガットの患者（特に長期に胆のうの問題を抱えている患者）に対してはさらに効果がある。その中でもココナッツ・ケフィアはトップスターだ。ココナッツ・ケフィアには健康的な消化システムを支えるプロバイオティクスが多く含まれているからである。

ココナッツ油を使って調理しよう。ココナッツ油は免疫システムを支えてくれるし、どんな温度でも使うことができる。ココナッツ油にはラウリン酸が含まれているが、このラウリン酸は、カンジダ・アルビカンスを減らし、悪玉菌と戦い、ウイルスに対抗する環境を作り出すものとして知られている。また、ココナッツ油は脂溶性ビタミン、カルシム、マグネシウムを吸収しやすく、すい臓の負担を軽減する。中鎖脂肪酸は胆のうの疾患の症状を改善することで知られている。『抗菌剤と化学療法』誌（Antimicrobial Agents and Chemotherapy）に発表された研究論文によると、ココナッツ油のラウリン酸とカプリン酸は、カンジダ菌や酵母菌の感染の自然療法に効果的であることが分かった。

天然のサーモン　海洋で捕獲された魚は、ビタミンD、ビタミンB12、オメガ3脂肪酸の含有量が高い。『ジャーナル・オブ・アメリカンカレッジ・オブ・ニュートリション』(Journal of American College of Nutrition)に発表された研究論文によると、オメガ3脂肪酸は、腸の炎症を鎮めるのを促す働きをする。これは、炎症を誘発するオメガ6を多く含む養殖魚とは反対である。つまり、野生のサーモン、サバ、タラなどを食べることがいかに重要かということだ。

二〇一四年に英国のレスター総合病院の研究者たちが行なった研究によると、オメガ3脂肪酸は、炎症性腸疾患や潰瘍性大腸炎の発症リスクを下げることが分かった。抗炎症性のオメガ3脂肪酸は、牧草を飼料とした牛、ラム、野生動物や、ウォールナッツ、そしてある種のシードからも摂ることができる。

発芽シードと高繊維食品　チアシード、アマニ、ヘンプシードは、スムージーに加えるのにふさわしく、特に発芽しているものが最適だ。それによってさらに消化しやすくなり、また、発芽シードは繊維も非常に豊富で、善玉菌に栄養を与えて育てるプレバイオティクスとしても機能する。ブロッコリー、アスパラガス、ホウレン草などの蒸し野菜も忘れてはならない。これらは善玉菌の好む特定の食物繊維を含んでいるという特徴がある（ただし、リーキーガットの症状がひどい場合には、一定期間はシードを食べないようにする必要があり、加熱調理した野菜で食物繊維を摂るようにしよう。そしてかかりつけ医や栄養士と相談して、自分の症状に最適な食事療法を決めよう)。

ステップ4　解放する

リーキーガットの最大の原因の一つは感情的、精神的ストレスだ。専門誌『ガット』に発表された二〇一四年の研究論文によると、感情的または心理的ストレスによって、リーキーガットや炎症性腸疾患の発症リスクが大きく増加することが分かった。ストレスを減らすために今すぐにできる、次の八つのことを実行し、早速腸を癒そう。

・マッサージまたはリフレクソロジー（訳注・足裏マッサージ）**を受ける。**ストレスや緊張は首や肩などの筋肉に集まりやすい。ストレスを減らすには、リラックスできるマッサージやリフレクソロジーが非常に効果的だ。適度な強さのマッサージを受ければ、コルチゾール値を下げ、線維筋痛症や関節リウマチの痛みを和らげ、副交感神経系の機能を改善することが証明されている。MRIを用いた研究により、マッサージすることでストレス応答に関わる脳の部位に継続的変化が起こることも明らかになっている。

・活動的なことをする。ハイキング、サイクリング、屋内のロッククライミングをやってみよう。

関節に問題がある場合には、プールに行ってアクアビクスをしよう。動くことで血液循環がよくなり、自然に活力が増し、エンドルフィンと呼ばれる「気分をよくするホルモン」が分泌される。

・暖かいカモミールティーを飲む。 安眠のため、夜に一杯のカモミールティーを飲む。カモミールには全身をリラックスさせる効果があり、天然の抗けいれん剤であり、首や肩、さらに腸の緊張を緩める働きをする。最近の研究では、カモミールは胃痛などの消化器のけいれんを抑え、ＩＢＳの症状を軽くすることが分かった。

・気分を高める本を読む。 お気に入りの作家の小説でも、感動的な回想録でも、自己啓発本でも、スピリチュアル関連本でもかまわない。テレビの前にどっかり座るのではなく、本の内容に夢中になることで一日の終わりにくつろごう。そうすれば気分も明るくなり、凝り固まった心と体を緩めてくれるだろう。

・エッセンシャルオイルを使う。 ラベンダー、ベチバー、ローマ・カモミール、バニラ、オレンジ、イランイランのエッセンシャルオイルを首や額に擦り込んでみよう。また、ディフューザーを購入し、昼も夜も一日中、室内でつけっぱなしにしておいてもいい。エッセンシャルオイルは治療効果のある成分を含み、不安を和らげ、気分を引き上げてくれる。ストレス下におかれ、集中治療ユニットで治療を受けている被験者六〇人についての対照研究で、担当する看護師によると、エッセンシャルオイルのアロマテラピーを受けた被験者は、眠りの質が上がり、不安のレベルが減少したことが分かった。

・**マグネシウムのサプリメントを試す。**マグネシウム・サプリメントは筋肉のコリや頭痛を緩和する働きをする。一日に約五百ミリグラムを摂り、加えてアボカド、カボチャの種、ホウレン草やヨーグルトなどの、マグネシウムを豊富に含む食品をもっと食べよう。

・**音楽を聴く。**一日に少なくとも十分間は音楽を聴こう。もし、さらにストレス・レベルを下げたかったら、歌うこと！　歌うことで奥底にたまったストレスを緩和することができる。専門誌『ジェロントロジスト（老年学者）』（Gerontologist）に発表された研究によると、歌うことによって記憶力、集中力そして気分も改善できるという。

・**森林浴に出かける。**森の中で短い散歩をしよう。そして深呼吸して、木々の香りを意識的に肺の中に吸い込む。この一種のアロマテラピーは日本語で「森林浴」と呼ばれる療法だ。日本の研究者によると、森のエッセンシャルオイル、フィトンチッドと呼ばれる抗菌作用のある有機化合物を吸い込むことで、コルチゾール値と血圧が下がり、免疫機能が高まり、神経系の活動が安定することが分かった。

ステップ5　密着し直す

「イート・ダート・プログラム」の最終ステップは、これまでにやってきたことの最終仕上げだ。

つまり、リーキーガットを治癒し、その腸をできる限り閉じたままにしておくために、優れた、土にかかわる実践療法を使うことである。まずは、不要な投薬を避ける努力をしよう。もし薬物維持療法を受けているか短期に処方薬を飲んでいるにもかかわらず、期待したほど効き目がないと感じているのなら、自然療法の医師かその他の医療提供者の門を叩き、他の選択肢について尋ねてみることだ。

時として、従来の西洋医学の医師たちは、単に「治したらおしまい」とする傾向にあり、処方箋を書いたらそれで患者を帰してしまう。しかしこれまでに薬剤が腸にとって（そして全身にとっても）どんなに恐ろしいものであるかを見てきたはずだ。次の処方箋を受け入れる前に、その薬の機能やそれが体の他の部分に及ぼすリスクについて少しだけ考えてみよう。サプリメントは、食物と薬品の間にある、「土を食べる」ためのすぐれた中間点だ。たいてい、その効果は食物よりも早く得られる。そして潜在的なリスクや副作用は、薬品ほどは劇的ではない。腸を密着し直すための適切なサプリメントをいくつか紹介しよう。

●**プロバイオティクス**　プロバイオティクスはこの再密着のステップでは最も重要だ。高品質で、生きたプロバイオティクスのサプリメントは、細菌バランスを修復することで腸の癒しの速度を上げる（プロバイオティクスについての詳しい説明は第九章を参照）。

●**消化酵素**　この栄養素は、タンパク質、脂肪酸、複合糖類、デンプンを完全に分解し、腸の炎症を抑えることができる。次の成分を含んでいるあらゆる範囲の消化酵素サプリメントを探そう。

・**プロテアーゼ**　グルテンを含むタンパク質を分解する。

・**アミラーゼ**　デンプンを分解する。

・**リパーゼ**　脂肪を分解する。

・**ラクターゼ**　乳製品のラクトースを分解する。

●**Lグルタミン**　抗炎症性の性質を持ち、腸や腸の内壁の修復などの健康への効果を持つ必須アミノ酸。また、専門誌『抗菌剤と化学療法』（Antimicrobial Agents and Chemotherapy）に発表された研究論文によると、Lグルタミンを規則的に摂ることで、細胞壁を厚くし黄色ブドウ球菌への感染に対する抵抗性ができるという効果も得られる。最も高品質のものは、Lアラニルグルタミンと呼ばれ、腸には一層効果的に使われる。

●**リコリスの根**　リコリスの根は私の好きなアダプトゲン系のハーブ（つまり体をストレスに適合させる働きをするハーブ）の一つで、胃の機能とコルチゾールの代謝を助けることで副腎の機能を支え、炭水化物の代謝と免疫システムを調整し、血圧を維持する働きをする。リコリスの根は特に、感情的ストレスによって悪化しているリーキーガット症状を持つ人にとって有益だ。

●**コラーゲン**　骨スープの持つ癒しパワーの陰の立役者はコラーゲンだ。コラーゲンはタンパク質が豊富な粉末で、肌、骨、軟骨や腱を強化する。コラーゲンにはアミノ酸のプロリンとグリシンが含まれ、それらは損傷した腸の内膜を修復するために不可欠なブロックを作る。コラーゲンタンパク質の粉末のサプリメントは、体内の粘膜を健全な状態に修復するのを補助する。

フランキンセンス（乳香）　『プロス・ワン』誌に発表された二〇一五年の研究論文によると、フランキンセンス（ボスウェリアセラータ）は、炎症が原因の損傷から腸の密着部分を守ることが分かった。フランキンセンスのエッセンシャルオイルとボスウェリア粉末を両方使うとリーキーガット症候群の治療に効果がある。

その他の有益なサプリメント　初乳パウダー、アカニレ、アロエベラ・ジュース、カモミール、そして有機硫黄化合物のメチルサルフォニルメタン（ＭＳＭ）もリーキーガットの治癒に効果がある場合もある。

私の患者がこのプログラムを積極的に数か月続けると、全身的に変化が表れる。私はいつも、その変化の範囲の広さにはとても驚かされてきた。私があなた方に最も期待しているのは、この「イート・ダート」の考え方を推進し、自分自身の健康に対する意識を高めてもらうことだ。**そして、自分の行動、習慣、選択や信条、その他体や生活のあらゆるシステムが互いに関連し合い、生き方そのものを決めていくのだということを理解していただきたいと思っている。**

「イート・ダート」の基礎プログラムの説明も終わりに来た。これらのステップを実践することで、あなたの健康に本当の変化がもたらされてきていることを期待している。とはいえ、それでもまだ、解決したい大きな健康問題が残っている、あるいは健康改善の結果をさらに完璧なものにしたいとお思いなら、このプログラムをもう一段階進め、自分の腸のタイプを調べることもできる。次の章では、腸のタイプの誕生の裏にある物語をお話ししよう。ちょうど私自身が、こうしたアドバイスに従う必要があることに気づいた時のことだ。

PART 3

腸のタイプに合わせた処方せん

Chapter11

体全体を癒す

腸が抱える問題はそれぞれ違う

この章に来るまでの間に、リーキーガットについては十分説明してきた。すでに日々の生活の中で、「イート・ダート・プログラム」の考え方の一部を実践し始めている人もいるのではないかと期待している。だが、もしいまだに消化機能の不調に苦しんでいたり、疲労感を感じていたり、体重過剰を抱えていたら？　腸の不調が完全に解消しているように思えなかったら？

私たちはすでに、体内の臓器とシステムが密接に関連していることを知っている。つまり、一つ一つの臓器の健全な状態は他のすべての臓器やシステムに依存し、互いに強い影響を与えているのである。リーキーガットに関していえば、体全体の複合的なシステムが関わっている。この繊細な網目の糸一本一本をたどっていくことが、診断の過程の一部であり、リーキーガットの正体を見極める助けとなる。一旦診断が下されれば、再びその症状を作り出した元の網目に注意を戻し、今度はそれぞれの糸を治療して対処していけばいい。

私は何年にもわたって数千人もの患者を治療してきて、それぞれの患者の健康の記録はおのおの個性的だということを、身を持って体験してきた。

ある患者の場合、リーキーガットの根本原因がカンジダ菌の過剰増殖だろうと思われ、また別の患者は免疫システムの不調が原因のようであった。特定の体内システムが最適に機能しない場合、経過が異なる場合もあり、治すには少し違った方法が必要となる。

基本的な「イート・ダート・プログラム」によって改善していれば、それに越したことはない。だが、もう少し助けが必要だと感じたら、あるいはさらに自分の状態に応じてプログラムをカスタマイズしたいと思ったら、五つのリーキーガットのタイプについても学びたくなるかもしれない。**この章の最後に、「イート・ダート腸タイプ」質問票の一部を載せている。**全体の質問票は私のウェブサイト（www.draxe.com/5-gut-type-quiz）を参照してほしい。この質問票によって、どの腸タイプがもっとも自分の症状に近いか判断しやすくなるだろう。自分の腸のタイプがわかったら、このパート3の中の対応する章を参照し、タイプに応じた修正を加えて自分の計画を改善していくことができる。もう少し目覚ましい結果を望んでいるならば、それぞれの章の中での具体的な指針こそが求めているものだと気づくかもしれない。

これらの腸タイプには、私にとって個人的に共鳴するものがある。というのも、私自身の健康がずっと低空飛行だった時に自分のタイプを見つけたからだ。医師になって間もないころ、ちょうど多くのリーキーガットに苦しむ患者を助けようとしていたときには、私はまだ本当の意味で点と点をつないではいなかった。その後自分自身で症状を体験して初めて、それぞれの症状の意味を明確化できたのだった（そう、誰にだってちょっとした助けは必要なのだ！）。

医者よ、汝自身を癒せ

私は開業する前、フロリダ州ネイプルズで六か月間のインターンシップに従事していて、そのため短期の借家が必要だった。インターンシップの期間が終わるころ、消化不良を発症し、顔に赤い湿疹ができた。また、ある特定の食物、例えば卵とか乳製品を食べると、必ず鼻水が出始めるのだった。これまでそんな経験をしたことがなく、この症状の原因が何かはっきりとは分からなかった。

ネイプルズを発つ直前のこと。借りていた家にあったエアフィルターを取り換えているとき、エアダクトにカビが生えているのを見つけた。おそらく、このカビの毒素こそが、そのころ体験していた皮膚炎や消化器の不調、食物過敏症の原因だろうと判断した。数週間後、私はナッシュビルに移って健康クリニックを開設した。そして結局、私にとって、その頃がこれまでの人生で最も多忙な時期だったのだ。

一週間に六日間働き、一日一二時間仕事に当てた。クリニックが発展していっただけでなく――のちに急速に拡大してアメリカでもっとも大きな機能性医療クリニックとなった――、私は仕事の前か日中にトライアスロンのトレーニングにも励んでいたのだ。二時間の休みをとって、水泳、ランニングそして自転車を走らせた。

この肉体的にきつくストレスの多い期間中、私の肌の炎症と様々な食物への過敏症は治らなかった。そこで、自分の体調がカビの影響からなぜ完全に回復しないのかを突き止めようと決意し、自分のために次のような一連の検査を申し込むことにした。

- **有機酸検査（OAT）。その結果、ビタミン、ミネラルのうち、ビタミンB12、亜鉛、鉄の欠乏が分かった。**
- **IgG検査とIgE検査。その結果、食物過敏症と食物アレルギーのあることが分かった。**
- **検便。その結果、腸内の善玉、悪玉菌のバランスが崩れていて、酵母菌の過剰とラクトバチルス菌のプロバイオティクスの欠乏が顕著であることが分かった。**

この検査結果には驚いた。自分では常に、並外れて健康で、食事も申し分なく有機食品が摂れていると考えていたのだ。**ともかく、四つの検査の結果に応じて、消化酵素とプロバイオティクスのサプリメントを摂ること、そして毎朝ボウル一杯の自家製骨スープを飲むことにした。**スープは、第六章で説明したような、栄養の濃い、グルタミンとコラーゲンたっぷりのコンソメで、腸の健康を支えるものだ。

その結果、翌年一年間で、七〇パーセントはよくなったとはいえるかもしれない。確かに、赤くぼろぼろの肌は劇的に改善した。だが健康状態が完全に良くなったわけではなかった。腸の状態を百パーセント元に戻すには何かが足りないとわかっていた。

何が足りないのかを探るべく、気に入っているいくつかのオンラインの医学系サイトを検索した。そして偶然、ある専門誌の記事が目に留まった。そこには、私の症状と似た症状に対応する伝統的中国医学（ＴＣＭ）の利点について書かれていたのだ。興味をそそられ、伝統的中国医学を正式に学んだ同僚に連絡を取った。イスラエル生まれの指圧師でありハーブ研究家でもあるギル・ベンアミ博士だ。

私は中国医学の基本的教えについての理解を深めるため、ギル博士の師事を仰いだ。博士は多くの魅力的な中国医学の効用を詳細に教えてくれたが、それとともにＴＣＭで診断に最もよく使われる二つの方法について説明してくれた。それは舌を調べることと脈拍に触れてみることだ。その日、帰宅して早速自分の舌を見てみると、赤みがあって舌の縁がでこぼこしていることに気づいた。そしてそれが、熱と、肝臓と脾臓のうっ血のサインであることをまもなく知った。

私は、臨床訓練を通して、肝臓にストレスがかかると脂肪が適正には消化されず、そのために小腸に負担がかかり、最終的には腸の漏れを引き起こすことを学んでいた。そこで、肝機能に最も有効な食物を調査し、酸味と苦みのある食物には有効な栄養が多く含まれていること、そしてサラダやスプラウト、グリーンアップルのような、緑色で「生きている」食物が良いということが分かった。私はこの調査を通して、自分にとってとても重要な問題に対峙することができた。つまり、生活上のストレス、特に長い勤務時間という問題で、それについて何か手をうたなければならないことに気づいたのだ。中国医学では、ストレスは万病の元であり、食事と同じぐらい、それ以上ではないにしても、重要なのだ。

私は自分のためにストレスを減らす処方を作った。土日を完全にオフにすること、スマートフォンさえ切っておくことを決めたのだ（正直それはきつかった）。また、平日のフリータイムを増やすことにし、娯楽のために小説を読むことにした。小説を読むのは大学でとった英語クラス以来のことだった。

そして三〇日後、苦しめられていた症状のほとんどは消滅した。さらに三か月たつ頃には、完全に治癒してリーキーガットから回復したと感じられるまでになった。

この私個人のリーキーガット症状の体験は、患者がどう苦しんでいるかの理解にとても役立った。患者が感じている欲求不満に真に共感できたのだ！　そしてこの新たに得た知識を使って「イート・ダート・プログラム」をさらに改善するときが来たとも思った。私の場合のように、さらにしつこい油断のならない症例にも役立つものにしたかったのだ。

東洋医学と西洋医学の融合

中国医学について学べば学ぶほど、病とは薬剤で解決するものではなく、不調和とバランスの悪

さに関わるものとして考えるべきだとわかってきた。 東洋医学は、数千年にわたる数百万もの症例研究を経て、個別の調査研究に基づいて発展してきたものだ。この非常に特殊な方法は、現在の西洋医学の反復に比べ、より純粋で役に立つように思え、私自身が実践している方法に近いと感じたのだ。

現代の西洋医学は体内システムを細分化する傾向にあり、消化プロセスをそれ以外のプロセスから分離、区別されたものと見なしている。消化器の不調を感じると、ほとんどの医師または専門家は、処方箋薬を使って病気または臓器を「修理」しようとする。**ところがTCMでは、あらゆるシステムは他のシステムとつながっていて、互いに影響を与えていると見なされている。**そして健全な消化機能こそ健康の核だと考えられている。明朝の四大家の一人として知られるザン・ジー・ビン（張景岳）（訳注・明代の医者で「十問歌」で問診の範囲と順序を記したとされている）は、「命に栄養を与えようと思う医者は、胃と脾臓を正常な状態に整えなければならない」と書き残している。

中国医学によると、人体は五つの要素（また五行とも呼ばれる）、木、火、土、金、水から成り立っている。そして一人ひとりは、これらの要素すべての影響を混ぜ合わせた独自の特徴を持っている。初めてこの五大要素についての文献を読んだときは、これはちょっと私にとっては「離れすぎて」いるかも知れない、と感じた。けれども各症例について読み進み、核となる考え方を学ぶと、五大要素と自分の医療行為を通して見てきた共通パターンの間には、明確に相関関係があることが分かってきた。

ＴＣＭにおいては、各要素は、それぞれ体内の特定の臓器の健康、特定の色、五感のうちの一つ、季節、そして特定の感情に繋がっている。各要素を知ると、体内の構造とシステムが相互に依存し合っていることがよく分かるようになる。

・木は、肝臓と胆のうに関連し、緑色と酸味のある食物を好み、春と関連付けられ、感情としては欲求不満と怒りを持っている。
・火は、心臓、小腸、神経系に関連し、赤い色と苦い食物を好み、夏に関連付けられ、感情としては恐れと喜びを持っている。
・土は、胃、脾臓、すい臓に関連し、黄色と甘い食物を好み、晩夏に関連付けられ、感情としては哀愁を持っている。
・金は、肺と大腸に関連し、白い色と辛味のある食物を好み、秋に関連付けられ、感情としては悲しみを持っている。
・水は、腎臓と膀胱に関連し、黒い色と塩味の食物を好み、冬に関連付けられ、感情としては恐れを持っている。

この五大要素は、マイヤーズ・ブリッグス類型指標（ＭＢＴＩ）またはＤＩＳＣプロファイルテスト（訳注・人の典型的な行動スタイルを支配、影響、堅実、慎重の四つに分類する考え方）**と多くの点で類似している。**

これらはいずれも、人格のタイプを評価するために二〇世紀に開発された方法で、いずれの方法も長い年月をかけて（ＴＣＭの場合は何世紀も）、丁寧な調査とパターン認識を行なった上で発展したものだ。

様々なＴＣＭ評価に関する文献を読んでみた結果、私自身は木の要素に一番近いと認識した。木は肝臓と胆のうの機能に関連し、腱、靭《じん》帯、首に影響を与える。木の要素を持つ人は酸味のある食物が好みであるという傾向は興味深いと思った。子どものころ、家族と近くのファストフード店に行くと、子どもながらにハンバーガーにのっているピクルスが大好きだった。加えて、より健康的な食生活を送るようになってからも、酸味のあるケフィアや、ザワークラウト、リンゴ酢を水に混ぜたものに惹き付けられてしまうのだ。そして、スプラウト、エンドウ豆、ルッコラ、グリーンアップルといった鮮やかな緑色の食物も好みだった（それに緑色はずっと私の好きな色の一つなのだ！）

木の要素では、肝臓と胆のうは対の臓器で陰と陽の関係にあり、その二つを合わせて一つの完成された働きをする。この二つの臓器は一緒に機能し、脂肪を消化する分泌液を産生し蓄えるのだ。

このように、ＴＣＭは、リーキーガットを治すための私が独自に考えた方法とぴったりはまり、西洋医学と機能性医学でこれまでに学んだあらゆることを補ってくれることがわかった。しかも、これから学ぶべき新たな次元をも提案してくれていると感じたのだ。

私が五つの腸のタイプという考え方を編み出したのは、このＴＣＭの考え方についての研究を通してだった。それまでは、患者それぞれで異なる症状の形態をうまく解きほぐして理解することができなかったが、この五つの腸のタイプを定義することで、それができるようになることが分かり、私はわくわくし、好奇心をつのらせた。そして突然、リーキーガットを患う患者にとって核となる統一した基準体系を作ることができただけでなく、同時にそれぞれの患者向けに、食事と生活習慣に関するより具体的で繊細な提案ができたのだ。

五つの腸タイプ

次のリストに全部目を通し、どの腸タイプが自分の健康状態と似ているか考えてほしい。あなたの腸は、これらの説明のどれかに当てはまるだろうか?

・カンジダ影響型腸は、酵母菌の過剰繁殖に関連し、避妊用ピルや糖分の多い食事などが原因のことが多い。そして牛乳から作られた乳製品、バナナ、小麦などのような「水分過多」を引き起こす食物も原因になる。カンジダ性腸は中国医学でいう土と火の要素に関連する。
・ストレス影響型腸は、感情的ストレス、過剰な糖、炭水化物の摂取から、副腎、腎臓、甲状腺がストレスを受け、その結果リーキーガットが引き起こされる。ストレス性腸は、中国医学でいう水の要素に関連する。

・免疫影響型腸は、抗生物質の処方や投薬治療、炎症を起こす食物を多く含む食事、そして悲しみ、うつ、落胆の感情を経て引き起こされる。それによって、免疫力が弱まったり、食物過敏性の原因となったり、炎症性腸疾患が発症することもある。免疫性腸は、中国医学では金の要素に関連する。

・胃影響型腸は、慢性消化不良、制酸剤の投与、そして腸からの栄養の吸収が不十分で他の臓器を健康な状態で維持できなくなることが原因で起こる。しばしば、その結果、小腸細菌異常増殖（SIBO）、胃酸逆流、おなかの張りやガスを引き起こす。胃型腸は、中国医学でいう火と土の要素に関連する。

・毒素影響型腸は、悪玉脂肪と毒素の多い食事が肝臓と胆のうを過重労働させることで起こり、毒性となって、胆のう疾患や皮膚疾患の原因となることが多い。毒性腸は、中国医学でいう木の要素に関連する。

これらの腸タイプ中であなたにぴったりくるものがあっただろうか？　普通は、自分に最もあったものに「腸反応」（はは！）するだろう。あなたの腸タイプをさらにはっきりさせるには、私のサイト www.draxe.com/5-gut-typ-quiz にアクセスしてほしい（オンラインの質問票の対数は、本書一冊に挙げられるものよりもずっと充実している。だからサイトの質問票を使うことをお勧めする）。ここでは簡単に、質問票にのせている質問をいくつか挙げておこう。

腸タイプの質問票プレビュー

このような質問の答えを個別に、または組み合わせることで、質問票を利用して自分の腸のタイプを絞りこむことができるだろう（この質問例だけでは腸タイプの診断には役立たないかもしれないが、リーキーガットに関連する可能性のある広範囲にわたる症状や兆候を理解するには役立つだろう）。

1. 砂糖や焼き菓子類が無性に欲しくなるか？

2. 食物アレルギーまたは食物過敏性があるか？

3. これまでに、カンジダ菌または酵母菌、パラサイト、または真菌の異常増殖の症状を患ったことがあるか？

4. 下痢、便秘、あるいは炎症性腸疾患などの消化器の問題を抱えているか？

5. 胆石、肝臓の問題、または胆のうに関する何らかの健康問題を抱えているか？

6. 食事の後、ほぼ決まってお腹が張ったりガスがたまったりするか？

7. うまくいかないことがあったとき、または災難に直面したときに感じる感情で最も顕著なものは次の中のどれか？
   - 打ちのめされた感じ／ストレス／激しい疲労感
   - 動揺／意気消沈
   - 心配／不安
   - 神経質／感情的
   - 不満／怒り

8. 甲状腺の障害のようなホルモンバランスの崩れがあるか、あるいは体重を減らすことができないほど代謝が悪いか？

9. 橋本病、セリアック病、胃炎、慢性疲労症候群、線維筋痛症、または多発性硬化症のような自己免疫疾患、またはその疑いがあると診断されたことがあるか？

10. 以前に健康障害を起こした毒素に接触したことがあるか？

11. 高コレステロールまたは血圧のような心臓関連の健康障害を持ったことがあるか？

12. 炭水化物の摂取後にいつも舌の表面に白色の被膜ができるか？

13. 十分睡眠をとったにもかかわらず疲れを感じるか、または副腎疲労を感じるか？

14. 毎週一度以上、消化不良、小腸細菌異常増殖（SIBO）、または胃酸逆流を経験するか？

15. 中程度から高度の感情的ストレスを定期的に感じるか？

16. 肌が赤くなる、乾燥肌、にきび、湿疹または乾癬など、肌の不調があるか？

忘れないでもらいたいのは、自身の腸タイプに関する答えを得るために、www.draxe.com/5-gut-typ-quiz でさらに具体的な質問票を入手することだ。

腸タイプ質問票の目的は、患っている可能性のある症状と、影響を受けている臓器を明確に認識できるようにすることだ。ただ、この腸タイプ質問票は単なる指針であって、絶対的なものではないということは理解していただきたい。質問事項を考案した目的は、弱っている特定の臓器に栄養を与える食物に関して、それは具体的にどんなものかを考える際の参考にしてもらうこと、そして自身のリーキーガットを克服してもらうことだ。

もし自分の腸が別のタイプかもしれないという確たる感覚があるなら、その腸タイプのプランに従ってもらっても全く構わない（また、たいていの人はある特定の顕著な腸タイプを持っているものだが、質問票をやり直してみたら別のタイプの特徴もあるとわかるかもしれない。その場合には、それに従ってもかまわないし、自分の生活や基準に合っているようなやり方で、その両方のタイプそれぞれに勧められていることを組み合わせてもかまわない）。

以降の五つの章では、それぞれの腸タイプに合わせた実行計画を提案している。ただ、まずは核となる「イート・ダート・プログラム」を始めることをお勧めする。もしそれで期待したほどの効果を得られていないと感じるなら、または効果をさらに高めたいならば、これらのタイプに合わせた個別の食事療法、サプリメントや生活習慣の提案が、自分に合ったリーキーガットの根本原因を癒すための手助けとなるに違いない。

自分の腸タイプについて書かれた章に飛ぶ前に、いくつか考えてもらいたいことがある。

1 **腸タイプ質問票から自分の姿を知ることができる。**しかし重要なのは、まずは自分自身の体に聞いてみることだ。食べた後にどんな感じがするのかに注意してみよう。そしてどの食品を食べるといい気分になるか、どの食品に問題がありそうかに気を付けること。違う食品やサプリメントを摂ったときの反応を記録するための食事ノートを作ることをお勧めする。

2 **今後、健康が改善したり、あるいは別のストレスに直面したりすれば、プログラムの効果は時間がたつにつれて変わっていくこともある。**体はつねに反応し、変化し続けるもので、現在はある腸タイプだとしても、一年後には新たなストレスを受けて別のタイプになっていることもあるだろう。体の変化につれ、別のやり方で臓器システムをサポートするためにプログラムの実行計画も変えることが必要になる。

3 **感情によって臓器の機能不全が起こることに注意しよう。**だれでも毎日いろいろな感情を持つものだ。しかし最近になって大きなトラウマ、例えば家族の死、深刻な事故、失業などを体験したのであれば、リーキーガット症状が起きてしまうのは不思議ではない。そんな時は、リラックスし、ストレスを解消することに努力を集中させること。そして自分自身に寛容になることも必要だ。体の回復に少し時間がかかるかもしれないからだ。

さあ、プログラムを始める準備は整っただろうか？　自分の腸タイプがわかったら、自分の腸タイプに関する章に飛んでもらってもいい。そして提案事項を見直して、食物やサプリメントや生活習慣に関して追加の修正を加えよう。

Chapter12

カンジダ影響型腸を癒す

カンジダ影響型腸タイプの処方

カンジダ影響型腸は、カンジダ・アルビカンス（訳注・病原真菌の一種）によって起こる。これは口、腸管および膣で見られる最も普通のタイプの酵母菌感染で、腸、皮膚、およびその他の粘膜に影響することが多い。体内で酵母菌が異常増殖すると、一定のタイプの細菌と酵母が毒素を産生し、腸の内膜の密着結合部分を劣化させ、リーキーガットを引き起こす。ペトリ皿に入れた酵母菌を見ると、長い根（複数の菌糸と呼ばれる）があることにすぐ気づくだろう。カンジダ・アルビカンス感染が進行すると、この菌糸が腸壁に沿って広がり、文字通り細胞同士を引き離す。

カンジダ影響型腸は、さらに体内の湿り気とも関連する。これは、伝統的中国医学の考え方で、体内に蓄積された病的な流体が蓄積されるということだ。カンジダは真菌の感染症として湿った環境で増殖する。消化器内の湿り気はカンジダ影響型腸の主要な原因の一つなのだ。カンジダ影響型腸の主なサインは、舌の上の白い被膜である。また、鼻水が垂れる、痰を吐き出すことも湿り気を

カンジダ影響型腸タイプの処方

原因 ▶	糖分の多い食事、抗生物質、および慢性的不安
正しい食事 ▶	糖分の少ないもの、高プロバイオティクス
正しいサプリメント ▶	プロバイオティクス、オレガノ油、パウダルコ茶（訳注・中南米原産のノウゼンカズラ科の樹木の葉）
実践すべきこと ▶	白糖、ブラウンシュガー、コーヒー、アルコール、穀物を避ける

表す症状で、湿り気はまた腸の中でも起き、それは体重の増加、代謝の速度低下や、ゆるい便として現れる。湿り気の原因となる主な二つの食物は、乳製品と精製糖含有食物だ。小麦はそれに次ぐ湿り気の主要な原因となる。

湿り気のある食物を習慣的に摂っていると消化器系が弱まり、健康状態も最適ではなくなってしまうかもしれない。特に湿度の高い気候で暮らしている場合には影響が大きい。このように、食習慣から最もストレスを受けやすい三つの臓器は、脾臓、すい臓、それに小腸だ。カンジダ菌の持つカメレオンのような能力が原因で、カンジダ菌は、浸透しない糖を発酵させる酵母菌から、腸壁に浸透する長い根のような構造を作り出す真菌へと変化するのだ。

カンジダ菌の異常増殖の原因には次のようなものがある。

・抗生物質の長期にわたる投与
・避妊ピル
・糖分の多い食品と精製穀物

・乳製品
・冷たい食物
・糖尿病
・がん治療
・ネガティブな感情

抗生物質とは異なり、避妊ピルは酵母菌感染やカンジダ菌異常増殖症候群を直接引き起こすわけではない。しかし糖分の多い食物を多く含む食事と組み合わさると、体に悪影響を及ぼしカンジダ菌感染を起こす。人によっては、最初のカンジダ菌感染が治ってからかなり時間がたっても、避妊ピルが酵母菌感染を呼び込んでしまうこともある。

糖分はカンジダ菌と悪玉菌の増殖のための栄養を補給する。1型と2型の糖尿病患者は体内の糖の値がもともと高く、そのため、糖尿病患者にはより高い感染のリスクがある。覚えておいてほしいのは、精製穀物はすぐに糖に分解することだ。その結果、酵母菌に栄養が与えられ、真菌が異常増殖することになる。精製穀物を含む最悪の食品は、プレッツェル、クラッカー、ドライシリアル、漂白小麦粉を使った食品、それにビールだ。グルテンはカンジダ影響型腸を発症する速度を上げることがあり、特にグルテン過敏性をすでに持っている人の場合はその可能性が高い。ミルク、チーズ、クリームにはラクトースが含まれている。ラクトースは単純な糖で、カンジダ菌に燃料を与えてしまう。それらに比べてケフィアやヨーグルトの方が好ましい。というのも、ラクトースのほとんどは、発酵プロセスを経ると消えてしまうからである。

中国医学によれば、異なる感情はそれぞれ異なる臓器に影響を与えるという。例えば、不安や心配のレベルが高いと脾臓と胃が最も影響されるが、この不安や心配によってカンジダ菌に感染しやすくなる。カンジダ影響型腸への警告サインには次のようなものがある。

- 疲労感、極端な疲れ
- 食物敏感性
- 甘いものを無性に食べたくなる
- 口臭
- 舌の白色被膜
- ぼんやり感（集中力の欠如、体の連携がうまくいかない、仕事に集中できない、記憶力の低下）
- ホルモンバランスの崩れ（エストロゲン優勢）
- 関節の痛み
- 性欲の減退
- 慢性鼻炎、アレルギー症状
- ガス、お腹の張り

・尿路感染

カンジダ影響型腸タイプの癒し実行計画

カンジダ影響型腸の症状を患う人は善玉・悪玉菌のバランスが良くない。悪玉菌が一五パーセントを超えてしまうと、免疫システムの適切な働きが遅くなるか止まってしまい、病を促し、食物の消化や栄養の吸収を乱し、遺伝子の働きにも悪影響を及ぼすという連鎖反応を引き起こす。**カンジダ菌の異常増殖はできるだけ早く食い止めることが重要だ。**というのも、免疫システムが正しく働かなくなると、カンジダ菌の感染は体の他の部位にまで広がり、心臓の周りの膜にまで広がってしまうからだ。カンジダ菌を体内から一掃しリーキーガットを治すには、より良い食事と生活習慣の改善によって、小腸と脾臓をサポートしなければならない。

中国医学によると、冷たい食物は脾臓に悪いという。脾臓は赤血球を作る主要な臓器の一つだ。スムージーと冷たい野菜ジュースを飲み、健康的な野菜で作ったサラダをたくさん食べることは体にいい、多くの人はそう信じているだろう。確かにそうかもしれない。しかしカンジダ影響型腸の人にとっては違う。このタイプの人は、お茶のような温かい飲み物や室温の材料を使ったスムージーを飲むといい。

カンジダ影響型腸の人にとっての理想的な食事の例は、温かい骨スープ、ザワークラウトやキム

チのような温めた発酵野菜、それに温かいお茶だ。骨スープにキンシウリとバターナッツ・スカッシュ（訳注・ともにかぼちゃの一種）を加えるのもお勧めだ。そうすればカンジダ影響型腸の人に共通する糖分への欲求を満たすことができる。ステビアで甘くしたパウダルコ茶（訳注・中南米原産の木の樹皮からとった薬用のお茶）は脾臓の機能を高め、カンジダ菌の除去に役立つ。カンジダ型腸の患者には、毎日二、三杯のパウダルコ茶を飲むよう勧めている。

食品に苦みがあればあるほど効果がある。ケール、ブルーベリー、クランベリーもお勧めだ。またケフィアやヨーグルトのような酸味のある食品もカンジダ型腸にはとても効果がある。デザートには、リンゴをオーブンで焼いて、その焼きリンゴにシナモン、コラーゲンパウダー、それに室温のココナッツミルクを混ぜてスムージーを作ることをお勧めする。

カンジダ影響型腸を癒す四ステップ戦略

カンジダ影響型腸の説明をよく読んで、カンジダ感染症との原因とその症状について引き続き学んでほしい。そして療法を進める中で、舌についた白い被膜が減っているかどうかにも常に注意しておこう。それが改善の兆しでもあるからだ。

ステップ1　引き金となるものを取り除く――小腸と脾臓にとって毒性の食物

・グルテンと加工穀物、そして糖を含むあらゆる食物と飲料を避ける。
・カフェインを避ける。カフェインは消化を促進するため、食物は栄養が吸収されないうちに小腸を速い速度で通過してしまう。カフェインはまた心拍数を上げるが、カンジダ型腸を患う人には共通して心臓血管系の症状がみられるため、注意すべきである。
・アルコールを避ける。アルコールは基本的に糖分であり、酵母菌と真菌の感染を急速に広げることが知られている。
・湿り気をもたらす食物を除去する。例えば、ミルク、アイスクリーム、チーズ、卵、砂糖、人工甘味料、小麦、パン、パスタ、精製穀物粉、豚肉ベーコンなどの脂肪分の多い肉、フルーツジュース、コーヒー、ビール、揚げ物、ピーナッツ、ナッツバター、バナナ、生の果物、豆乳。

ステップ2　治療に効果のある食物を摂る

・苦みのある食物は小腸にとって最も治療効果のある食物だ。
・古代中国の医学によれば、少量の温めたデンプン質食品は、カンジダ菌を体内から排出する脾臓の働きを助ける。体を温める秋野菜には、サツマイモ、ヤマノイモ、エンドウ豆、緑豆、レンズ豆、インゲン豆、小豆、ニンジン、ビーツ、トウモロコシ、バターナッツ・スカッシュ、キンシウリ、ドングリカボチャ、ズッキーニ、イエロースカッシュ、ルタバガ（訳注・アブラナ科の野菜）、カボチャなどがある。ただし、これらの野菜には中程度の量の炭水化物が含まれるため、調子に乗って食べ過ぎないようにしよう。一日のうち早い時間に二、三回食べることを目指したい。夜は、デンプンの少ない、またはほとんどデンプンを含まない野菜、スープ、有機肉を食べること。

・ザワークラウトやキムチのような発酵野菜は、酵母菌を抑えるのに必要な善玉菌を補給し、腸内の善玉菌の増加を促す。

・有機肉、例えば牧草を飼料とした牛肉、ラム、鹿肉、鶏肉、カモ、ターキー、野生の獲物、天然の魚、鶏のレバーや牛のレバーなどは、優れたタンパク質源だ。牛の骨スープはとても有益なことも忘れないこと。

・スロークッカーで調理した温かいスープで、ブロッコリ、カリフラワー、キャベツ、ケール、ビーツのようなデンプンを含まない野菜の入ったものがいい。

・ナッツやシードの中では、少量のシード類を継続して摂ろう。アマニ粉末、チアシード、カボチャの種などは健全な血糖値を保ち、亜鉛やオメガ3脂肪酸を含んでいる。

・調理にはココナッツ油を使い、サラダドレッシングにはオリーブ油を使う。どちらも抗菌物質や酸化防止物質を含み、カンジダ菌の増殖を抑える効果がある。

・ステビアには糖分が含まれないため、お茶に甘みを加えるにはベストの選択肢だ。もう一つの選択肢は、少量（小さじ一杯の）のマヌカハニーだ。

・ハーブティーは、パウダルコ茶、チャイ、それにリコリス茶がおすすめだ。

・食事中には冷水の代わりに温かいお茶を飲むこと。

ステップ3　サプリメントを摂る

・プロバイオティクスを含む栄養サプリメントを探そう。それによって腸内の善玉菌を強いまま維持できる。
・天然の抗菌または抗酵母製品を摂る。オレガノ油、ヘミセルロース、ベルベリン、カプリル酸、タイム・エッセンシャルオイルは優れた栄養源で効果も高い。
・脾臓を守るため、リンドウ、チョウセンニンジン、タルナミソウ、オウレン、ガーデニア、リコリスを含むサプリを探すこと。
・セレニウムを試してみよう。酸化ストレスを緩和してくれる。
・ニンニクは真菌を死滅させ、免疫システムを活性化する。
・グレープフルーツシードのエキスはカンジダ菌を減らす効果が高い。

ステップ4　生活習慣を変える

・古代中国医学によると、カンジダ影響型腸の症状を持つ人は、心配、不安感、あらゆることに対するこだわりといった感情で反応する傾向があるという。生活の中のストレスを減らす努力をしよう。まずは親しい友人と過ごす時間を持つことから始めるのがいいだろう。

・境界線を定めること。その方法を教えてくれる素晴らしい本がある。それは、ヘンリー・クラウドとジョン・ダウンゼント著『境界線（バウンダリーズ）』（地引網出版）だ。この本を読んで、日々の生活の中に境界線を設置しよう。

・今度自分の肉体的な能力以上に頑張ってしまいそうになったら、結局は疲れ切ってしまうだけだったということを思い起こそう。例えば、次の地域のイベントで手伝いを頼まれたら、断る努力をしてみよう。

・この機会に日々の生活、家の中のもの、そして自分の責任をすっきりと整理してみよう。一枚の紙を用意して、日々取り組んでいる良いこととそれよりさらに素晴らしいことをすべて書き出してみよう。そしてさらに素晴らしいことの方に集中すること。

・カンジダ影響型腸の人は他人に共感でき、責任感が強いことで知られている。しかし自分だけで世界を変えることはできない。自分の限界を知ろう。自分では何もどうすることもできない他人のことや状況について心配するのはやめよう。

・それと同時に、自分の周りに壁を作らないこと。仲間との会話はよい治療になるだろう。特に相手が話を聞いてくれる友人なら。

・心をすっきりさせよう。瞑想し、祈り、少なくとも一日に一回は座り心地のいい椅子に静かに座ること。自然の中に一歩踏み出し、バラの香りを吸い込もう。ガーデニングや落ち葉掃除のような仕事も思いがけない効果をもたらす。

・物事を明るく考えよう。好きなロマンチックコメディを見たり、面白い本を読んだり、デジタルフォトを整理しよう。

・鍼治療を受けてみよう。カンジダ影響型腸の症状にはとても有効な自然療法だ。特殊な針を使って脾臓と小腸を治療する。この鍼治療は数千年にもわたってカンジダ感染症状を治療し、脾臓を強くしてきたのだ。

・ミルラ、ラベンダー、カモミールなどのエッセンシャルオイルを使ってヒーリング入浴をする。

カンジダ影響型腸を癒す
推奨する一日の過ごし方

AM7:00	**起床** 10〜20分かけて気分が向上するスピリチュアル本を読む。
AM8:00	**朝食とサプリメント** 低糖、腸に優しい朝食を楽しむ。ランチとスナックをパックし（前の晩に準備していなければ）、一回目のプロバイオティクスと薬用ハーブのサプリメントを摂る。
PM0:00	**ランチ** ランチは軽くてもいいが、温野菜や有機肉を必ず入れること。
PM3:00	**ハーブティー** 240 〜 480グラムの温かいグラス一杯のハーブティーを飲む。パウダルコ茶が最適で、脾臓にとっては特によく効く。
PM5:00	**体を動かす** バレエ、ピラティスや脂肪燃焼トレーニングなどグループでの楽しいワークアウトに参加する。または自転車に乗ったり、速足で近所を散歩したりする。
PM6:00	**夕食とサプリメント** 夕食には必ず温野菜と有機肉が含まれるようにする。プロバイオティクスと薬用ハーブのサプリメントを摂る。
PM8:00	**就寝前のマッサージまたは日誌記入** パートナーにマッサージをしてもらうか日誌をつける。またエプソムソルトとラベンダーオイル入りのヒーリング入浴で体をリラックスさせる。
PM10:00 もしくは PM10:30	**就寝** 静かに内省的に瞑想する。ソーシャルネットワークに参加したいとか友人と夜の外出に繰り出したいという誘惑に耐える。くつろいで、気持ちを明るくする本を読み、質の良い睡眠をとる。

カンジダ影響型腸に有効な栄養食リスト

肉／タンパク質（90〜150グラム）	・ケフィア（生、有機） ・ヨーグルト（ヤギのミルク、24時間以上培養したもの） ・天然の魚 ・ラム肉 ・バイソン肉	・牛肉の赤身 ・鹿肉 ・ターキー ・骨スープ ・コラーゲンパウダー（パウダー状の骨スープ）
野菜（加熱調理したもの）	・アスパラガス ・ブロッコリ ・バターナッツ・スカッシュ ・ニンジン ・カリフラワー ・セロリ ・チャード ・ニンニク ・ケール	・キムチ ・タマネギ ・カボチャ ・ザワークラウト ・キンシウリ ・ホウレン草 ・カブ ・イエロースカッシュ ・ズッキーニ
果物（毎日一回まで）	・ブルーベリー ・クランベリー ・グリーンアップル	・レモン ・ライム
穀物（発芽）	・アマランス ・ハト麦	・キノア ・トウモロコシ
豆果	・小豆	・赤レンズ豆
脂肪／油	・ココナッツ油 ・オリーブ油	・アマニ油
穀物粉	・ココナッツ粉	
ハーブ	・カルダモン ・シナモン ・クローブ ・チョウセンニンジン	・パセリ ・ターメリック ・タイム ・オレガノ
甘味料	・マヌカハニー（小さじ1杯）	・ステビア
飲料	・室温のレモン入り水	・ハーブティー
シード類／ナッツ類（大さじ一杯）	・チアシード ・アマニ	・ヘンプシード ・カボチャの種
危険な食品	・乳製品 ・酵母菌入り製品（パンなど） ・生食品	・精製穀物 ・砂糖

Chapter13

ストレス影響型腸を癒す

ストレス影響型腸タイプの処方

体内の細菌には、ストレスを受けていることがわかるということをご存じだっただろうか？　交通渋滞にイライラしたり、愛する人のことを心配したり、忙しくて緊張感が高まっていたりすると、体内でコルチゾールとエピネフリンという一対のホルモンが放出される。これらのホルモンは善玉菌の増殖を抑えてマイクロバイオームを乱す酵母菌を増殖させてしまうだけでなく、リーキーガットの直接の原因にもなる。心理的緊張や不安によって、腎臓、副腎、甲状腺も疲弊し、それによって体内のあらゆるホルモンが影響を受けることもある。

ストレス影響型腸の場合、ストレスの多い心理状態がリーキーガット症候群の引き金となる。引き起こされる症状は次のようなものだ。

・栄養の吸収が悪くなる。

ストレス影響型腸タイプの処方	
原因 ▶	感情的ストレス、甲状腺ストレス、副腎疲労、高コレステロール値
正しい食事 ▶	栄養価が高く低糖
正しいサプリメント ▶	ビタミンB 12、セレニウム、リコリスの根やアシュワガンダのようなアダプトゲン系ハーブ
実践すべきこと ▶	生活の中でストレスをやり過ごすことを学ぶ

・臓器への酸素が減る。
・消化管への血流が減る——四分の一に減る。
・腸内の酵素が減る——なんと二万分の一までに減ってしまう！

腎臓の真上にある親指サイズの一対の臓器である副腎は、ほとんどすべての体の機能の原動力となる五〇以上のホルモンの産生を促す。各副腎は二つの異なる構造から成り立っている。ひとつは副腎皮質と呼ばれる副腎の外側部分で、もうひとつは副腎髄質と呼ばれる内側領域だ。副腎皮質で産生されるホルモンは、生命に必要なもので、あらゆる機能、臓器、体内組織に影響を与える。

一方、副腎髄質はエピネフリンとノルエピネフリンというホルモンを分泌するが、このホルモンは受けているストレスのレベルと直接の相関関係がある。

エピネフリンは別名、アドレナリンとして知られている。ストレスを受けていたり、突然自分が戦うか逃げるかの状況にあることに気づいたりしたら、副腎髄質がエピネフリンを産生し、血糖を増やし（エネルギーとしてすぐに使うため）、血液を筋肉と脳に送る（応答性を高めるため）。ノルエピネフリンは血管を狭める働きをし、その結果血圧が上がる。副腎髄質はコルチコステロイド（コルチゾールも含む）を放出し、血圧を調節し、心臓血管機能を高め、免疫応答を調整し、炎症反応を抑える。リーキーガットが起きているときには、副腎は炎症反応に対処し、立て直そうと最善を尽くし努力する。ただ残念なことに、それはほとんどが負け試合となる。すると腎臓、脾臓、甲状腺は過積載状態になってしまう。それに対応して、免疫システムが抗生物質を産生し、それが甲状腺細胞を損傷し、重要なホルモンを作る甲状腺の能力を妨害する。これが橋本病の原因となるのだ。橋本病は自己免疫疾患の一つで、今日の甲状腺疾患の九割を占めている。

何か葛藤がおこった場合、恐怖や優柔不断、または不安の感情が反応として現れてくるような人々は、ストレス影響型腸の症状を持っている傾向にある。また、意思が強い、自分の考えを曲げないと思われている人、あるいはいろいろな状況や人に近づく時にとても用心深いと思われている人も同様であろう。ストレス影響型腸タイプの人は思慮深く、常に様々な角度から状況を分析してベストな行動を取ろうとする。

ストレス影響型腸を患う人はA型人間（訳注・よく働き競争的で、エネルギッシュタイプの人。血液型ではない）のことが多く、結果を求める。しかしこういった人たちは、一旦不運に襲われると内にこもり、仕事中毒に陥って終了時間になってもなかなか切り替えることができなくなる。そして夕食の後にもメールに返信し、疲れ切った体をベッドに投げ出すまで報告書やプレゼンテーション用の原稿を書き続けるようなタイプの人たちだ。同様に、ほとんどの人は家族や友人を大切にし、人と常につながっていることにも価値を見出しているため、相反する気持ちからくる緊張を作り出してしまう。孤独な働きバチになってもなお、人と一緒にいたがるのだ。

ストレス影響型腸タイプの人にとっての課題は、日々の生活で十分創造性を発揮しつつ恐怖と優柔不断をうまく収めることだ。この課題を達成できなければ、ストレスを副腎や腎臓、甲状腺にためてしまい、消化器系の症状やリーキーガットをもたらしてしまう。ストレス影響型腸のタイプの人が泌尿器系の症状や、性欲の低下、不妊、その他のホルモンに関する問題も持っていることは珍しくない。

失恋のストレスや、愛する人の死、離婚、大きな手術といった、大変な苦痛を伴う出来事からの精神的重圧がストレス影響型腸を導きやすい。金銭的な苦境、人間関係の悪化、失業に対する恐怖が長く続くと腸内の緊張を高める。こういった問題はとても現実的だ。一日の終わりに感情的な混乱、特に内在する困難からストレス影響型腸の症状が出てきて、疲れきったような感覚が生み出される。

こうした状況に副腎の機能がこれ以上対処できなくなると、副腎疲労が起こる。副腎疲労は小腸や脾臓といった臓器に影響を及ぼすことがあり、最終的には吸収不良の状態になってしまう。副腎が効果的にホルモンを産生しなくなると、どの体内機能も影響を受け、次のような症状が出てくる。

・朝から疲れている、あるいは起きられない
・性欲の減退
・うつ状態
・筋肉の衰え
・集中力の低下
・骨量減少
・炎症
・アレルギーの悪化
・眠れない
・疲労
・糖分への強い欲求
・薄毛または抜け毛
・体重増
・筋肉の緊張状態

このような副腎疲労の症状のいずれかがあれば、おそらくストレス影響型腸の問題を抱えている

ことになる。

ストレス影響型腸タイプの癒しの実行計画

ストレス影響型腸タイプの人が最初に対処すべき最も重要な問題は、食事と生活習慣である。**食事の中でストレス影響型腸の症状の引き金となる二つの最悪の要因は、カフェインとアルコールだ。**

カフェインは睡眠サイクルを妨害し、副腎が完全な休息をとるのを難しくする。もしもコーヒーまたはカフェイン入りの飲料を飲まなければならないなら、午前中の軽い一杯ならそれほど害もない。

カフェインに変わるものとしてハーブティーを試してみるといい。中でもカモミールティーや、ホーリーバジルとも呼ばれるトゥルシーティーを推奨する。トゥルシーティーがお勧めだという理由は、このハーブがアダプトゲンとして働き、コレステロール値を下げ、リラックス感を高めてくれるからだ。

アルコール飲料の過剰摂取もまた、臓器を疲弊させてストレス影響型腸の原因になる。もちろん、週末の始まりのグラス一杯のワインなら問題ないが、一週間に複数回、グラス二、三杯飲むようなら体に炎症反応を起こしてしまうかもしれない。ワインだけでなくビールや強い酒も同じだ。週に一度、グラス一杯に制限してみよう。

穀物や糖の過剰摂取は、ストレス影響型腸の最も共通する原因の一つだ。甲状腺や腎臓に過剰な負担がかかるからである。穀物、糖分、パン、パスタを避ければ、ストレス影響型腸から回復しようとする体自身の治癒力を補助することになる。

治癒力を促進する食物には、ビタミンB12の含有量が多く、例えば牧草を飼料とするビーフ、天然サーモン、ケフィアやヨーグルトなどの発酵乳製品などがある。これまで、私はビーガン（完全菜食主義者）またはベジタリアンのストレス影響型腸タイプの患者をたくさん治療してきた。だが、もしもストレス影響型腸の症状があれば、そうした厳しい食事制限はどちらも適切とは思わない。

ストレス影響型腸癒しの四ステップ戦略

ストレス影響型腸の症状は、感情的なストレスから起こることがある。ストレスによって甲状腺不調、副腎疲労、コルチゾール値の上昇が起こる。そして、ストレスが原因の腸内細菌のバランスの崩れは、免疫機能障害をも引き起こし、感染や疾病のリスクも高まる。そして治療せずにいると、最終的には自己免疫疾患を発症することになる。ストレス影響型腸の説明を見直してみよう。

ステップ1　引き金となるものを取り除く――副腎、腎臓、甲状腺にとって毒性の食物

・糖分の多い食物を摂ると、血糖値（それ自体ストレスの原因）だけでなく感情も上下に揺れ動く。「糖分を摂ると気分が悪くなる」という思考の脈絡を作るように努める。果物やお茶で糖を求める気持ちを満たそう。

・朝食のシリアルや「健康的な」栄養バーに含まれる穀物はすぐに糖になり、体に過剰なストレスを与える。食事には、どんな穀物も（特に高精製加工穀物）厳格に制限しよう。

・カフェインは副腎を刺激し、甲状腺に害を与え、腎臓と副腎に圧力を加えることがある。カフェイン入り飲料は一日一杯に制限しよう。

・アルコールは抑制剤で、考えや感じ方、そして行動に影響を及ぼし不安感をあおる。アルコール飲料を飲むことはストレスに対処する良い方法とはいえない。

・冷たい食品、例えば冷水を飲んだり、サラダを頻繁に食べたりすると、消化器系を必要以上に酷使してしまうことがある。代わりに一日一皿の温かい骨スープやチキンと野菜のスープ、一杯の温かいお茶を飲むようにしよう。

ステップ2　治療効果のある食物を摂る

・塩味の食物と暗色の食物、例えば紫、黒または青い色の食物はストレス影響型腸を癒すための大黒柱だ。

・試すべき塩味の食物は、ケールチップ、味噌汁、アーティチョークの芯、カボチャの種、それにホムスなど。

・紫、黒または青色の深い色合いの食物は、例えばブルーベリー、プラム、紫キャベツ、ナス、紫色のブドウなど。食物を紫色にする植物性栄養素であるアントシアニンは腸の炎症を緩和する。
・ビタミンB群を多く含む食物、例えば牧草で育ったビーフ、家禽、醸造の酵母菌、そして緑の葉の野菜類などは、感情を調整するのに役立つ。
・カルシウムを多く含む食物、例えば甘みを加えていない有機ヨーグルトまたは天然サーモンは不安を抑えてくれる。
・マグネシウムを多く含む食物、例えばナッツ、アボカドや海草は神経を鎮めてくれる。マグネシウム欠乏の人にとっては、これらの食物を摂ることでバランスが回復する。
・タンパク質やアミノ酸の豊富な食物、例えば骨スープ、牛、鶏のレバー、牧草を飼料としたバイソンや牛、家禽や野生の獲物の肉、そして天然の魚は、代謝やホルモンバランスの調整を助ける。
・オメガ3脂肪酸を多く含有する食物、例えば天然の淡水魚、牧草を飼料とした動物の肉、発芽シードやナッツは、炎症を抑え気分を安定させてくれる。
・消化が良く癒し効果のある栄養価の高い食物は、ココナッツ、オリーブ、アボカド、アブラナ科の野菜（カリフラワー、ブロッコリ、芽キャベツなど）、カボチャの種、チアシード、アマニなど。
・ブラジルナッツは、セレニウムを豊富に含むスナックで、副腎の働きを助ける。

・普通のヨウ素添加塩（訳注・日本では認められていない）の代わりに、電解質を多く含む海塩を使うこと。肉や野菜に海塩を少しふりかければ水和作用を助ける。

ステップ3　サプリメントを摂る

・ビタミンB12は副腎機能を修復し、ホモシステイン（有毒なアミノ酸）を減らし、エネルギーを増やす。

・強壮効果のあるハーブ、例えばアシュワガンダ、ロディオラ、トゥルシー、チョウセンニンジン、リコリスの根のエキスは、ストレス型腸を克服する手助けをしてくれる栄養素だ。アシュワガンダは副腎の産生するホルモン、DHEAのレベルを改善し、よく眠れるようにしてくれる。

・Lグルタミンパウダーは、ストレス影響型腸にとって用途の広い治療薬だ。このアミノ酸は腸の内壁を保護し、癒し、そして修復し、同時にストレスとうつ症状を抑制する。

・セレニウムは酸化ストレスを軽減し、ストレス影響型腸の場合には弱まっていることの多い甲状腺を支える。

・オメガ3脂肪酸が豊富な魚油は副腎機能を助ける。

ステップ4　生活習慣を変える

・ストレス影響型腸を持つ人々は、日々の困難に対して心配し、不安を感じ、くよくよと悩む。生活の中のストレスの量を減らすことを真剣に考えよう。一つだけでなく、いくつもの方法を採用してみよう。これは、糖やアルコールを減らす以外に、ストレス影響型腸の症状に対しての核となる治療法だ。

・かかえている感情的トラウマを克服するために、宗教的なグループに参加してみる、あるいは頼れる良い友人を探して自分自身を感情的に楽にする。

・何日も、何か月も、あるいは何年も胃の中に持っている瓶詰された感情を日記に書いてもいいし、他の方法で吐き出す。

・自分自身を許す。患者を診てきた私の経験から、過去の自分の行動を許さない人や自分に対して低い評価を持ち続けている人は、ストレス型腸の症状を長引かせてしまうようだ。

・ネガティブな人（そんな人は私たちの生活にストレスをかけてくるものだ！）との付き合いを減らす。自分からエネルギーを吸い取ってしまうような人、けなす人、批判してあなたのやることなすことに後でとやかく言うような人、そういう五人の人物の名前を書き出す。そうした人たちとの接触を減らすことを積極的に考える。

・それとは逆に、最も元気にしてくれる人、話をよく聞いてくれる人、そしてよい支援者五人の名前を書き出す。そうした人たちと一緒に出かけたり集まったりする時間を積極的に作る。そのような人たちはあなたがよりよい人間に成長できるよう助けてくれるだろう。

・セラピスト、牧師、あるいは信頼できる友人に相談する。誰でも助けを必要とすることはある。必要な助けを求めても、それによってあなたの人格が損なわれることなどないのだから！
・自分に合った効果的なストレス解消法を三つ見つけよう。例えば立ち上がって数回深呼吸する、外に出て三ブロック歩く、ちょっとしたいくつかの用事をする、もしくはストレスいっぱいの一日の最後に楽しめる何かを計画する、など。
・また、「自分のもの」も見つけよう。例えば、フィットネスのクラスや、自分の好きな趣味に関連する新しいプロジェクトなど（私の母は、学校が終わると自分の馬、ジャズに乗るのが好きで、それががんとリーキーガットからの回復に大いに役立った）。
・自分の姿勢に注意する。ストレスがかかると身体的にも負担がかかり、前かがみになってしまうこともある。元気を出して、背骨をピンと伸ばそう。顎を上げて自信を持って前に進もう。
・頑張ってやり遂げなければ、という考え方から一歩引いて、付き合いの時間を持つことで孤独な仕事の渦から離れよう。仕事のための時間を確保するように、「楽しい時間」と「リラックスする時間」も週間スケジュールに入れる必要がある。
・運動は最も有効なストレス解消方法の一つだ。毎日または一日おきにでも、少なくとも三〇分の運動をしよう。運動を一緒にするパートナーを持つことも運動を続ける秘訣だ。
・もし私と同じようにビーチが好きなら、潮の香りのする海岸にいるところを想像しよう。カモメが鳴いている。そして日焼け止めローションのにおい。それをみんな吸い込んでみよう。

・癒し効果と解毒効果のある入浴もストレス解消の最善の方法の一つだ。夕食後、一カップのエプソムソルトと二〇滴のラベンダーオイルをお湯に入れ、二〇分浸る。入浴後、温かいグラス一杯のカモミールティーを飲む。

ストレス影響型腸を癒す
推奨する一日の過ごし方

AM7:00	**起床** ベッドから出たらすぐに数分間深呼吸する。そして一日の終わりが楽しみになるような何かを計画することを考える。
AM8:00	**朝食とサプリメント** 糖分の少ない、ストレス影響型腸に優しい朝食を楽しむ。ランチとスナックをパックし（前の晩に準備していなければ）、プロバイオティクス、ビタミンB、副腎を助けリーキーガットを癒すための1回目のサプリメントを摂る。
AM10:00	**午前中の休憩** 240〜480ミリリットルのグラス一杯のトゥルシーまたはリコリスなどの温かいハーブティーを飲む。
PM0:00	**ランチ** 軽いランチで温かい骨スープ一杯とアボカド入りレタスサラダ。
PM5:00	**体を動かす** 仕事が終わった後の計画に確実に従うこと。バレエ、ピラティスや脂肪燃焼トレーニングなどグループでの楽しいワークアウトに参加する。または自転車に乗ったり速足で近所を散歩したりする。
PM6:00	**夕食とサプリメント** 夕食には必ずビタミンB群の豊富な食物、例えば牧草を飼料とした牛肉、ケールやホウレン草などの緑の葉の野菜が含まれるようにする。プロバイオティクス、ビタミンB、副腎を補助するサプリメント、アシュワガンダやトゥルシーなどの滋養強壮ハーブを含む2回目のサプリを摂る。
PM8:00	**就寝前** 気持ちのいいリラックス効果のある入浴の時間を取る。熱いお湯にエプソムソルトと20滴のラベンダーオイルを入れ、20分間浸る。
PM10:00 もしくは PM10:30	**就寝** 就寝1時間前にテレビを消す。ソーシャルネットワークに参加したいという誘惑に耐える。気持ちを明るくする本を読んでくつろぐ。十分睡眠をとり、質の良い休息を得ること。

ストレス影響型腸に有効な栄養食リスト

肉／タンパク質（90〜150グラム）	・ケフィア（生、有機） ・ヨーグルト（ヤギのミルク、24時間以上培養したもの） ・天然の魚 ・バイソン肉 ・牛肉の赤身	・レバー（鶏肉または牛肉） ・ターキー ・骨スープ ・コラーゲンパウダー（骨スープの粉末）
野菜（加熱調理したもの）	・アスパラガス ・ブロッコリ ・芽キャベツ ・ニンジン ・カリフラワー ・チャード ・なす	・ケール ・キノコ ・ザワークラウト ・海藻 ・ホウレン草 ・スピルリナ ・ヒシ
果物（毎日一回まで）	・アボカド ・ブラックベリー ・ブルーベリー ・クランベリー	・ラズベリー ・イチジク ・ザクロ ・イチゴ
穀物（発芽）	・キノア	・ワイルドライス
豆果	・黒豆	・インゲン豆
脂肪／油	・アボカド ・ココナッツ油	・ギー（透明バター）
穀物粉	・ココナッツ粉	
ハーブ	・バジル ・マカの根パウダー ・セージ	・海塩 ・タイム ・ターメリック
甘味料	・生ハチミツ（毎日大さじ一杯まで）	・ステビア
飲料	・イラクサティー	・トゥルシーティー
シード類／ナッツ類（大さじ一杯）	・アーモンド ・黒ゴマシード ・ブラジルナッツ	・チアシード ・カボチャの種 ・ウォールナッツ
危険な食品	・アルコール ・カフェイン入り飲料（コーヒーを含む）	・精製穀物 ・砂糖

Chapter14

免疫影響型腸を癒す

免疫影響型腸タイプの処方

この腸タイプの人にとってはいいニュースと悪いニュースがある。まず悪いニュースから。リーキーガットの最も厳しい症状が現れるのがこの免疫影響型腸なのだ。**そして良いニュースは、完全に治る望みがあるということ。**もしも自己免疫疾患、または潰瘍性大腸炎、クローン病や過敏性腸症候群のような炎症性腸疾患と診断されているなら、免疫影響型腸を癒す計画は、問題を抱えて痛みに満ちた生活を、がらりと変える指針になるだろう。この場合の食事は、免疫応答を減らし、体に消化の良い食物を与えることに焦点がおかれる。

複数の食物アレルギー、過敏性や不耐性は、免疫影響型腸の最も重大な警告サインだ。私たちはたいてい、生涯で二五トン以上の食物を食べている。だが残念なことにそのすべてが体に吸収されるわけではない。

部分的に消化されたタンパク質と脂肪が腸の内壁を通り抜けて血流に入ると、体はそれを外から

免疫影響型腸タイプの処方

原因 ▶	食物過敏性、グルテン、乳製品
正しい食事 ▶	牛肉骨スープ、骨スープストックから作った鶏肉と野菜のスープ、穀物を使わない食事
正しいサプリメント ▶	消化酵素、プロバイオティクス、Lグルタミン
実践すべきこと ▶	体の声を聞く。また、アレルギー反応は48時間から72時間たってから起こることを覚えておくこと

きた侵入者と認識してアレルギー反応を起こす。くしゃみが出たり発疹がでたりするとは限らない。頭がぼんやりしたり、疲労感を感じたり、血糖値が落ちるのも不耐性のサインだ。アレルギーの正体を突き止めるのは難しい。場合によってはアレルゲンへの反応が四八時間から七二時間も現れないこともあるのだ。

・食物アレルギーはＩｇＥ抗体に対する急激な免疫応答である。
・食物過敏性はＩｇＧ抗体に対する、より穏やかでゆっくりした免疫応答である。
・食物不耐性は、一定の食物を消化する酵素の欠如またはその他の能力の欠如が原因の、代謝または胃腸の反応である。

反応が穏やかであれ激しいものであれ、そういった反応を引き起こした食物を食べ続けることはリーキーガット以

上の深刻な健康障害につながる可能性がある。例えば、炎症性腸疾患、IBS、関節炎、湿疹、乾癬、うつ、不安症、偏頭痛、筋肉痛、慢性疲労などだ。原因となるアレルゲンを特定するための最良の手段は、現時点で勧めているのが除外食だ。アレルギーテストは信頼できないことがあるかもしれないし（さらに過敏性や不耐性のテストはできないし）、腸によくない反応を起こす食物を特定するのに、除外食が効果的であることは証明されている。

古代中国医学によると、免疫影響型腸症状の人に問題があるのは、葛藤に直面したときに出てくる感情の一次的反応が、不安感、悲嘆、そして自信の喪失だからだ。また、完全主義者的な傾向があって細かいことにこだわる人たちは、自分の信じる「正しいこと」へのこだわりを捨てることができないため、免疫影響型腸になりやすいタイプの立派な候補者だ。さらに、愛する人を失うなどの深い悲しみを経験すると、免疫影響型腸を持つ人は腸に症状が出てしまうことがある。

また、自分自身で免疫影響型腸を癒すには、こうした感情や極端な性格という要因以外のその他の誘因にも対処しなければならない。**もっと変化を受け入れるようになる必要があるだろうし、しなやかに過去から自由になることも必要だろう。**そうしなければ、更なるストレスが腸にかかってくることになる。

免疫影響型腸タイプの癒し実行計画

こういった症状の軽減のため、腸の内膜を損傷する栄養阻害物質を避けることが重要だ。**そこで提案したいのは食事日誌をつけること。**一片でも口に入った食物はすべて書き留めておこう。同じように飲んだものもすべて記入する。総合的な食事記録をつけるのは、過敏性反応の出ない食物と食物アレルギーを管理するのに最善の方法であり、体のあらゆる反応にも気づくことができる。チーズオムレツを食べた後に鼻水がでる、あるいはデニッシュを食べた後に関節の痛みや極端な疲労感を感じたら、そのことを日誌に記録する。それは生活を変えるのに役立つだろう。

とはいえ、免疫反応は最後の一口を食べた直後に起こるとは限らない。良くない反応が二四時間後や、場合によっては二、三日も後になってから現れることもある。感じていることを記録し続けていけば、気分の良い日と悪い日を関連付けるパターンを見つけることができる。

私の臨床経験から、成長期における処方箋抗生剤の過剰使用が免疫影響型腸の主要な原因であることが分かった。抗生物質は腸内の善玉菌も悪玉菌も一掃し、時間とともに状況は悪化する。最後には悪玉菌が増えて腸を開放し、食物過敏になって炎症性腸疾患につながるのだ。

もし腸タイプ質問票から自分が免疫影響型腸だと思ったら、最初にお勧めしたいのは、体内の食物不耐性をチェックするIgG（免疫グロブリンG）検査を受けることだ。食物不耐性の症状があれば、免疫影響型腸の持ち主である可能性が高い（訳注・日本小児アレルギー学会ではこの検査方法を推奨していない。本当に受けたい場合は専門医のもとで慎重に受けることを推奨）。

骨スープと温野菜、それに有機鶏肉だけを食べることから始めよう。有機野菜を食べることも重要だ。免疫影響型腸タイプの人は、従来の方法で生育された農産物に使われる殺虫剤や除草剤に反応してしまうことが多いからだ。まず一番に食事に取り入れてもらいたいのは骨スープだ。「免疫影響型腸の人にとって理想的な食事は何ですか？」と聞かれるたびに、私はいつも、濃厚な骨スープですよ、と答えている。

骨スープは牛肉の骨または鶏の部位から作ることができる。鶏の部位から作る場合は、私は地元のファーマーズマーケットに行くのが好きだ。そこで、首、背、それに足――そうあの水かきのような一対の足を購入し、それらをスロークッカーに入れて、水とリンゴ酢とともに二四時間煮込む。それにニンニクと二個のタマネギを加えることもある。こうしてできたスープストックはおいしいチキンスープの基礎になる。

牛肉の骨スープも同様に素晴らしい。牛肉の骨はオンラインで注文して届けてもらえるし、ホールフーズやその他の自然食品店に行き、有機、放し飼いの牛の骨を一袋買うことができる。もし時間があまりないなら、すでにできあがった牛骨スープや鶏ガラスープは、オンラインでも購入できる。

少なくとも一日一回は骨スープを飲むこと。それにバターナッツ・スカッシュ、キンシウリ、ドングリカボチャなどの野菜を加えればしっかりした味になる。

この腸の病状について危機感を持ってもらいたい。**病状の悪循環が続けば、体は免疫応答を起こし、それがさらに深刻な自己免疫疾患を引き起こしてしまうのだ。**しかしこの免疫影響型腸のための実行計画に従えば、結果はすぐに表れ、免疫障害を解決できると確信している。

免疫影響型腸を癒す四ステップ戦略

免疫影響型腸を持っている人は腸の炎症と戦っているので、それが即免疫または自己免疫反応に結びつく。食物過敏はたいていグルテンや乳製品に対する過敏症で、免疫影響型腸の隠れた原因だ。免疫影響型腸の根本原因の多くは、過去に、処方箋抗生物質、避妊用ピル、ステロイド、またはコルチコステロイド（副腎皮質ホルモン）を使ったことによるものだ。それらの物質によって、腸内の善玉菌が一掃されてしまうといわれている。

まずはＩｇＧテストを受けて、食物過敏性または食物アレルギーがあるかどうかを調べるべきだ。そして炎症性腸疾患を見つけることができる胃腸科の専門医の門を叩こう。

ステップ1　引き金となるものを取り除く——腸の炎症を起こす食物

・食物過敏の可能性を確かめるために「除外食療法」を試し、免疫影響型腸の症候群を引き起こす可能性のある食物を見分けること。次に挙げる最も一般的な十種類の食物アレルゲンを除外することから始めよう。

ミルク（A1カゼインとラクトースのため）・卵白・小麦・穀物（特にグルテンを含有するもの）・大豆・貝類・ピーナッツ・アーモンド、ブラジルナッツ、カシューナッツ、クリ、ヘーゼルナッツ、ピーカン、ピスタチオ、ウォールナッツなどの木の実・砂糖（特に精製白糖）・アルコール

・リストにあるすべての食物を少なくとも四週間除外すること。そして一回につき一種類ずつの食品を、三日間続けて再び食事に取り入れてみる。

・食物を追加した後、二日間までどのように感じたかを記録する。

・それぞれの食物について同じ方法を取る（もしある食物が反応を起こしたら、例えばぼんやり感、めまい、皮膚のかゆみなどがあれば、その食物を除外する。その後二日間待って、次の食物を取り入れる）。

・マフィン、ドーナッツ、ケーキ、カップケーキのような甘いおやつ、そして朝食のシリアルやエネルギーバーなども、漂白小麦粉（グルテン）と多量の糖分を含んでいるため二重の問題があり、なんとしてでも避けるべきだ。

・アルコールは消化システム内で糖と同じように反応し、炎症を引き起こす。アルコールはま

た抑制剤としても機能し、考え方、感情、そして行動に影響を及ぼし、不安感をあおる。何としても避けなければいけない。

・冷たい食物、例えば冷水を飲んだり、常に生野菜サラダを食べたりするのは、消化器系を必要以上に酷使させてしまうことがある。代わりに、日中一皿の温かい骨スープやチキンと野菜のスープ、一杯の温かいお茶を飲むようにしよう。

ステップ2 治療効果のある食物を摂る

・食事の計画を立てることは大いに役に立つ。というのも、免疫型腸の人のための食事療法の重要な部分を占める骨スープを作るには、事前準備が必要で、少なくとも一日スロークッカーでの調理が必要だからだ。材料の購入に週末の一日を当てよう。そうすればすべて用意しておける。

・一日の始めにプロバイオティクスのスムージーを飲む。スムージーは腸にやさしいヤギのミルクのケフィアと発芽アマニで作る。それによって腸内の善玉菌が元気になるのは間違いない。

（注意・免疫影響型腸タイプの人の中には、ヒスタミン過剰反応を避けるため、プロバイオティクスの食事療法を穏やかに始める必要がある人もいる。その場合は安全を期すため、どんなプロバイオティクス食物でもまず小さじ半分から始め、徐々に増やしていくのがいいだろう）。

・消化しやすい温野菜を摂る。例えば、様々な種類のスカッシュ、ブロッコリ、キャベツ、カリフラワー、アスパラガス、ニンジン、セロリ、チャード、ホウレンソウ、ケール、タマネギなど。

・タンパク質とアミノ酸を多く含む食物はとても有効だ。例えば、骨スープ、牛肉と鶏肉のレバー、牧草を飼料としたバイソンや牛の肉、家禽、野生の獲物、天然の魚など。ハチミツで照り焼きした天然のサーモンをサラダ菜やルッコラにのせた料理は免疫影響型腸タイプの人にとっては理想の一皿だろう。

・オメガ3脂肪酸を多く含有する食物、例えば天然の淡水魚、牧草を飼料とした肉、発芽シードやナッツは、腸の炎症を抑えてくれる。

・健康に良い脂肪は、オリーブ油、ココナッツ油、ギー（透明バター）、それにアマニ油だ。

ステップ3　サプリメントを摂る

・Lグルタミンはリーキーガットの保護と、治癒や修復を助け、免疫機構を支えてくれる。

・消化酵素は腸の機能を促して食物を適切に分解できるようにし、食物アレルギーに関連することの多い消化不良を軽減する。

・プロバイオティクスは、腸に必要な善玉菌の栄養補給に不可欠だが、標準的プロバイオティクスの多くは酪農由来のため、必ず土壌菌を選ぼう。特に、免疫影響型腸タイプの人には土壌菌がとりわけ有効だ。まずは少量のSBO（土壌菌）プロバイオティクスを摂ることから始め、徐々に増やしていこう。

ステップ4　生活習慣を変える

・効果的に免疫影響型腸を癒すには、意識して、生活の中に喜びを生み出す活動の価値を見出そう。免疫影響型腸に苦しむ人は完璧主義者であることが多く、自分に厳しく、きちんと整理整頓を行ない、誠実で、独立心のある人だ。こうした性格が自分のことだと思ったら、自分自身を十分にリラックスさせて、生活の中に楽しみを取り戻そう。元気を回復するための時間を作り、仕上げなくては、という気持ちを抑え、一週間の計画に「楽しい時間」も組み入れること。愛する人と過ごす時間を作って楽しもう。

・人生の中でも最も低空飛行の時期だったり、深い喪失感を体験したりしている最中には、自分の体がいつもと違う食物にどう反応するかによく注意しよう。悲しみの体験やトラウマを経験した人は、炎症前状態にあり、リーキーガットや免疫影響型腸の症状を発症しやすくなっている。

・朝起きた時から夜寝る時まで「感謝の態度」を身につけるようにしてほしい。意識して感謝する気持ちになるための方法の一つは、一日の始まりに、自分が何に感謝しているのかを声に出して言うことだ。最初は努力が必要かもしれないが、元気を取り戻すチャンスを自分自身に与えよう。

・感謝の気持ちを日記に書く。私生活で何に感謝しているのだろうか？　自分の仕事についてありがたいと思っていることは何か？　人生の中での重要な瞬間に、自分を受け入れてくれ、そのことで恩義を感じている人は誰だろうか？

・心の痛みを受け入れる余地を持つ。これまでの人生で困難なことや不快なことを経験してきたなら、そのことについて語っても構わない。人生は思い通りにいかない、自分は怒っている、悲しい、またはこんな状態になるはずじゃなかったと不満に思っている。そうしたことを自分自身に対してはっきりと声に出して認めることで、現状に感謝する気持ちが起こってくるものだ。

・積極的に運動をする。免疫影響型腸の症状のせいで傍観者の立場に甘んじているのであれば、特にお勧めする。好きな運動な何だろうか？　トライアスロンの訓練を始める必要などないが、三〇分間のウォーキングはどうだろうか？　ジムへ通ってみようとか、運動プログラムに参加しようと思っていたのなら、今がそのチャンスだ。ただし、ゆっくりとあせらずに、けがをしたり炎症を起こしたりしないように注意して。

・ダンスは、関節に過剰な緊張を与えずに体を動かすよい方法の一つだ。ダンスのいいところは、振り付けのステップに合わせて完成させるのが楽しいこと。その楽しさを体験しよう。

・インターネット動画やＤＶＤで面白い映画を見よう。音楽を聴くこともストレスを抑えるのに役立つ。通勤時間には、血圧を上げるようなニュース番組ではなく、心安らぐ音楽を聞こう。

免疫影響型腸を癒す
推奨する一日の過ごし方

AM7:00	**起床** ベッドから出たらまず、数分間深呼吸する。一日の始まりに、聖書や心を励ますような思想の本を読むことは重要だと考えている。
AM8:00	**朝食とサプリメント** コラーゲンパウダーを入れた温かい洋梨のスムージーなど、免疫影響型腸に優しい朝食を楽しむ。コラーゲンパウダーは、実質的には骨スープを粉末にしたものだ。食べたものを記録するのを忘れずに。一回目のサプリメント、消化酵素、SBO（土壌菌）プロバイオティクス、そしてLグルタミンを含むリーキーガットを癒す処方を含んだものを摂る。
PM0:00	**ランチ** 温かいチキンと野菜の骨スープを一皿。食べたものとその後に体に感じたことの正確な記録を忘れずに。
PM5:00	**体を動かす** バレエ、ピラティスや脂肪燃焼トレーニングなど、グループでの楽しいワークアウトに参加する。または自転車に乗ったり速足で近所を散歩したりする。
PM6:00	**夕食とサプリメント** 夕食には必ず温野菜と牧草を飼料とした牛肉または牧草育ちの鶏肉が含まれるようにする。2回目のサプリメント、消化酵素、SBO（土壌菌）プロバイオティクス、そしてLグルタミンを含むリーキーガットを癒す処方を含んだものを摂る。
PM8:00	**就寝前** 気持ちのいいリラックス効果のある入浴の時間を取る。熱いお湯にエプソムソルトと20滴のラベンダーオイルを入れ、20分間浸る。それからくつろいでいる間、情感豊かな、だが穏やかな音楽を聴く。食べたものとその後の気分の記録を見直して、その相関関係を探そう。
PM10:00 もしくは PM10:30	**就寝** 就寝1時間前にテレビを消す。ソーシャルネットワークに参加したいという誘惑に耐えること。気持ちが明るくなるような本を読んでくつろぎ、十分睡眠をとる。質の良い休息を得るようにする。

免疫影響型腸に有効な栄養食リスト

肉／タンパク質（90〜150グラム）	・バイソン ・骨スープ ・コラーゲンパウダー（骨スープの粉末） ・鶏肉 ・カモ ・卵黄	・ケフィア（生、有機） ・ラム肉 ・赤身の牛肉 ・ターキー ・天然の魚 ・ヨーグルト（ヤギのミルク、24時間以上培養したもの）
野菜（加熱調理したもの）	・ドングリカボチャ ・アスパラガス ・ブロッコリ ・バターナッツ・スカッシュ ・ニンジン ・カリフラワー ・セロリ ・チャード ・キュウリ（皮をむいたもの）	・ニンニク ・ケール ・タマネギ ・カボチャ ・ザワークラウト ・キンシウリ ・スカッシュ（カボチャ類） ・ズッキーニ
果物（毎日一回まで）	・リンゴ（加熱調理したもの） ・アボカド ・ブルーベリー ・チェリー	・レモン ・ライム ・マンゴー ・洋梨
穀物（発芽）	免疫影響型腸タイプの場合にはなし。	
豆果	免疫影響型腸タイプの場合にはなし。	
脂肪／油	・アボカド ・ココナッツ油 ・アマニ油	・ギー（透明バター） ・オリーブ油
穀物粉	・ココナッツ粉	
ハーブ	・フェンネル ・ショウガ ・リコリス	・ミント ・ターメリック
甘味料	・生ハチミツ（毎日大さじ一杯まで）	・ステビア
飲料	・カモミールティー ・フェンネルティー ・ショウガ入りティー	・マシュマロ入りティー ・ミントティー ・レモンを入れたお湯
シード類／ナッツ類（大さじ一杯）	・チアシード（発芽）	・アマニ（発芽）
危険な食品	・アルコール ・乳製品 ・生食品	・精製食品 ・パック入り食品

Chapter15 胃影響型腸を癒す

胃影響型腸タイプの処方

高級なレストランで素晴らしい食事をちょうど食べ終えたところだ。健康的な食事だった！　と自分に言い聞かせる。牧草を飼料としたビーフのリブアイステーキ（訳注・リブの周囲の脂肪をトリムしたもの）からキノアとルッコラとアボカドのサラダまで、食材はすべて有機栽培のものだから。

それなのに、食後一時間もしないうちに胃が張ってきて、まるで胸のところまでせりあがってきたような感じがする。胸やけがおそってくる。この症状は胃酸逆流だ。これは消化不良の重篤な症状で、食事の後に酸っぱいような苦いような液体がのどの奥または口の中に上がってくる。

胃酸逆流が慢性化すると、胃食道逆流疾患（ＧＥＲＤ）へと変化する。生理学的な症状の説明はこうだ。嚥下動作中に食道の底部の筋肉が弱まり、食物と胃酸が口の中に上がってくるのに任せてしまう。治療せずにいると、ＧＥＲＤは食道の出血という苦しい症状をもたらし、食道がん発生のリスクが高まる。

胃影響型腸タイプの処方

原因 ▶	咀嚼不十分、過食、消化器系の機能低下
正しい食事 ▶	発酵野菜を含むたくさんの果物と野菜、食事の量を減らす
正しいサプリメント ▶	ペプシンを含むHCL、マヌカハニー、リンゴ酢、消化酵素
実践すべきこと ▶	居心地のいい場所から離れて、ザワークラウト、キムチ、味噌などの発酵野菜を食べてみる

『なぜ胃酸がいいのか』（Why Stomach Acid is Good for You）の著者ジョナサン・ライト博士は、アメリカ人の五〇歳以上の半数は胃酸不足で、食べたものを十分に消化できないと主張している。それはおかしいと思われるかもしれない。ネキシウム、ペプシド、プレバシド、プリロセック、ザンタックのような胃酸を遮断する薬がさんざん宣伝されているからだ。というのも、胃酸過多こそが胃酸の逆流やＧＥＲＤのような胃腸の症状の原因だと一般国民は信じさせられてきたからだった。けれど事実は正反対だ。

胃酸逆流とＧＥＲＤという症状は、その人が胃型腸タイプであることを明らかに間違いなく示すサインなのだ。お腹が張る、腸内のガス、小腸の細菌の過剰（ＳＩＢＯまたは小腸細菌異常増殖と呼ばれる）も胃影響型腸タイプのサインだ。ＳＩＢＯを治療しないままで放っておくと、深刻な健康問題やビタミンB12などの栄養欠乏に結びつく可能性があり、その結果、永続的な神経系の損傷を引き起こしかねない。

胃影響型腸は深刻な症状だ。その主な原因には次のようなものがある。

- **胃酸の量が少なく消化器系の動きが遅い。**
- **制酸剤の使用。**
- **良く噛んで食べる習慣が無い。**
- **過食。**
- **情緒反応が激しい。**

これらの要因のいずれか、またはすべてが胃、脾臓、すい臓の機能を悪化させる。**また、胃影響型腸の症状になる最大の理由は、働き過ぎと無理のし過ぎである。仕事で消耗していないだろうか、残業をし過ぎてはいないだろうか？　起業しようと頑張っていないか？　掴んだチャンスを逃さないようにとがむしゃらになっていないか？**　もしそうなら、感じている圧力はリーキーガットを発症するほどの危険レベルだ。

胃影響型腸タイプの人は、消化器系の動きが鈍い傾向にあり、食物はより長時間胃の中に留まることになる。時間がたつと胃の中の圧力が高まり、ピロリ菌感染を引き起こす。この菌は胃の内壁や小腸の上部に炎症、すなわち潰瘍として知られている症状を引き起こすことがある。

健康的な消化器系では、小腸の細菌数は比較的少ない。最も細菌の密度が高いのは結腸だ。しかし、悪玉菌が小腸に侵入するとSIBOが起きることがあり、そうなると栄養の吸収が悪くなり、その結果胃影響型腸になってしまう。心臓疾患などの心臓血管系障害と高血圧が現れてくることもあるが、胃酸逆流（GERD）のような胃の障害が最も顕著な症状だ。

胃影響型腸タイプの人にとっては、生活習慣を見直すこととピンと張りつめた感情に対処することは絶対に欠かせない。

中国医学によれば、胃影響型腸タイプの人は火と土の要素に関連し、火のように激しい個性を持っている。**人生に感情的に関わるタイプの人、何事にも情熱的に対応する人は、最も胃影響型腸を発症しやすい。**何とかしてストレスを減らし平安な暮らしを建て直すことができれば、症状は少なくなるだろう。気持ちを落ち着かせる最善の方法の一つは、朝起きた時と夜眠る前に日誌を書いたり、自分を鼓舞するような本を読んだりすることだ。

食事療法の観点からいうと、食べ物をよく噛むことはとても体に有益である。というのも食物を半分程度しか噛まなかったりほとんど噛まなかったりすると、胃に負担がかかるからだ。サンドイッチやサラダを飲み込んではいけない。リラックスして噛むことに集中しよう。食物を一口入れるごとに三〇回噛むといい。そうすれば唾液の中の消化酵素が食物を分解してくれる。十分に噛めば、食べ物はよりおいしく感じられる。舌が乾燥していては食物のおいしさがわからない。

食物を飲み込む前に数十回噛んでいると、その間に、胃は食物が入ってきたとき分解するための準備として塩酸を産生している。すい臓も、食物を分解するための酵素を産生し始めるよう連絡を受ける。

脾臓もまた、消化の過程で主要な役割を果たしている。古代の中国医学によれば、脾臓は食物を体で使われるエネルギーに変化させ、小腸の内壁の修復を促す働きをする。しかし、もしリーキーガット症状が進んでいると、脾臓は小腸の内壁を修復しようとして余分に働かなくてはならない。ときに、慢性疲労、慢性疾患、不適切なダイエット、環境要素、感情的混乱や、加齢でさえもが原因でリーキーガット症状が起こることがあり、すい臓に関していうと、そうなると酵素を産生することができない。

また、過食も胃影響型腸の原因となる。過食によって胃が広がり、ちょうどよいタイミングで食物が流れなくなる。食物の移動を維持するため、胃はさらに塩酸の産生を追加し、一方ですい臓はより多く酵素を産生して、ついにはインスリン受容部位が燃え尽きてしまう。それは糖尿病発症の危険なサインなのだ。

腹七分目か八分目まで食べるようにしよう。そしてフォークを置く。自分が胃影響型腸のタイプだと思ったら、食事の量を減らし、回数を増やすことをお勧めしたい。午前九時、正午、午後三時、そして午後六時の食事スケジュールに従うことを考えよう。朝は野菜ジュースを飲み、昼、または午後は骨スープを食べる。または間欠的な断食。つまり四時間から六時間の間にすべての食事をすませてしまう（それ以外の時間は食べない）こともとても有効だろう。

すい臓を促してより多くの酵素を産生するようになるために、苦みのある食物はすばらしい効果がある。例えばケール、ブロッコリ、カリフラワー、芽キャベツ、ビーツ、ラディッシュ、ルッコラなど。苦み野菜の例としてはルッコラ、酸味のある果物の例としては、レモン、ライム、グレープフルーツやオリーブ。苦みのあるハーブはカモミール、ミント、タンポポがある。どれも胃影響型腸の症状を癒す補助をしてくれる。

胃影響型腸タイプの人の飲料は、ミネラルウォーターがいい。サン・ペレグリノのような炭酸飲料水コップ一杯に、リンゴ酢を大さじ一杯、苦みのあるハーブまたは柑橘系ピールのエッセンシャルオイルを数滴加えるとさらにいいだろう。ただし、食事中には炭酸水はもちろん、どんな液体も飲まないようにする。食事の前やその後一日を通して少量の水を飲むのはいいだろう。

胃影響型腸タイプの癒し実行計画

胃影響型腸を治療するための基本的ルールには次のようなものがある。

まずは、およそ三時間ごとに、少量の食事を摂ることから始めよう。頻繁に発酵野菜を食べることはとてもよい考えだ。そして午後七時以降には食べてはいけない。さらに推奨するのは、こうした三回の食事を昼と午後六時の間に食べることだ。

食事の前に、大さじ一杯のリンゴ酢を入れたお湯をコップ一杯飲む。酢はもともと酸性なので、胃の内部のpHを自然に下げてくれる。もしカフェインを飲んでいるなら、その量を徐々に減らそう。

液体を飲むのは食事と食事の間だけにすべきだ。食事の皿の前に座ったときには、一口ずつ十分に嚙むことを自分に言い聞かせよう。

胃影響型腸タイプの人向けの一週間の食事計画を立ててみよう。ということは、短い買い物リストを作り、それを見ながら、朝食と昼食と晩ごはん、そしてスナックのための買い物をする。

一日の始まりはスムージーだ。腸に優しいヤギのミルクと発芽アマニで作り、腸内の善玉菌の数を増やす。昼食はシンプルな骨スープ一皿だけだが、体には驚くほど健康的だ。夕食には、スロークッカーを使って、私のレシピにある栄養豊かな特製ビーフと根菜のシチュー（レシピページ6ページ）がお勧めだ。スロークッカーで作るレシピなので、多めに作って残しておくことも簡単にできる。すぐにもう一品用意できれば、食事のメニューを考えるときのストレスを減らしてくれる。

胃影響型腸を癒す四ステップ戦略

胃影響型腸の症状の主な原因は、胃酸の量が少ないこと、店頭で買える制酸剤の安易な使用、不十分な咀嚼、そして過食だ。それらは胃、脾臓、すい臓にストレスを与える。あなたは感情的ストレスの下で生活をしていないか？

自らの力でコントロールできること、すなわち咀嚼習慣や過食、制酸剤の使用に焦点をおいて努力しよう。体重過多と運動不足は、胃影響型腸の症状を引き起こす主要な原因だ。毎週数回は必ず運動しよう。運動しない日でも、少なくとも三〇分は歩くこと。

ステップ1　引き金となるものを取り除く——胃、脾臓、すい臓にとって毒性の食物

・揚げ物や多量の加工油は消化しにくく、消化を早めるか遅らせて、下痢や便秘、そしてお腹の張りやガスや消化不良の原因となる。一番良くない加工油は、キャノーラ油、大豆油、そして綿実油だ。

・グルテン含有穀物は、フィチン酸を多く含み、これは体内で消化されにくい。グルテンはまた、腸の炎症を引き起こし胃影響型腸の症状を悪化させる。

・シラチャソース（訳注・タイのチリソースの一種）や赤トウガラシを含む辛い食品は胃影響型腸の症状を悪化させ、下痢や軟便の原因になる。

・従来の飼料を与えられた乳製品は消化酵素を欠き、消化するためにはすい臓を過剰に働かせる。さらにこうした乳製品には、ホルモン剤、抗生物質や薬剤も含まれていて、私たちの腸を傷つけてしまう可能性がある。

・柑橘系果物、トマト、チーズ、ダークチョコレート、そしてアルコールを避ける。

ステップ2　治療効果のある食物を摂る

・有機栽培の新鮮な野菜や果物は酵素や抗酸化物質を多く含み、消化もしやすい。野菜と果物は、

加熱調理したものも生のものも、胃影響型腸タイプの人用の食事療法の基本とすべきだ。

・苦みのある野菜、果物とハーブには、ロメインレタス、ケール、ルッコラ、ラディッシュ、タンポポ、クレソン、コラードグリーン、柑橘類ピール、プラム、ラズベリー、イチゴ、ルバーブ、パセリ、ショウガ、ターメリックなどがあり、それらは胃影響型腸症状の治療に役立つ食物だ。

・根菜――サツマイモ、ニンジン、ビーツ、タマネギ、ショウガ、ニンニク――は胃におさまりやすい。

・牧草を飼料とした牛肉、牧草地で育った鶏肉、鹿肉、カモ、ターキーや野生の獲物から得た有機肉は胃影響型腸の症状を和らげてくれる。天然の魚もすぐれたタンパク質の供給源だ。

・牛の骨や鶏ガラから作った骨スープは非常に効果がある。

・有機ケフィアとヨーグルトは体に良い乳製品の最も推奨できる二つで、善玉菌を促して胃を落ち着かせる。

・キャベツジュースとザワークラウトは胃酸のレベルのバランスを取ってくれる。

・食事中に飲む水の量を制限して、胃酸を水で流してしまわないようにする。

・ストレスがあるときには食べないこと。そして食物繊維の多い食品を避けること。

ステップ3　サプリメントを摂る

・消化酵素は食物の粒子を分解するため、食物は完全に消化される。食事ごとに、食べ物の最初の一口と一緒に酵素のカプセルを一つか二つ摂ること。
・肉が含まれる食事では、ペプシン入りHCL（ペプシン入りベタイン塩酸のことで、胃の中でタンパク質を分解する酸）を一緒に摂るべきだ。まずは一カプセルから始め、胃の中で胸やけのような感じになるまでは、食事毎に一カプセルずつ試してみよう。暖かさを感じてきたら、一カプセルずつ量を減らす。食事で肉を食べない場合には、このサプリメントは摂らないこと。そうしないと胃の調子が悪くなってしまう。
・ペプシン入りHCLに関する注意事項。コルチコステロイドまたはアドビル、タイレノールのような抗炎症薬の服用中はHCLサプリを摂らないこと。これらの薬剤によって胃腸管の内壁が損傷し、胃潰瘍発症のリスクが出てくる。
・マヌカハニーは抗微生物特性を持ち、胃の中のピロリ菌を死滅させる。毎日小さじ一～三杯楽しんでみよう。
・リンゴ酢は消化酵素の数を増やす働きをする。食事の前に、大さじ一杯のリンゴ酢をコップ一杯の水に加えて飲もう。
・Lグルタミン、ショウガ、リコリス根、アカニレなど、リーキーガットに効くサプリメントを摂る。
・土由来の微生物（SBO）を含む生きたプロバイオティクスは腸内フローラのバランスを整え、

消化も助ける。

ステップ4　生活習慣を変える

・古代中国医学によると、胃影響型腸タイプの人は、葛藤に対する感情の反応は過剰にドラマチックだったり攻撃的だったりするため、消化器系症状を呈する傾向にあるという。

・胃影響型腸タイプの人は、社交的で、朗らかで、人から好かれやすい、刺激的な個性の持ち主であることが多い。問題が起こるのは、人間関係で感情が高まったときだ。物事が期待通りに進んでいるときにはうまく機能する感情が、一旦物事がうまくいかなくなると分裂してしまう。胃影響型腸の症状を完全に癒すためには、日常生活の中での感情をうまく処理しなければならない。そして理論的で明澄な心をもって自分の生き方を見つめる必要がある。

・気性が激しく、人生や人々に対して情熱的なタイプなら、主となる感情は幸福感と喜びだろう。一方、人間関係において愛情の喪失または大いなる失望を経験すると、主となる感情は不満、嫉妬、後悔、そして悲嘆となる。

・共感できる「ハートのある人」といわれるような感情と繋がっているような人たちは、落胆させられたり悲しい出来事が起こったりしたときに胃、すい臓、脾臓、それに小腸の機能を傷つけてしまうことがある。生活の中の失望感によって消化器に症状が出ることが多く、リーキーガットが引き起こされることもある。

・声を出して笑うことは、最も効果のある治療法の一つだ。笑わせてくれる、そして気持ちを明るくしてくれるような友人と出かける時間を作ろう。楽しく、そして気を使わない友情は、とても素晴らしい清涼剤となるだろう。

・ほめるのに値する誰かを探してみよう。そして自分が、その人のやっていることを評価していると相手に伝えよう。ときには、自分自身や自分の問題に集中するのは簡単だ。けれど周りを見回してみて、励ましを必要としている人がいたら、そうした人たちを元気にすることが自分自身を元気にすることにもなるはずだ。ほかの人の良い点を探しそれを口に出してほめることで、自分自身でも喜びを感じることになる。

・太極拳、バレエ、ヨガ、そのほか気持ちを静めてくれるリラックス系の運動をやってみよう。

・全身マッサージを受けてみよう。不思議に心と体が癒されるはずだ。

胃影響型腸を癒す
推奨する一日の過ごし方

AM7:00

起床　目覚めたらすぐ、自分が感謝しているすべてのことについて数分間考えてみる。その後5分間、自分を勇気づけるような、または鼓舞するような本を読む。

AM8:00

朝食とサプリメント　朝食の前に、大さじ1杯のリンゴ酢を加えたコップ1杯の水を飲む。その後、ケフィアとアマニ入りスムージーまたは軽い朝食を摂る。ランチとスナックをパックし（前の晩に準備していなければ）、消化酵素とその他の選択サプリメントを含む1回目のサプリメントを摂る。

PM0:00

ランチ　温かい骨スープを一皿とアボカド入りレタスサラダの軽い昼食でよい。時間をかけて、よく噛んで食べるよう注意すること。消化酵素カプセルを1つか2つ、そして選択サプリメントを摂る。

PM5:00

体を動かす　バレエ、ピラティスや脂肪燃焼トレーニングなどグループでの楽しいワークアウトに参加する。または自転車に乗ったり速足で近所を散歩したりする。

PM6:00

夕食とサプリメント　夕食の前に大さじ1杯のリンゴ酢を加えたコップ1杯の水を飲む。推奨食物リストから選んだ、軽くても十分な夕食と、食後の健康的なスナックまたはデザートを楽しもう。ゆっくり噛むことを心がけよう。口に入れた食物はおよそ30回噛むこと。そして風味を楽しもう。そして1、2カプセルの消化酵素とその他の選択サプリメントを摂る。

PM8:00

就寝前　リラックスモードに入る時間だ。気持ちのいい癒し効果のある入浴をする。熱いお湯にエプソムソルトと20滴のラベンダーオイルを入れ、20分間浸る。それからくつろいで好きなテレビ番組か映画を見る。

PM10:00
もしくは
PM10:30

就寝　就寝1時間前にテレビを消す。ソーシャルネットワークに参加したいという誘惑に耐える。気持ちを明るくする本を読んでくつろぐ。数分間瞑想して、心を空白にする。十分睡眠をとって質の良い休息を取ろう。十分睡眠をとれば、体内でメラトニンとプロラクチンが産生される。この2つは腸内の善玉菌を増やすホルモンだ。

胃影響型腸に有効な栄養食リスト

肉／タンパク質（90〜150グラム）	・バイソン ・骨スープ ・コラーゲンパウダー ・鶏肉 ・ケフィア（生、有機） ・レバー（鶏肉または牛肉） ・赤身の牛肉	・プロテインパウダー（有機） ・ターキー ・天然の魚 ・野生の獲物 ・ヨーグルト（ヤギのミルク、24時間以上培養したもの）
野菜	・ルッコラ ・アスパラガス ・ビーツ ・チンゲン菜 ・キャベツ ・ニンジン ・セロリ ・コラードグリーン ・ケール ・キムチ	・ピクルス ・ラディッシュ ・ロメインレタス ・ルタバガ（スウェーデンカブ） ・ザワークラウト ・キンシウリ ・ホウレン草 ・スカッシュ（カボチャ類） ・サツマイモ ・クレソン
果物	・リンゴ ・キウィ ・マンゴー	・パパイヤ ・洋梨 ・パイナップル
穀物（発芽）	・タイ米	
豆果	・ひよこ豆（フムス） ・緑豆	・エンドウ豆
脂肪／油	・ココナッツ油 ・アマニ油	・ギー（透明バター） ・オリーブ
穀物粉	・ココナッツ粉	
ハーブ	・アロエベラ ・ディル ・フェンネル ・ショウガ（ジンジャー）	・パセリ ・ペパーミント ・ターメリック
甘味料	・マヌカハニー（毎日大さじ一杯まで）	・糖蜜 ・ステビア
飲料	・リンゴ酢	・ミネラルウォーター（サン・ペレグリノなど）
シード類／ナッツ類（大さじ一杯）	・チアシード ・アマニ	・ヘンプシード ・カボチャの種
危険な食品	・アルコール ・カフェイン	・揚げ物 ・ペッパー

Chapter16

毒素影響型腸を癒す

毒素影響型腸タイプの処方

体内の臓器のどれかの機能が落ちると、それ以外の部分はその臓器の落ちた機能を補うために普段以上に働くようになる。現代の高脂肪・低繊維の食事は、脂肪の多い食物の消化を助ける肝臓と胆のうにとりわけ負担をかける。推定で二千万人のアメリカ人が胆のうの疾患を抱えている。

二番目に大きな臓器である肝臓は、血中の有害な油と毒素をろ過する機能を持ち、胆汁と呼ばれる重要な消化液を産生する。胆汁は脂肪を消化し、ホルモンを分解する。肝臓はまた、必須のビタミンと鉄などのミネラルを蓄える。肝臓の負担が多くなりすぎ動きが鈍ると最適な機能を果たせなくなり、「対になっている」臓器である胆のうにも影響が及んでくる。胆のうは小さな梨型の小袋で、肝葉の後ろに畳まれている。この臓器は、肝臓から分泌された高コレステロールの胆汁を蓄える。

胆石の症例の七〇パーセントは、胆汁がコレステロールで過飽和となった結果形成されたものだ。

毒素型影響腸タイプの処方

原因 ▶	悪玉脂肪の過剰摂取、および環境やパーソナルケア製品や加工食品からの毒素は、肝臓と胆のうを損なう
正しい食事 ▶	有機飼料で育った肉や魚と有機野菜、果物
正しいサプリメント ▶	プロバイオティクス、リパーゼを含む消化酵素、ウシ胆汁およびオオアザミなどの肝臓を保護するハーブ
実践すべきこと ▶	酸味のある食物、生野菜は多いほどよい!

腸管の遅い動きや便秘も胆石の原因になり得る。胆のうと肝臓の問題は、肥満、急激な体重減、経口避妊薬、便秘、高脂肪食、高糖分の食事、食物繊維の少ない食事、食物アレルギー、および遺伝が原因で起こることがある。

トランス脂肪酸や食物毒素の過剰摂取により肝臓に負担がかかると、適正な量の胆汁が分泌されなくなり、それが脂肪や毒素を分解する小腸により多くのストレスをかける。こうなると、小腸の負担が大きくなりすぎて腸壁に沿った領域で密着結合部分が開き、有毒な脂肪と毒素が血流に流れ込む。これが引き金となって消化管の炎症と毒素影響型腸の症状が起こり、最終的にはリーキーガットになってしまうのだ。こういった症状が長く続くと、その結果脂肪酸の吸収が悪くなり、胆のう疾患を発症し、またしばしば、酒さのような皮膚の炎症あるいは神経系の疾患も引き起こされる。

古代中国医学によると、肝臓と胆のうは怒りや不満、許容の欠如などの感情に大きく影響されるといわれる。**短気**

だったりしょっちゅう不満を感じていたりする人は、そうした感情が直接肝臓と胆のうに影響してしまうのだ。私自身も毒素影響型腸タイプなので、他人を許すのが難しいことはわかっている。不当な扱いを受けた場合は特にそうだ。けれど、たとえ大きなトラウマになるようなことを経験したとしても、ともかく、許すことへの第一歩を踏み出さなければならない。

もしあなたが毒素影響型腸のタイプなら、**治癒の実践の一部として、まずは一枚の紙を用意して、自分が許す必要のあるすべての人の名前を書き出すことを勧める。**その後その人に手紙かメールでこう伝えるのだ。「ただ知らせたかったのは、かつてあなたとの間に起きたことについて、私はもう許すことにしたということ。幸運を祈っているよ」。手書きの手紙を送るよりも、直接本人にメッセージを伝えることができればベストだ。もしそれが不可能なら(あるいは賢明でないなら)、親しい友人と会い、その人に過去のいきさつと自分にひどいことをした人を今は許そうとしていることを伝えるのもいいだろう。

その過程のどこかで、カウンセラーと会う必要が出てくるかもしれない。けれどそれには投資する価値があると請け負ってもいい。

不満が解消すれば、感じているストレスは減るだろう。**ときには、そうした気持ちの緩和は実に簡単なこと、例えば外に出て戸外の美しさに目を止めることから得られることもある。**散らかった家を片付けたり家の周りを掃除したりすると、重い荷物を肩から下ろしたような気持ちになるだろう。親友に会ってランチをする時間を作ったり、ショッピングモールを歩いたり、テニスやゴルフのようなレクレーションのスポーツをすることでもリラックスできるだろう。

毒素影響型腸タイプの癒し実行計画

毒素影響型腸から回復するプロセスは肝臓と胆のうを補助できるように、食生活を変えることから始まる。伝統的中国医学は、毒素影響型腸タイプの人は木の要素を持っていると教えている。それはつまり、毒性腸タイプの人と最も関係が深い季節は春だということだ。春は、草が育ち、花々が開き、そして木々が芽吹き、世の中すべてが緑色に変わる季節だ。だから、このタイプの人に最適な食物は緑色のものである。

・緑色の野菜、たとえばアーティチョーク、ブロッコリ、芽キャベツ、コラードグリーン、スプラウト、クレソンなど。
・緑色の葉物サラダ
・グリーンアップル
・ニンジン、キュウリ、セロリにカモジグサ（訳注・イネ科）を少し注いで作った野菜ジュース。

このような「生きた」食物はまた酵素をたくさん含み、肝臓と胆のうを補助するのに最適だ。緑色ではないが、ビーツや、ザワークラウトやキムチのような酸味のある食品も有効だ。飲料に関しては、タンポポのお茶またはオオアザミ（ミルクシスル）のお茶を試してみてほしい。

毒素影響型腸を癒す四ステップ戦略

毒素影響型腸の症状をもたらす根本的な原因は、肝臓と胆のうにかかるストレスと、怒りと欲求不満を抱えたままでいることだ。**食事を通して肝臓と胆のうの健康を回復させること、そして許容や自分の生活の中での不満を解消することの学習に集中したいと考えているだろう。**脂肪や化学物質を多く含む食物を過剰に摂取することも、肝臓や胆のうに大きな負担がかかり機能を低下させてしまうのだ。

ステップ1　引き金を取り除く――肝臓と胆のうにとって毒性のある食物

・揚げ物、および加工食品に含まれる硬化油および部分的硬化油によって胆のうの機能が鈍くなる。脂肪の多い食物はすべて、たとえ健康に良い脂肪を含んでいても、胆のうが弱っている時には障害を招く。だから、ナッツ、ナッツバター、ラード、油類には近づかないこと。

・精製白砂糖と単純糖質は胆石の危険性を高める。人工甘味料は肝臓には毒性なのでよくない。

・非有機食物は避ける。従来の方法で育った農作物や加工食品は殺虫剤やＧＭＯを含んでおり、どちらも肝臓には毒性だ。また従来の方法で加工された乳製品はホルモン、抗生物質、オメガ6脂肪酸、薬剤を含み、すべて肝臓に非常に大きなストレスとなる。豚肉と従来方法で育てられた肉は脂肪を多く含み、肝臓の炎症を悪化させる。

ステップ2　治療効果のある食物を摂る

・質の良いタンパク源は、抗菌剤を使っていない鶏肉とターキー、牧草を飼料とした牛肉、バイソン、天然の魚、有機プロテインパウダーと本物の骨スープ。

・酸味のある食物は、伝統的中国医学と西洋医学の両方によると、肝臓と胆のうにとって最も治療効果のある食物だ。毒性腸の症状を癒す最も効果のある食物には次のようなものがある(アスパラガス・チンゲン菜・セロリ・柑橘系果物・グリーンアップル・ケフィア・キムチ・緑豆・オリーブ・プラム・ライムギパン・ザワークラウト・スプラウト・スイスチャード・ヨーグルト)。

・このリストに含まれる食品の多くは食物繊維が豊富なものだ。一日に食物繊維を三〇〜四〇グラム摂ることを目指そう。

・生野菜や果物を多く含む食事を摂れば胆石のリスクが下がる。大皿のサラダと野菜ジュースをたくさん摂ろう。

・ビーツ、アーティチョーク、食用タンポポの葉は胆汁の流れをよくし、脂肪を分解する機能を高めてくれる三大野菜だ。

・ココナッツ油はほかの脂肪や油よりも消化されやすいが、使用はひかえめに。

・牛肉と鶏肉のレバーには、ビタミンB12、葉酸、ビオチン、コリン、ビタミンAなどの栄養素を多く含み、それらの栄養素は肝臓の機能を補助してくれる。

・アマニ、チアシード、ヘンプシード、カボチャの種を発芽させれば、より消化されやすくなり、炎症を軽減する。これらの発芽シードを毎日大さじ一、二杯だけ摂ればいい。

・最も効果的な飲料は、リンゴ酢を水に混ぜたものとカモミールティー。

ステップ3　サプリメントを摂る

・リパーゼを多く含む消化酵素は、脂肪の消化と胆汁の機能を高める。脂肪を含む食事の際に、毎日一、二カプセル飲む。

・ウシ胆汁／胆汁酸塩は脂肪の分解を促進する。脂肪の消化が悪い、あるいは胆のうを切除している場合には、脂肪を含む食事の際に五百から千ミリグラム摂る。

・土由来の微生物を含む生きたプロバイオティクスは臓器の解毒を助け、栄養素の消化やリーキーガット治癒を改善する。毎日二～四カプセル飲む。

・オオアザミを含む肝臓デトックスサプリメントは肝臓の解毒作用を助ける。一五〇ミリグラムを一日に二回摂る。

・緑色のスーパーフードパウダーには、カモジグサジュース、クロレラ、コリアンダー、その他の体をきれいにするハーブが含まれ、肝機能を高めてくれる。
・タンポポ、ターメリック、アーティチョークのエキスも同じように肝臓を助け、配合処方薬に含まれている場合がある。

ステップ4　生活習慣を変える

・古代中国医学によると、肝臓と胆のうに問題のある場合、その原因は、その人の「配線具合」と、葛藤に直面したときに出てくる主な感情が怒りと不満であるためだという。毒素影響型腸の症状を完全に癒すには、他人を許せない、自分を正当化してしまうといった、毒のある感情や態度に対処しなければならない。
・心、体、感情の中にある毒素を減らすには、まずは許せなかった人の名前のリストを作ることから始めよう。そしてその人たちの名前を声に出して許すこと、あるいはその人たちに連絡を取り自分がいかに感情を害されたか、それでも自分はすでに許していることをわかってもらうことだ。またはカウンセラーの助けを借りて、許しの気持ちを得るために努力することを考えてもいいだろう。
・リラックスして気持ちを集中させる、または瞑想を実践しよう。午前中、昼食前後、または就寝前に一〇～三〇分時間をとって、感謝していること、そして将来自分が望んでいることを心に浮かべて瞑想しよう。

・静かな環境の中を毎日一五～三〇分散歩しよう。その間、意識的に新鮮な空気を吸って心を洗い、リラックスすることを心がけよう。

・リラックスする時間をスケジュールに組み入れる。達成感を求めるタイプの人は十分休息を取れていないことが多く、それは肝臓にはよいことではない。一週間に一度は完全に仕事から離れ、週の中に楽しい時間を持つ日を組み入れよう。

・毒素影響型腸タイプの人にとって睡眠時間を増やすことは重要だ。午前一時から午前三時の間の睡眠中には（古代中国医学によると）、体、特に肝臓が自浄機能を働かせるからである。

毒素影響型腸を癒す
推奨する一日の過ごし方

AM7:00
起床 目覚めた時に、スマートフォンを取り出すことやメールをチェックしたくなる気持ちを抑える。その代わり、数分の間自分が感謝しているすべてのことに思いをはせる。そして5～10分間、心を励ますような本を読む。今日一日に出会う人たちに対して、親切にすること、気持ちを理解すること、やさしくすることに心を集中させる。それから、温かいカモミールティーかタンポポティーを飲んで、一息入れよう。

AM8:00
朝食とサプリメント 有機プロバイオティクスを豊かに含むヨーグルトにフルーツを散らしたもの、または緑色のスムージーで一日のスタートを切る。そして1回目のサプリメントを摂る。プロバイオティクスのサプリメント1カプセル、細胞デトックス1カプセル、消化酵素1、2個（朝食に脂肪が含まれる場合）、ウシ胆汁／胆汁酸塩500ミリグラム（朝食に脂肪が含まれる場合）、そして緑色のスーパーフードパウダー 1さじ。

PM0:00
ランチ、サプリメント、そして食後の散歩 時間に追われる人は昼食時にも仕事を続けがちだ。でもやめてほしい！　その代わり、温かな骨スープを1杯とアボカド入りレタスサラダのような健康的な昼食を食べよう。そして2回目のサプリメントを摂る。プロバイオティクスのサプリメントを1カプセル、細胞デトックスを1カプセル、消化酵素を1、2個（昼食に脂肪が含まれる場合）、ウシ胆汁／胆汁酸塩500ミリグラム（昼食に脂肪が含まれる場合）。

PM2:30
もしくは
PM3:00
午後のスナック 毒素影響型腸に優しい食物から選んだ午後のスナックで、エネルギーレベルや血糖値を上げよう。エネルギーを補給するために、緑色のパウダーを大きなコップ1杯の水に混ぜて飲んでもいいだろう。

PM5:00
体を動かす バレエ、ピラティスや脂肪燃焼トレーニング、またはウェイトトレーニングなどグループでの楽しいワークアウトに参加する。または楽しめて、付き合いもできて心拍数もあがるようなものならどんなものでもいい。

PM6:00
夕食とサプリメント 切りのいいところで仕事を終え、家に帰って夕食をとる。お勧めの食物リストから選んだ、軽くても十分な夕食と、食後の健康的なスナックまたはデザートを楽しむ。そしてサプリメントを摂る。プロバイオティクスのサプリメント1カプセル、細胞デトックス1カプセル、消化酵素1、2個（夕食に脂肪が含まれる場合）、ウシ胆汁／胆汁酸塩500ミリグラム（夕食に脂肪が含まれる場合）。食事はゆっくり噛んで食べることを忘れずに。一口の食物をおよそ30回噛むこと。そして食物の風味を堪能しよう。

PM8:00
就寝前 カモミールティーなどの鎮静効果のあるハーブティーを飲み、心をほぐす。癒し効果のある入浴をする。熱いお湯にエプソムソルトと20滴のラベンダーオイルを入れ、20分間浸る。それからくつろいで好きなテレビ番組か映画を見る。

PM10:00
もしくは
PM10:30
就寝 就寝1時間前にテレビを消す。ソーシャルネットワークに参加したい誘惑に耐えよう。気持ちを明るくする本を読んでくつろぐ。眠ることを最優先にする。眠りは、肉体も心も感情も、そして精神も健康な状態に維持してくれる。また、深い眠りはメラトニンとプロラクチンの放出を促し、これらのホルモンは腸内の善玉菌をサポートしてくれる。

毒素影響型腸に有効な栄養食リスト

肉／タンパク質（90～150グラム）	・バイソン ・骨スープ ・コラーゲンパウダー ・鶏肉 ・ケフィア（生、有機）	・レバー（鶏または牛） ・赤身の牛肉 ・プロテインパウダー（有機） ・ターキー	・天然の魚 ・ヨーグルト（ヤギのミルク、24時間以上培養したもの）
野菜	・アーティチョーク ・ルッコラ ・アスパラガス ・ビーツ ・ピーマン ・チンゲン菜 ・ニンジン	・セロリ ・キュウリ ・ケール ・キムチ ・ピクルス ・ラディッシュ ・ロメインレタス	・ザワークラウト ・ホウレン草 ・スピルリナ ・スプラウト ・野菜ジュース（新鮮なものを搾る）
果物	・ブラックベリー ・ブルーベリー ・ブドウ（紫）	・グレープフルーツ ・グリーンアップル ・レモン	・ライム ・プラム ・ラズベリー
穀物（発芽）	・オーツ麦	・ライ麦	
豆果	・緑レンズマメ	・ライマビーン	・緑豆
脂肪／油	・アボカド	・ココナッツ油	・アマニ油
穀物粉	・ココナッツ粉		
ハーブ	・コリアンダー ・柑橘類ピール ・クミン	・タンポポ ・ニンニク ・ミルクシスル	・ターメリック
甘味料	・生ハチミツ	・ステビア	
飲料	・リンゴ酢	・タンポポ茶	・レモン入りの水
シード類／ナッツ類（大さじ一杯）	・黒ゴマ ・チアシード	・アマニ ・ヘンプシード	・カボチャの種
危険な食品	・アルコール ・従来の乳製品	・揚げ物 ・ナッツバター	・油類

すべての不調をなくしたければ除菌はやめなさい

2018年　7月24日　第1刷発行
2024年　4月 8 日　第2刷発行

著者　ジョシュ・アックス
監訳　藤田紘一郎
デザイン　井上新八
本文デザイン　小木曽杏子
カバー写真　安田有
編集　野本有莉
発行者　山本周嗣
発行所　株式会社文響社
〒105-0001　東京都港区虎ノ門2-2-5 共同通信会館9F
ホームページ　http://bunkyosha.com
お問い合わせ　info@bunkyosha.com
印刷・製本　中央精版印刷株式会社

ISBNコード：978-4- 86651-074-3 Printed in Japan
この本に関するご意見・ご感想をお寄せいただく場合は、郵送またはメール(info@bunkyosha.com)にてお送りください。

ジョシュ・アックス

自然療法医師、臨床栄養士。自然医学会認定医（DNM）であり、パルマーカレッジ（DC）でカイロプラクティックの博士号を取得、アメリカン・カレッジ・オブ・ニュートリションから認定栄養士（CNS）の資格を得ている。食物を通した治療によって人々を健康にしようと情熱を傾けている。米国で最大の機能性医学のクリニックの一つを設立し、様々な食事療法やレシピを紹介している人気のウェブサイト、www.draxe.comも運営中。現在は、テネシー州ナッシュビルで妻チェルシーと共に暮らしている。

Instagram　drjoshaxe
Youtube　Dr. Josh Axe
Facebook　Dr. Josh Axe

藤田紘一郎（ふじた・こういちろう）

医師・医学博士。東京医科歯科大学名誉教授。1939年、旧満州生まれ。東京医科歯科大学卒。東京大学大学院医学系研究科修了。金沢医科大学教授、長崎大学医学部教授、東京医科歯科大学教授を歴任。専門は、寄生虫学、熱帯医学、感染免疫学。日本寄生虫学会賞、講談社出版文化賞・科学出版賞、日本文化振興会社会文化功労賞および国際文化栄誉賞など受賞多数。著書に『笑うカイチュウ』（講談社）、『手を洗いすぎてはいけない』（光文社新書）、『病気にならない乳酸菌生活』（PHP文庫）など多数。

ムではなく、世界を変えるような最高級のプレイヤーからなる情熱にあふれたチームだ。

健康の先導者である私の友人たち、ジョーダン・ルービン、JJ・ヴァージン、サラ・ゴットフライド、ヴァニ・ハリ、リーヌ・イーライ、ドナ・ゲーツ、マーク・ハイマン、デーヴィッド・パールミュッター、エリック・ザイリンスキ、セイヤー・ジ、イザベラ・ウエンツ、アラン・クリスチャンソン、ブライアン・モウル、ピーター・オズボーン、ケリーブローガン、タイ・ボーリンガー、スティーブン・マスレイ、アミー・マイヤーズ、ユリ・エルカイム、トム・オブライアン、シンシア・パスケリヤ、ロビン・オープンショー、ルイス・ハウエス、ピート・カミオロのそれぞれに感謝したい。本書を支持し、一つの国全体の健康を変える手助けをしてくれた。

私の両親、ゲリー・アックスとウィノーナ・アックスに感謝したい。愛情のある家庭で私を育ててくれ、つねに励ましてくれた。父は私に鍛錬すること、謙虚であること、そして何度も腕立て伏せをすることの重要性を教えてくれた。そして母は、最も勇気のある人間であり、私に祈りと粘り強さの大切さを教えてくれた。

そして義理の両親、ジュエル・ブリーマンとシェリ・ブリーマンに感謝したい。たくさんの愛情と支援をもらい、正しく生きることの見本を示してもらった。

アックス・ネーションとアックス・アンバサダーの皆さんに感謝したい。本書の推奨する健康と自然治癒に関するメッセージを広く伝える手助けをしてくれた。

そして最後に、愛犬オークレイに感謝したい。土が友達であることを毎日教えてくれている。

謝辞

まず初めに、私を愛してくださり、本書を著す機会や影響力、そして力を与えてくださった神、イエス・キリストに感謝したい。

そして私の妻、チェルシーに感謝したい。妻は私の人生を照らす光で、彼女がいなければ本書を著すことはできなかった。彼女の知恵と愛情のおかげで、私はよりよい人間、指導者、そして教師となることができた。

エージェントのボニー・ソローに感謝したい。ジュリーはこの世で一番優秀な著作権エージェントで、彼女の適切なアドバイスと最高を求める熱意は私にとって恵みとなった。

編集者のジュリー・ウィルに感謝したい。ジュリーの洞察力と忍耐力そして技術のおかげで本書を優れたものにすることができた。そして特にハーパー・ウェーブの編集チーム全員、カレン・リナルディ、ブライアン・ペリン、ビクトリア・コメリィア、そしてケート・リオンズに感謝したい。ダン・ペリエ・メディアの担当者、ニコール・ダンやＰＲチームの皆さんに感謝したい。私のメッセージを広く伝えてくれ、早くから私を信頼してくれた。

代表作を生みだすために助力してくれたマリスカ・ヴァン・アールストに感謝したい。

エヴァン、マイク、イーサン、ジュリアナ、カイル、そしてメアリーなど、Ｄｒ・アックス・ドットコムのチームに感謝したい。私一人では本書を仕上げることはできなかった。彼らは単なるチー

PART④ Recipe

家庭と体のためのレシピ

「汚くなる」ためにはキッチンは最適な場所だ。工場で作られた食品、そしてクリーニングやパーソナルケア製品を使わないようになるにつれて、私たち自身は全く新しい風味や香り、そして繊細な感覚の世界に足を踏み入れることになる。

パート4の前半ではエッセンシャルオイルをブレンドするレシピをたくさん集めている。化学物質を含むクレンザーやパーソナルケア製品を使わないようにしつつある私の患者に教えているものだ。その後でレシピをご紹介する（訳注・日本語版のために日本の家庭で作りやすいレシピに変更したものを紹介している）。

もしあなたが、第10章からのイート・ダートの核になるプログラムだけをやってみたいなら、どのレシピを試してもらってもかまわない。一方、五つの腸のタイプのいずれかの治療計画に沿いたいならば、自分の腸のタイプに合ったレシピのどれかに焦点を当てることもできる。どのレシピもそれぞれの腸タイプが必要としている癒しの食物を多く含むよう考えてあるからだ。また、どのレシピも、土由来の微生物プロバイオティクスと有益な消化酵素が豊富で、同時に、善玉菌が最も好む、腸の治癒に必要なプレバイオティクス食物繊維や高品質な脂肪も含むような食品が中心だ。

これらのレシピを使い始めるにあたり、調理の体験を心から楽しめるよう、どうかキッチンでの時間を多くとってほしい。まず先に2、3のレシピを前もって計画してみよう。そうすれば、いよいよ作るというときにすべての必要な材料を確実にそろえておくことができる。そして、必要な分量の卵を割り、タマネギを刻みながら、エッセンシャルオイルを1滴ずつ計りながら、汚すことがいかに自分の体を健康にすることかを身を持って体験できるだろう。どうか楽しんでほしい！

イート・ダート・ホームケア製品

ホームメードのハウスクリーナー

材料

・水……30cc
・蒸留白酢……120cc
・ティーツリー・エッセンシャルオイル……15滴
・レモンオイル……15滴
・ガラス製スプレーボトル

作り方

①スプレーボトルにすべての材料を一緒に入れる。
②ボトルを閉じて振って混ぜる。
③スプレーする前にボトルを回すか振る。

ホームメードの食器用洗剤

材料

・液体カスティリヤ石鹸（訳注・オリーブ油から作ったもの） ……… 2分の1カップ
・エッセンシャルオイル ……… 2滴
・ホワイトビネガー ……… 大さじ1
・水 ……… 2分の1カップ

作り方

すべての材料を合わせて、BPAフリー（訳注・ビスフェノールAを含まない）のプラスチックボトルに注ぐ。

ホームメードの洗濯石鹸

材料

・固形カスティリヤ石鹸 ……… 1個
・ホウ砂 ……… 2カップ
・洗濯ソーダ ……… 2カップ
・ベーキングソーダ ……… 1カップ
・ラベンダー・エッセンシャルオイル ……… 15滴
・ペパーミント・エッセンシャルオイル ……… 15滴

作り方

すべての材料を合わせて、密封容器に保存する。

ホームメードの手洗い用殺菌剤

材料

・アロエベラ・ゲル ……… 大さじ3
・ろ過水 ……… 大さじ1
・ティーツリー・エッセンシャルオイル ……… 5滴
・ビタミンE ……… 小さじ1
・スクイーズボトル

作り方

①すべての材料を合わせて混ぜる。
②混ぜた材料をスクイーズボトルに移す。

ホームメードのプロバイオティクス歯磨きペースト

材料

・ココナッツオイル ……… 4分の1カップ
・ベントナイト粘土 ……… 大さじ3
・プロバイオティクス ……… 2カプセル
・ペパーミント・エッセンシャルオイル ……… 10滴
・シリコーン製チューブ

作り方

①すべての材料を混ぜる。
②シリコーン製チューブまたは密封ガラス容器に入れる。
③1日に2 ～ 3回、2分間ずつ歯を磨く。

ホームメードのラベンダー固形石鹸

材料

・ラベンダー・エッセンシャルオイル ……… 20～30滴
・石鹸ベース
・ビタミンE ……… 3滴
・お好きな石鹸型

作り方

①石鹸ベースをガラスボウルに入れ、それをソースパンの中に水とともに入れる。
②中火で加熱し、ベースを溶かす。
③火からおろし、少し冷ます。その後ラベンダーとビタミンEを加える。
④よく混ぜ、石鹸型に移す。
⑤混ぜたものを完全に冷まし、その後型から取り出す。

ホームメードのローズマリーミント・シャンプー

材料

・アロエベラ・ゲル ……… 180cc
・オリーブ油 ……… 大さじ3
・ベーキングソーダ ……… 大さじ10

・ローズマリー・エッセンシャルオイル
………… 20滴
・ペパーミント・エッセンシャルオイル
………… 10滴
・BPAフリーのプラスチックボトルまたはガラスの瓶

作り方

①すべての材料をボウルの中に入れ、十分に混ぜ合わせる。

②容器に移す。使うたびに十分に混ぜる。

ホームメードのボディーウォッシュ

材料

・水 ………… 1カップ
・ハチミツ ………… 4分の1カップ
・液体カスティリヤ石鹸 ………… 3分の2カップ
・ラベンダーオイル、カモミールまたはゼラニウムのエッセンシャルオイル ………… 30滴
・ビタミンE ………… 小さじ1
・ホホバオイル ………… 小さじ2
・ディスペンサー付きBPAフリーのプラスチックボトルまたはガラス瓶

作り方

材料を滑らかになるまで混ぜ、ボトルに保存する。

ホームメードのフランキンセンスとミルラのボディーローション

材料

・オリーブ油 ………… 4分の1カップ
・ココナッツ油 ………… 4分の1カップ
・ビーズワックス ………… 4分の1カップ
・シアバター ………… 4分の1カップ
・ビタミンE ………… 大さじ2
・フランキンセンス・エッセンシャルオイル
………… 20滴
・ミルラ・エッセンシャルオイル ………… 20滴
・BPAフリーのプラスチック製ローションディスペンサーボトル

作り方

①ガラスのボウルにオリーブ油、ココナッツ油、ビーズワックスそしてシアバターを入れ、ボウルを水と一緒にソースパンに入れる。

②中火で加熱し、材料を混ぜる。

③混ざったら固まるまで1時間ほど冷蔵庫に入れる。

④普通のミキサーまたはハンドミキサーを使って、中身が泡立ってふわふわになるまでかき混ぜる。その後エッセンシャルオイルとビタミンEを加えて混ぜる。

⑤容器に詰め、低温の場所に保存する。

ホームメードのヴエポラップ

材料

・オリーブ油 ………… 4分の1カップ
・ココナッツ油 ………… 2分の1カップ
・すりおろしたビーズワックス
………… 4分の1カップ
・ペパーミント・エッセンシャルオイル
………… 20滴
・ユーカリ・エッセンシャルオイル ………… 20滴
・ガラス広口瓶
・金属の缶または保存容器

作り方

①オリーブ油、ココナッツ油、ビーズワックスを広口瓶に注ぐ。ソースパンに5cmまで水を入れ、中火から弱火で加熱する。

②広口瓶をソースパンに入れ、オイルを溶かす。かき混ぜて、よく混ぜ合わせる。

③混ぜ合わさったら、少し冷まし、エッセンシャルオイルを加える。よく混ぜる。

④混ぜ合わせたものを金属の缶または保存容器に注ぎ入れ、そのまま置いておく。

ホームメードのザクロリップバーム

材料

・ビーズワックス ………… 大さじ2

・ココナッツ油 ……… 小さじ1
・オリーブ油 ……… 大さじ1
・ハチミツ ……… 小さじ1
・ザクロオイル ……… 7滴
・リップバーム用缶またはリップバーム用チューブ

作り方

①小型ポットを中火から弱火にかけ、ビーズワックス、ココナッツ油、オリーブ油を溶かす。箸またはその他の長細いスティックを用いてかき混ぜる。
②火からおろし、ハチミツとザクロオイルを加える。箸で十分かき混ぜ、オイルが全体に行き渡るようにする。
③素早く缶または広口瓶に注ぎ、硬くなるまで冷ます。

ホームメード日焼けスプレー

材料

・水 ……… 2分の1カップ
・アロエベラ・ゲル ……… 3分の1カップ
・ラベンダー・エッセンシャルオイル ……… 10滴
・フランキンセンス・エッセンシャルオイル ……… 10滴
・ペパーミント・エッセンシャルオイル ……… 5滴
・青色ガラス製スプレーボトル

作り方

①すべての材料をボウルに入れ、混ぜ合わせる。
②混ぜ合わせたものをスプレーボトルに移す。使う前によく振る。

ホームメードのデオドラント

材料

・ココナッツ油 ……… 2分の1カップ
・ベーキングソーダ ……… 2分の1カップ
・エッセンシャルオイル（お好きな香りのもの）……… 40～60滴
・空のデオドラント容器
（女性用にお勧めの香りは、ラベンダー、イランイラン、セージ。男性用にお勧めの香りは、シダーウッド、イトスギ、クローブ、ローズマリー、ベルガモット）

作り方

①ココナッツ油をボウルに入れる。
②ベーキングソーダと混ぜる。
③エッセンシャルオイルを加える。
④デオドラント容器またはガラスの広口瓶で保存し、わきの下に局所的につける。

ホームメードのホルモンバランス美容液

材料

・イブニングプリムローズ・オイル ……… 90cc
・クラリセージオイル ……… 30滴
・タイムオイル ……… 30滴
・イランイランオイル ……… 30滴
・注ぎ口付きガラス製小瓶

作り方

①すべての材料を混ぜ合わせる。
②注ぎ口付きガラス製小瓶に入れる。
③一日2回首筋に5滴すり込む。

ホームメードの集中力と記憶力用ブレンド

材料

・セダーウッドオイル ……… 5mℓ
・ベチバーオイル ……… 5mℓ
・ペパーミントオイル ……… 5mℓ
・注ぎ口付きガラス製小瓶

作り方

①すべての材料を混ぜる。
②注ぎ口付きのガラス製小瓶に入れる。
③1日2回首筋に5滴擦り込む。

Drアックスがおすすめするイート・ダート・レシピ

元気な朝のスムージー

材料(1 ～ 2人分)

・ホウレン草 ……… 半束
・バナナ ……… 半分
・キュウリ(皮をむく) ……… 半分
・ヤギのミルクのケフィア ……… 2分の1カップ
・氷 ……… カップ2分の1
・プロテインパウダー ……… 大さじ1
・シナモン ……… 小さじ1
・水

作り方

ハイパワー・ブレンダーを使って、すべての材料を混ぜ、必要に応じて水を加える。滑らかになるまでハイパワーでピューレする。

鶏ガラスープ(骨スープ)

材料(様々な人数に対応)

・鶏の首と足(またはローストチキンの残り)
・クローブニンニク(つぶす)
・ニンジン(乱切り)
・タマネギ(乱切り)
・ホウレン草
・リンゴ酢 ……… 大さじ3
・ベイリーフ ……… 2枚
・海塩、コショウ
・水

作り方

①スロークッカーにすべての材料を合わせ、鶏肉材料が完全に隠れるくらいの水を入れる。
②強火にして24時間煮る。
③濾して、冷まし、密封容器に移し、冷蔵または冷凍する。

スロークッカーで作る牛肉と根菜のシチュー

材料(4 ～ 6人分)

・牧草を飼料にしたシチュー用角切り牛肉 ……… 900g
・サツマイモ(皮をむいて角切り) ……… 2個
・タマネギ(みじん切り) ……… 2個
・ルタバガ(皮をむいて角切り) ……… 1個
・ニンジン(みじん切り) ……… 4本
・クローブニンニク(さいの目切り) ……… 2個
・牛肉骨スープ ……… 2カップ
・ウスターソース ……… 大さじ2
・リンゴ酢 ……… 小さじ1
・海塩、コショウ

作り方

①スロークッカーですべての材料を合わせ、よく混ぜる。
②強火で4 ～ 6時間加熱調理する。調味料で味をつける。

※日本の家庭で作りやすいレシピを監訳者が提案

腸タイプ別レシピ

●調理・飲料に使用する水

ナチュラルミネラルウォーターを用途別に使用することをおすすめする。

一般的に、ミネラル分が多い水は硬水、少ない水は軟水と区別される。日本の国土は山地が急峻で平野地帯が広くないため、高地から低地への水の流れが速く、雨水の多くは河川を通り、短時間で海に流れ込む。地層中のミネラルを吸収する時間が短いうえ、もともと火山地帯でミネラル分の少ない地層が多く、地中の鉱物成分があまり溶け込まない。そのため、日本の水はミネラル分の少ない軟水となる。

一方、ヨーロッパは平坦な大地が広がるため地中滞在時間が長く、ミネラル分の多い石灰岩の地層が多いので、地層のミネラルを含んだ硬水が多くなる。

和食全般は、軟水が合う。和食の基本と言えばかつおぶしや昆布でとる「だし」だが、どちらも軟水が適している。ミネラル成分が含まれる硬水には旨味成分であるグルタミン酸やイノシン酸が溶け出しにくい上に、カルシウムやマグネシウムがアミノ酸と結合し、あくになってしまうといわれているためだ。さらに、水をたっぷり使う煮物やスープは、軟水を使うと野菜への水分の浸透がよく、柔らかく仕上がり、硬水を使うと、カルシウムが食物繊維を硬くして、あくが出やすくなる。

逆に、あくを除きたい場合、煮くずれさせたくないときに硬水を使うときれいに仕上がる。また、西洋の肉を煮込む料理には硬水が向いている。カルシウムが肉を硬くする成分と結びついてあくとして出るので、硬めの肉を煮込んだり、牛肉でだしをとりスープストックを作ったりする場合は硬水が適している。

緑茶は硬度が高くなるにつれて旨味が抽出されにくく、低くなるにつれて香りが抽出されにくくなる。旨味を味わう日本茶は軟水が、香りを楽しむ中国茶や紅茶、またハーブティーには硬水が最適。

●飲み物

なるべくお腹を冷やさないように、できれば温かいものか常温のものを。

[シンプルレモン水]

室温のナチュラルミネラルウォーターにレモンの薄切りを入れ、あればミントを浮かべる。

[アップルビネガーウォーター]

室温のナチュラルミネラルウォーターにリンゴ酢を適量加える(糖類は入れない)。

[梅干し茶]

グリルで軽く焼いた梅干しの種を除き、ほぐして茶碗に入れ、緑茶を注ぐ(ただし緑茶はカフェインを含むので、腸タイプにより摂取量に注意する)。

[ジンジャーハーブティー]

お好みのハーブティーにすりおろしたしょうがを少量入れる。好みで甘味料を入れる。

●甘味料

本書では「ステビア」の利用が推奨されているが、「エリスリトール」という糖アルコールも血糖値を上昇させない安全な甘味料であり、日本でも市販のものが簡単に手に入る。

●火を使わないで作る「水だし」

市販の顆粒状だしやだし入り味噌は、化学調味料、糖分、塩分などが入っている場合が多いため、自分でだしをとることをおすすめする。

材料(1リットル)

・昆布、煮干し、かつおぶしなどお好みで
……15～20g

・ナチュラルミネラルウォーター（軟水）
……… 5カップ
・お茶パック

作り方

お茶パックに昆布やかつおぶしなどを好みで詰め、麦茶を作るポット容器等に入れて水を注いでふたをし、冷蔵庫で一晩（6時間以上）置けばできあがり。冷蔵庫で約3日〜1週間程度、冷凍保存であれば2週間ほどを目安に使い切ろう。製氷機でブロック状に凍らせておくと使いやすい。

あるもので簡単味噌汁

冷蔵庫の整理を兼ねつつも、体に良い食材の効果を余すところなく頂ける。自分の腸型にあった食材リストから材料を選んで作ろう。

材料（2人用）

・水だし……… 2カップ
・天然醸造の味噌（酵母エキスや添加物、アルコールが加えられているものは避ける。農薬を使用しない自然栽培のものならなお良い）……… 大さじ1と1/2
・具（えのき、おくら、ほうれん草、豆腐、わかめなど、そのとき冷蔵庫のなかにあるもの）……… お好みの量
・長ネギ、三つ葉などのみじん切り
……… 適量

作り方

①小鍋に水だしを入れて温め、具を入れてひと煮立ちさせる。
②具に火が通ったら、味噌を溶き入れる。
③椀に盛り、長ネギや三つ葉を散らす。

酢キャベツ

キャベツの食物繊維、ビタミン類は胃腸の粘膜を保護したりぜん動運動を活性化する。また、酢に含まれる酢酸は脂肪燃焼や便秘の改善、血管の浄化をもたらし、アミノ酸は内臓脂肪や血中脂質を下げる。作り置きしておいて毎日の食事のつけあわせや、サラダや炒め物に混ぜたりと料理の材料として利用できる。

材料（作りやすい分量）

・キャベツ……… 大1/2個（500〜600g）
・塩……… 小さじ2
・醸造酢……… 200mℓ
・粒マスタード……… 小さじ2（お好みで）
・ジッパーつき食品保存用バッグ

作り方

①キャベツは葉をはがして洗い、水気をよく切って細切りにする。保存バッグに入れ、塩を加えてバッグの口を閉じる。
②キャベツがしんなりするまで軽くもんで、酢を注ぐ。粒マスタードを入れる場合はここで加えて軽くもむ。
③保存バッグの口を閉じ、半日〜1日漬けると食べごろになる。

酢タマネギ

玉ねぎに含まれる硫化アリル、ケルセチン、グルタチオンなどの有効成分が血糖値を下げたり抗酸化作用などをもたらす。また、オリゴ糖も豊富なので、腸内の善玉菌を増やして腸内フローラのバランスを保つ。これらに酢の効能も加わることで、美味しく簡単に健康維持が期待できる。
こちらも酢キャベツ同様に作り置きしておいて、毎日の食事のつけあわせや、サラダや炒め物に混ぜたりドレッシングに入れたりして利用できる。

材料（作りやすい分量）

・玉ねぎ……… 1個（200〜300g）
・塩……… 少々
・醸造酢（黒酢、ブドウ酢、リンゴ酢、バルサミコ酢などでも応用可）
……… 150〜200mℓ
・ハチミツ……… 大さじ2
・ジッパーつき食品保存用バッグ

作り方

①玉ねぎの皮をむいて縦半分に切り、芯や芽を取り除き、繊維に沿って薄くスライスする。またはみじん切りする。
②切った玉ねぎを保存用バッグに移し、30分～1時間ほど室温に置いたのち、塩をふりかけてよく混ぜる。
③酢とハチミツを加え、全体をよく混ぜる。3～5日目くらいが食べごろ。

酢タマネギを使ったドレッシング&たれレシピ

にんじんドレッシング

野菜サラダ、蒸し野菜などに。

材料

・酢タマネギ ……… 50g
・にんじん ……… 1/3本
・玉ねぎ（紫タマネギも良い） ……… 1/4個
・酢タマネギのつけ汁 ……… 大さじ3
・オリーブ油または亜麻仁油 ……… 大さじ1
・塩・こしょう ……… 少々
・パセリ（みじん切り） ……… 適量

作り方

にんじん、玉ねぎをすりおろし、ボウルに全ての材料を入れてよく混ぜる。

シーザードレッシング

生野菜サラダ、野菜スティックにも。

材料

・紫酢タマネギ ……… 50g
・アンチョビ ……… 2枚
・パルメザンチーズ ……… 大さじ2
・マヨネーズ ……… 大さじ2
・にんにく（すりおろし） ……… 1かけ
・オリーブ油または亜麻仁油 ……… 大さじ1
・酢タマネギのつけ汁 ……… 大さじ1
・無調整豆乳 ……… 大さじ1
・こしょう ……… 少々

作り方

アンチョビをみじん切りにし、ボウルに全ての材料を入れてよく混ぜる。

ごまだれ

温野菜、しゃぶしゃぶに。

材料

・酢タマネギ ……… 50g
・にんにく（すりおろし） ……… 1かけ
・しょうゆ ……… 大さじ2
・ねりごま（白） ……… 大さじ2
・いりごま（白） ……… 大さじ1
・ラー油 ……… 適量

作り方

ボウルに全ての材料を入れてよく混ぜ合わせる。ミキサーで混ぜても良い。

味噌だれ

野菜スティックや焼き鳥、とうふ田楽などに。

材料

・酢タマネギ ……… 40g
・にんにく（すりおろし） ……… 1かけ
・味噌 ……… 大さじ2

作り方

ボウルに全ての材料を入れてよく混ぜ合わせる。

アボカドドレッシング

海藻サラダやトマトサラダによく合います。

材料

・酢タマネギ ……… 50g
・マヨネーズ ……… 大さじ2
・アボカド ……… 1/2個
・レモン果汁 ……… 1/2個
・にんにく（みじん切り） ……… 1かけ

・塩・こしょう …… 少々
・オリーブ油 …… 少々

作り方

①酢タマネギ以外をミキサーに入れて滑らかになるまで混ぜ合わせる。
②①に酢タマネギを入れて、さっくりと混ぜ合わせる。

バーニャカウダソース

蒸し野菜や野菜スティックに。

材料

・酢タマネギ …… 50g
・アンチョビ …… 4～6枚
・にんにく …… 2かけ
・無調整豆乳 …… 100mℓ
・水 …… 大さじ1
・オリーブ油または亜麻仁油 …… 50mℓ

作り方

①にんにくの皮をむく。小鍋に無調整豆乳と水、にんにくを入れ、弱火で沸騰させないようににんにくが柔らかくなるまで煮る。
②①とアンチョビ、オリーブ油（または亜麻仁油）、酢タマネギをミキサーにかける。
③小鍋に移し、沸騰させないように加熱する。すり鉢で混ぜても良い。

ヨーグルトドレッシング

酸味とコクがあり爽やかな風味です。

材料

・酢タマネギ …… 50g
・無糖ヨーグルト …… 大さじ4
・マヨネーズ …… 大さじ2
・パセリ（みじん切り） …… 適量
・塩 …… 少々
・黒こしょう …… 少々

作り方

ボウルに全ての材料を入れて、よく混ぜ合わせる。

黒酢ドレッシング

さっぱりしていて食べやすい。

材料

・黒酢タマネギ …… 50g
・黒酢タマネギのつけ汁 …… 大さじ3
・エキストラバージンオリーブ油または亜麻仁油 …… 大さじ2
・塩・こしょう …… 少々

作り方

ボウルに全ての材料を入れ、よく混ぜ合わせる。

手作りマヨネーズ

マヨネーズも手作りできる。各マヨネーズに、みじん切りにしたハーブや粒マスタード、黒コショウ、味噌、梅干し、カレー粉、にんにく、アンチョビなど好みのものを入れてアレンジも楽しめる。

基本のマヨネーズ

材料

・卵（新鮮なもの） …… 1個
・醸造酢（リンゴ酢やレモン汁でも） …… 大さじ2
・エキストラバージンオリーブ油 …… 160mℓ
・塩 …… 小さじ1/2
・甘味料 …… 小さじ1

作り方

①材料はすべて常温に戻しておき、オリーブ油以外の材料をミキサーに入れて攪拌する。
②全体が混ざったらオリーブオイルを少しずつ足していき、乳化の様子を見ながら攪拌する。

豆乳マヨネーズ

材料
・無調整豆乳
……1/4カップ（冷やしておく）
・エキストラバージンオリーブ油（亜麻仁油でも）……1/4カップ
・醸造酢（リンゴ酢やレモン汁でも）
……小さじ1
・塩……小さじ1/4
・甘味料……小さじ1/4

作り方
①無調整豆乳、塩、甘味料をミキサー容器に入れてしっかり攪拌する。そこにオリーブ油を少しずつ足してさらに攪拌する。
②醸造酢を足して乳化するまで攪拌する。

豆腐マヨネーズ

材料
・絹ごし豆腐……200g
・エキストラバージンオリーブ油（亜麻仁油でも）……大さじ3
・醸造酢（リンゴ酢やレモン汁でも）
……大さじ1と1/2
・塩……小さじ1/2
・甘味料……小さじ1/2

作り方
①2枚重ねたキッチンペーパーで豆腐を包んで折り目を下にし、ラップなしで500Wの電子レンジで3分加熱する（キッチンペーパーから取り出す時は熱いので注意。少し置いてからにする）。
②材料を全てミキサーに入れ、なめらかになるまでよく攪拌する。

ヨーグルトマヨネーズ

材料
・水切りヨーグルト……大さじ3
（ボウル、ざる、キッチンペーパー、ヨーグルトの順に重ね、20～30分水切りしたもの）
・エキストラバージンオリーブ油（亜麻仁油でも）……小さじ1
・醸造酢（リンゴ酢やレモン汁で も）
……小さじ1
・塩……小さじ1/4
・甘味料……小さじ1/4

作り方
①すべての材料を容器に入れ、なめらかになるよう攪拌する。
※甘味料は好みで加減してください。
※ミキサー以外、ブレンダーやフードプロセッサーでも作れます。
※冷蔵庫保存5日くらいで使い切るようにしましょう。

カンジダ影響型腸タイプ用レシピ

魚介のトマト鍋

水分を一切入れずにつくるため、魚介と野菜からにじみ出る旨味が極上のスープとなる。

材料(四人用)
・ホールトマト（水煮缶）……400g
・エキストラバージンオリーブ油
……大さじ1
・にんにく（みじん切り）……2片
・えび……6尾
・いか……1杯
・あさり……200g
・キャベツ……500g
・玉ねぎ……2個
・黄パプリカ……1/2個（乱切り）
・塩……小さじ1強

作り方

①いかは内臓をとって一口大に切り、キャベツはざく切り、玉ねぎは軸のまま4等分に切る。
②鍋にオリーブ油とにんにくを入れて弱火で炒め、いかの内臓を入れてさっと炒める。
③ホールトマト、玉ねぎ、キャベツ、黄パプリカ、魚介類の順に重ねて入れ、塩をふる。蓋をして中火で沸かしたら、弱火にして約10分蒸し煮する。

温野菜のいろいろ和え物

フィトケミカル豊富な旬の野菜を好きに組み合わせ、いろいろな衣で楽しみつつ、胃腸の調子も整えよう。
カンジダ型腸タイプに有効な栄養食リストにある野菜を食べやすい大きさに切り、茹でるか蒸したのち、お好みで以下の衣と和える。

ごま和え

基本の分量
・白ごま……大さじ1
・しょうゆ……小さじ1
・みりん……小さじ1

作り方
すり鉢で白ごまをすり、他の調味料を加えてよく混ぜる。

白和え

基本の分量
・豆腐……1/2丁
・白ごま……大さじ1
・甘味料……大さじ1
・塩……小さじ1/2

作り方
すり鉢で白ごまをすり、水切りした豆腐と他の調味料を加えて混ぜ、滑らかにする。

酢味噌和え

基本の分量
・白味噌……大さじ1
・酢……小さじ2
・水……適宜（硬さ調節）

作り方
上記の調味料全てを混ぜ、水で硬さを調節する。

塩昆布和え

基本の分量
・塩昆布……5g
・梅干し……1/2個
・野菜（カンジダ影響型腸に良いもの）

作り方
梅干しは種を取りほぐして塩昆布と混ぜる。ポリ袋に塩昆布和えの衣と野菜を入れて空気を抜き、1時間から一晩おく。

ストレス影響型腸用レシピ

キャベツと卵のお好み焼き

ビタミンC、K、U、カリウムを含むキャベツは抗酸化力があり、胃腸での消化を助ける働きもあるため、レシピを変えて毎日摂るべき食材だ。

材料（2人用）
・大和芋……300g
・卵……2個
・桜えび……大さじ2
・キャベツ……2～3枚
・豚薄切り肉（なるべく脂肪分の少ない部分を使用）……4枚
・かつおやいりこなどの粉末

…… 小さじ1/2
・かつおぶし、青のり …… 適量
・しょうゆ …… 適量
・マヨネーズ …… 適量
・エキストラバージンオリーブ油
…… 大さじ1

作り方

①大和芋をすりおろし、卵とかつおやいりこなどの粉末を加えてよく混ぜる。キャベツは0.8mmほどの粗いみじん切りにして一緒に混ぜる。
②フライパンにオリーブ油半量を熱し、①の半量を流し入れて1枚を半分にカットした豚肉をのせる。弱火で焼き色がつくまで2～3分ほど、ふたをして4～5分ほど焼いたら裏返して4～5分ほど焼く。同様にもう一枚焼く。
③器に盛ってしょうゆをはけで塗り、マヨネーズ、かつおぶし、青のりをのせる。

サーモン・アボカド・海藻のハワイアンポキ

オメガ3脂肪酸が豊富なサーモン、消化がよく栄養価の高いアボカド、そして食物繊維豊富な海藻をまとめて美味しく頂こう。

材料(2人用)

・サーモン(刺身用) …… 150g
・アボカド …… 1/2個
・紫タマネギ …… 1/4個
・市販の乾燥海藻ミックス(わかめ、茎わかめ、白キクラゲなどがミックスされたもの)
…… 2g
・ベビーリーフやサラダ菜などの青菜
…… 適量
・レモン汁 …… 少々
・白いりごま …… 適宜
・塩 …… 少々

A
・しょうゆ …… 大さじ1
・粒マスタード　小さじ1/4
・ごま油　小さじ1

B
・マヨネーズ　大さじ1
・練りわさび　少々

作り方

①サーモンとアボカドは食べやすい大きさのサイコロ状に切り、サーモンには塩を振り、アボカドは色止めにレモン汁をかける。紫タマネギはみじん切りに、青菜類は食べやすい大きさにちぎる。乾燥海藻ミックスは水でもどしておく。
②Aを容器に入れて混ぜ、サーモン、アボカド、紫タマネギと和えて30分ほど冷蔵庫で寝かす。
③海藻ミックスと青菜を器に盛り、上に②を乗せる。その上にBを混ぜたものを乗せ、白いりごまをふりかける。

免疫影響型腸用レシピ

トマトの卵炒め

卵の良質なタンパク質とトマトに含まれる抗酸化作用のあるリコピンで、アンチエイジング力を強化。

材料(2人用)

・卵 …… 2個
・トマト …… 1個
・塩 …… 小さじ1/3
・こしょう …… 少々
・エキストラバージンオリーブ油
…… 大さじ1/2
・パセリ、セルフィーユなどの香味野菜
……少々

作り方

①トマトはくし形に切り、卵は割ってほぐしておく。
②フライパンにオリーブ油を熱し、トマトをざっと炒めたら卵を流し入れて軽く炒め、塩、こしょうで味を調える。

③器に盛り、パセリなどの香味野菜を添える。

しらすとわかめの炒め物

日本人が持っている海藻を分解できる腸内細菌の力を借りて、腸内環境を整える。

材料(2人用)

- しらす干し ……… 15g
- 乾燥わかめ ……… 5g
- しょうが ……… 1/2かけ(せん切り)
- ごま油 ……… 大さじ1
- しょうゆ ……… 大さじ1

作り方

①乾燥わかめを熱湯につけてもどし、水けをきって食べやすい大きさに切る。

②フライパンにごま油大さじ1を中火で熱し、しょうが、わかめ、しらす干しを入れて炒める。しょうがの香りが立ったらしょうゆを加えて混ぜ、火を止める。

胃影響型腸用レシピ

かぶと鶏むね肉のあったか玄米豆乳粥

食物繊維とビタミンB群たっぷりの玄米。消化の良いように、ゆっくりしっかり噛んで食べよう。

材料(二人用)

- 鶏むね肉 ……… 100g
- かぶ(葉付き) ……… 小2個
- しょうが ……… 20g
- 玄米ごはん(炊いたもの) ……… 160g
- 無調整豆乳 ……… 2/3カップ
- 塩 ……… 少々
- ラー油またはごま油 ……… 適量
- 水だし(P5参照) ……… 1と1/2カップ

作り方

①鶏むね肉は一口大のそぎ切りにする。しょうがはみじん切りにする。かぶは根をいちょう切りにして、葉は3 ～ 4本粗みじん切りにしておく。

②鍋に水だしを煮立て、鶏むね肉を茹でてあくをとる。玄米ごはんとかぶの根を加えて5分ほど煮る。

③②に豆乳、刻んだかぶの葉、しょうがを加え、沸騰させないように気をつけながら1 ～ 2分煮たら、塩を加えて味を調える。器に盛り、仕上げにラー油かごま油をたらす。

ねばねば三兄弟

ネバネバする食品には、水溶性食物繊維がたっぷり含まれている。特に「ムチン」と呼ばれる水溶性食物繊維は、胃粘膜や腸粘膜の保護作用があり、さらに腸内細菌の餌になって善玉菌を増やすのに役立つ。

材料(以下のものからお好みで材料を選んで使います)

- 塩昆布
- わかめ(水でもどして食べやすい大きさに切っておく)
- もずく
- 納豆(よくまぜておく)
- おくら(板ずりしたのち、塩で軽く下ゆでする)
- 山芋(すりおろしておく)
- モロヘイヤ(塩で軽くゆで、細かく切っておく)
- なめこ(湯通しする)
- A
  - しょうゆ ……… 大さじ1
  - 水だし ……… 大さじ2
  - 亜麻仁油 ……… 大さじ1
  - (混ぜておく)
- かつおぶし ……… 適量
- きざみのり ……… 適量

作り方

①上記の材料から3 ～ 4種類選び、容器に盛り付けてAをかける。

②上からかつおぶしときざみのりをかける。

毒素影響型腸用レシピ

マグロのサラダ

魚類と亜麻仁油に含まれるオメガ3脂肪酸で、腸の細胞膜を丈夫にしよう。

材料(2人用)

・天然マグロ……200g
・玉ねぎ……1/4個
・ベビーリーフやサラダ菜などの青菜……適量
・万能ねぎ(小口切り)……1本
A ・亜麻仁油またはエキストラバージンオリーブ油・しょうゆ……各小さじ2
　・わさび……少々

作り方

①まぐろは1㎝角に切り、玉ねぎはみじん切りにする。
②Aを混ぜてドレッシングをつくり、①を加えてざっくり混ぜる。
③食べやすい大きさにちぎった青菜を器に盛り、②を乗せて万能ねぎを散らす。

こんにゃくステーキ バルサミコ風味

ヘルシーだけどボリュームはたっぷり。

材料(2人用)

・こんにゃく……1枚
・しめじ……1/4袋
・まいたけ……1/4袋
・しいたけ……3個
・玉ねぎ(酢タマネギでも良い)……50g
・エキストラバージンオリーブ油……大さじ1
・にんにく(みじん切り)……1かけ
・クレソン、カイワレ大根、スプラウトなどの香味野菜……適量
A ・しょうゆ……大さじ1
　・バルサミコ酢……大さじ1
　・甘味料……小さじ1/2

作り方

①こんにゃくは下茹でし、両面に格子状の切込みを入れ、5㎝角に切る。Aの材料を混ぜておく。
②フライパンにオリーブ油を熱し、にんにくを香りがたつまで炒め、こんにゃくを入れる。両面が焼けたら皿に盛り付けておく。
③こんにゃくを取り出したフライパンに、石づきをほぐしたしめじ、まいたけ、食べやすい大きさに切ったしいたけ、玉ねぎを入れて炒め、火が通ったらAを入れ絡める。皿に盛ったこんにゃくにかけ、クレソンなど香味野菜を添える。